Comment vous débarrasser
de votre Arthrose
et de vos Rhumatismes

Jacques Crousset
& Robert Dehin

Comment vous débarrasser de votre Arthrose et de vos Rhumatismes

– La conspiration du silence enfin levée ! –

ÉDITIONS GODEFROY

Ce livre se veut un ouvrage de référence et non un manuel d'auto-traitement. Il a été conçu pour vous donner une information aussi exacte et précise que possible, ayant pour but de vous aider à faire des choix éclairés concernant votre santé. Il est le reflet de l'opinion des auteurs, et son éditeur est seulement prestataire de son impression et de sa mise en vente. Prenez conseil auprès de votre médecin traitant.

I.S.B.N. : 2-87786-273-9
Code : LSAT

Sommaire

Introduction

Environ 12 millions de Français – vous avez bien lu ! – souffrent tout comme vous, à un degré ou à un autre, de troubles musculo-squelettiques. Il s'agit donc du premier motif de consultation, autant en France que dans l'ensemble des pays industrialisés.

Ce qui ne doit pas surprendre et qui reflète bien le fait que les maladies rhumatismales ont toujours fait partie de la condition humaine. Cependant, contrairement à ce que dit la "sagesse populaire", les troubles rhumatismaux n'ont pas forcément un caractère inéluctable.

De plus, comme vous allez le voir, même quand une maladie rhumatismale est présente, il y a beaucoup de choses que vous pouvez faire pour atténuer, contrôler ou même carrément éliminer ses manifestations habituelles.

Qui plus est, les cas de guérison totale ne sont pas rares !

Une maladie vieille comme les dinosaures

Il est vrai que ce mal a toujours existé. Il suffit de songer au résultat de l'analyse des restes fossilisés des dinosaures ayant révélé qu'ils ont souffert d'arthrose.

L'Antiquité grecque nous le montre aussi dans le mythe d'Œdipe, lorsque ce dernier rencontre le Sphinx, une créature terrible qui va le forcer à résoudre une énigme sous peine de mourir. C'est la fameuse question :

> "Quelle est la créature qui marche à 4 pattes le matin, à 2 pattes à midi et à 3 pattes le soir ?"

Heureusement, Œdipe trouvera la solution : l'homme ![1]

Oui, l'ostéoporose et les rhumatismes étaient déjà fort bien connus des médecins de l'Antiquité greco-latine. **Hippocrate** avait déjà répertorié et catalogué diverses affections rhumatismales.

Quant à **Galien**, un autre grand médecin d'origine grecque, il serait à l'origine du terme *rhumatisme*. Celui-ci est forgé à partir du mot grec *rheuma*, qui signifie *fluxion*.

L'Orient n'est pas en reste et on sait que 4.000 ans avant Jésus-Christ, les médecins chinois soignaient les rhumatismes avec l'acupuncture. (Pour plus de détails sur l'acupuncture, voyez *L'acupuncture, une médecine énergétique* dans la partie 5, *Les médecines douces à votre service*.)

Et depuis plus de 3.000 ans, les praticiens de l'Ayurvéda (la médecine traditionnelle de l'Inde) emploient des méthodes naturelles pour traiter l'arthrite.

Des peintures le démontrent

Si on remonte l'échelle du temps vers notre époque, on pourrait notamment s'arrêter à l'Angleterre médiévale. Une étude menée par Rogers, Watt et Dieppe et mentionnée dans le *British Medical Journal* (19-20 décembre 1981) a montré que l'arthrose (surtout celle de la hanche et de l'épaule) y était fort commune chez les adultes entre 20 et 50 ans.

Bien après dans le temps, il faut aussi citer **Pierre Paul Rubens**. Cet extraordinaire peintre flamand qui a chevauché le XVIe et XVIIe siècle, a peint avec un réalisme exceptionnel les gens de son

1 Rappelons qu'à la suite de la bonne réponse d'Œdipe, le Sphinx, humilié, se tuera en se jetant en bas d'un rocher. Tout le pays sera ainsi délivré de la terreur que ce monstre y faisait régner. Œdipe accédera au rang de héros, puis épousera la reine Jocaste, sans savoir qu'elle est sa mère.

époque. Ce qui frappe dans sa peinture est le fait que la plupart de ses personnages ont des mains déformées – de toute évidence par l'arthrite rhumatoïde.

Des médecins (3 Belges et 1 Américain) se sont intéressés à la question et ont démontré que Rubens avait peint avec une remarquable précision tous les stades de cette maladie. Les chercheurs conclurent également que le grand peintre souffrait de cette maladie.

Vers la même époque, le roi **Louis XIV** et le poète français **Paul Scarron** (le premier époux de celle qui allait devenir Mme de Maintenon), notamment, ont eux aussi souffert d'arthrite.

Cette liste de rhumatisants pourrait s'allonger indéfiniment à mesure que nous nous rapprocherions de notre époque. Mais s'il est vrai que les maladies rhumatismales pouvaient sembler une fatalité inéluctable qui nous attendait tous à partir d'un certain d'âge, cela est de moins en moins vrai.

Oui, nous sommes enfin arrivés à une époque où la fameuse réponse d'Œdipe – l'homme est cette créature qui marche "à 3 pattes" dans son vieil âge – n'est plus d'actualité !

Ainsi, à 84 ans, le rhumatologue **Stanislas de Sèze** a déjà dit qu'il ne croyait plus que "*l'arthrose est le cheveu blanc de l'os*" ainsi qu'il l'avait longtemps professé. Force lui était de constater qu'en dépit de son grand âge, il ignorait tout des craquements et douleurs articulaires[1].

Et si certains sont moins prédisposés que d'autres à connaître les affres des maladies articulaires, les connaissances dont nous disposons maintenant autorisent tous les espoirs même chez ceux – peut-être vous – qui sont plus à risque.

1 Cité par LEBLANC (Anne), "Attention à vos articulations !", *L'actualité* (article d'abord paru dans *Le point*, mars 1989, Montréal, Canada.

La meilleure solution : une démarche globale très précise

Cet ouvrage vous propose donc une démarche GLOBALE qui permet de soigner et de prévenir efficacement les maladies rhumatismales *tant du point de vue de la médecine classique que de la médecine naturelle.*

C'est donc au moins 2 guides en 1 que vous trouverez ici.

Mais l'intérêt de ce dictionnaire *pratique* ne s'arrête pas là.

➜ Plutôt que de fournir une simple liste des maladies rhumatismales doublée de solutions diverses, cet ouvrage vous apprend d'abord à prendre conscience de vos symptômes articulaires pour mieux en comprendre l'origine et remonter jusqu'à la MALADIE MÈRE.

Vous pourrez ainsi déceler un problème articulaire potentiel et éviter qu'il ne s'aggrave – souvent avec des moyens fort simples. Par exemple, vous découvrirez ce que signifie la boiterie (un symptôme très sérieux !), un cou raide, des craquements dans les articulations, des douleurs au poignet, la faiblesse musculaire, des jambes tendues et douloureuses, etc.

Tel est l'objet essentiel de la deuxième partie : *Apprenez à reconnaître les symptômes des maladies rhumatismales pour mieux les soigner ou les éviter.*

➜ **En un deuxième temps**, vous trouverez dans cette même partie de nombreux conseils sur la façon de traiter – ou prévenir – le trouble articulaire (ou péri-articulaire) qui vous préoccupe.

La démarche adoptée dans ce guide SYMPTOMATIQUE vous permettra donc de faire la part des choses en ce qui concerne les soins classiques – chirurgicaux ou médicamenteux – plus radicaux, par opposition aux moyens naturels, plus progressifs.

En effet, les soins classiques visent trop souvent à seulement "faire taire" les symptômes sans s'attaquer à la cause profonde, alors que les médecines naturelles ont pour objectif ultime de traiter la cause profonde du mal articulaire plutôt que d'éliminer simplement le(s) symptôme(s).

Si vous la connaissez déjà, vous pouvez aussi aller droit au fait en répérant l'endroit où il est traité DANS LA PARTIE 2 grâce à l'*Index des maladies ou situations à problèmes*, que vous trouverez à la page 419.

Plusieurs lexiques à votre service !

Nous parlions plus haut de 2 ouvrages en 1. En fait, c'est bien plus que cela que vous trouverez en poursuivant votre lecture.

De façon à faciliter vos recherches, toute l'information nécessaire est, en effet, le plus souvent répertoriée par ordre alphabétique à l'intérieur de plusieurs petits lexiques.

Ainsi, dans les parties successives de cet ouvrage, vous découvrirez aussi :

1. Comment vous servir de votre alimentation comme d'un moyen privilégié pour contrôler ou chasser votre mal. Certains aliments peuvent en effet vous "empoisonner" et générer des réactions d'ordre articulaire. D'autres en revanche sont de "bons anges" qui feront du bien à vos articulations. Citons en particulier : le miel, le vinaigre de cidre et la mélasse.

   Pour plus de détails, voyez *Les aliments qui vous guérissent ou qui vous empoisonnent* dans la partie 3 (*Comment vous soigner par l'alimentation*).

2. Comment faire bon usage de certains super-suppléments alimentaires que vous pouvez trouver sur le marché : acide gamma-linolénique, antioxydants, bêche-de-mer, capsicine, cartilage de requin, etc.

   Pour plus de détails, voyez *Essayez aussi les super-suppléments alimentaires* dans la partie 3 (*Comment vous soigner par l'alimentation*).

3. Comment mieux apprécier le rôle des vitamines, des minéraux et des oligo-éléments. Vous saurez ainsi comment vous nourrir suffisamment et s'il le faut, compenser les carences avec des suppléments.

   Comme vous le verrez, une vitamine en particulier peut agir comme un remarquable anti-douleur !

Voyez donc *Les meilleurs vitamines, minéraux et oligo-éléments pour vous* dans la partie 3 (*Comment vous soigner par l'alimentation*).

5. Comment pratiquer l'exercice physique pour améliorer votre état au lieu de l'aggraver. On a longtemps découragé les rhumatisants de faire de l'exercice, mais la rhumatologie de pointe va tout à fait dans l'autre sens !

   Pour en savoir plus sur tous ces exercices qui peuvent vous remettre en selle, voyez la partie 4 (*Comment vous soigner avec des exercices pour toutes les parties de votre corps*).

6. Comment profiter des avantages respectifs des diverses médecines naturelles : aromathérapie, homéopathie, magnétothérapie, phytothérapie, yoga, etc. Là encore, vous devez pouvoir faire un choix éclairé !

   Pour plus de détails sur les diverses méthodes non orthodoxes, voyez la partie 5 : *Les médecines douces à votre service.*

7. Comment contourner les difficultés quotidiennes propres aux personnes atteintes d'arthrite. Vous apprendrez comment ouvrir un carton de lait plus facilement, introduire une clé dans une serrure, conduire votre voiture, etc.

Mieux encore

De façon générale, la lecture de cet ouvrage vous permettra de discuter "d'égal à égal" avec votre médecin quand vient le temps de le consulter.

En étant mieux renseigné, vous ne vous laisserez pas autant impressionner par le médecin. Vous serez plus à même de lui poser les bonnes questions et de résister à ses pressions quand celui-ci voudra vous imposer un traitement qui ne vous inspire pas confiance.

En terminant...

Permettez-nous de vous dire que vous n'êtes pas seul au monde à chercher une solution à votre problème, autrement qu'en ayant recours à la médecine officielle.

Une étude menée à Vancouver (Canada) il y a quelques années, démontre en effet que les personnes souffrant de maladies de l'appareil musculo-squelettique ne veulent surtout pas être considérées comme de pauvres patients auxquels on n'offre qu'une seule porte de sortie : les médicaments.

Ce qu'elles veulent d'abord et avant tout, et cela est tout à fait normal, c'est s'informer. C'est-à-dire : tout apprendre sur leur maladie dans le but de la contrôler, et même de prendre le dessus sur elle.

En prenant le temps de lire ce livre et de mettre en pratique les nombreuses informations qui s'y trouvent, vous venez de vous engager dans cette voie qui vous conduit inévitablement vers un mieux-être...

PARTIE 1

VOS ARTICULATIONS ET LEURS MALADIES

Pour mieux comprendre les informations que nous vous donnerons tout au cours de cet ouvrage, il est important que nous vous fournissions un certain nombre d'explications sur la nature de vos articulations et les différentes maladies articulaires et para-articulaires qui peuvent l'affecter.

Tel est l'objet des deux prochains chapitres.

Chapitre 1.1

Faites connaissance avec vos articulations (appareil musculo-squelettique)

Les muscles et le squelette, en soi, forment un tout d'une étonnante complexité !

Pour vous permettre, par exemple, de faire votre petite balade quotidienne, votre corps doit mobiliser pas moins de 156 muscles squelettiques, le squelette lui-même en entier, soit 200 os, et plus de 140 articulations.

Bref, beaucoup de monde au portillon.

Qui plus est, votre appareil musculo-squelettique ne fonctionne pas en circuit fermé. Il est régi par le cerveau, à travers cette inextricable toile d'araignée qu'est le système nerveux.

Mais voyons les choses de plus près. Commençons par la charpente de tout cet appareil, soit le squelette.

Votre squelette

Le squelette, bien sûr, exerce une fonction de soutien. C'est lui qui vous permet de vous tenir debout, lui qui absorbe les chocs que vous lui faites encaisser.

Mais il ne fait pas que cela. Son rôle, à vrai dire, est beaucoup plus étendu.

Le squelette, en fait, constitue la principale réserve de calcium dans l'organisme, un minéral sans lequel non seulement vos os perdraient de leur densité mais sans lequel aussi vos muscles ne pourraient répondre à l'appel et votre sang se coaguler.

En outre, c'est grâce à lui, si les cellules sanguines se renouvellent. Celles-ci, en effet, sont élaborées dans le principal constituant de l'os, la moelle osseuse, et sont par la suite réparties dans tout l'organisme. Les cellules sanguines rappelons-le, contiennent les globules rouges, les globules blancs et les plaquettes sanguines, toutes substances entrant dans la composition du sang.

Les maladies du squelette

Bien que fait pour "prendre sur lui", le squelette peut lui aussi faillir à la tâche. Après tout, il est "humain" !

Hormis les fractures, donc, il peut être le siège d'infections, de tumeurs et de maladies s'attaquant à sa structure-même, au premier chef l'ostéoporose. Toutes ces pathologies, au demeurant, seront décrites dans les pages qui suivent.

Les articulations

Le squelette, évidemment, ne forme pas un tout rigide. Ses différentes parties, comme vous le savez, communiquent ensemble par la voie d'un mécanisme appelé articulation.

Une articulation est composée de plusieurs éléments : cartilage, membrane synoviale (elle exerce une fonction de lubrification), ligaments, tendons et bourse.

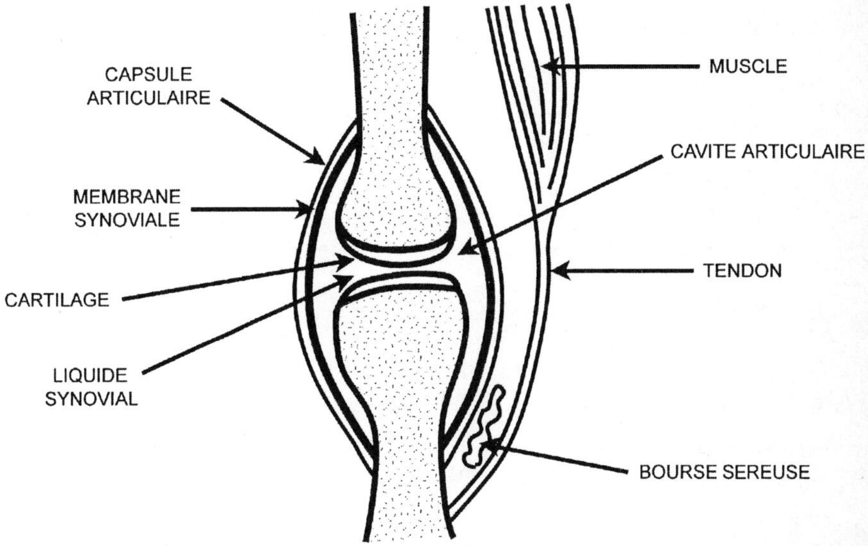

Schéma d'une articulation

Les maladies des articulations (que l'on appelle plus communément *rhumatismes* : voyez plus loin *Un peu de classification*) sont bien sûr nombreuses ; on en dénombre plus de 115.

Les principales sont l'arthrose, soit l'usure dégénérative des cartilages, l'arthrite (ou l'inflammation de la membrane synoviale), l'entorse (atteinte des ligaments), la tendinite et la bursite.

Les maux de dos entrent aussi pour une bonne part dans les maladies des articulations. Mais comme vous le verrez plus loin dans la partie 2, sous la rubrique *Douleur dans le bas du dos* entre autres, leur statut est ambigu car il peut leur arriver d'être d'origine musculaire.

Les muscles squelettiques

Les muscles squelettiques sont des muscles qui s'unissent aux os soit directement, soit par l'intermédiaire des tendons. En d'autres mots, ce sont vos outils de travail. C'est grâce à eux si votre squelette et, en particulier, vos articulations vous obéissent.

Les muscles squelettiques comptent pour 40 à 45 % du poids de votre corps. Ils sont constitués de fibres qui, tour à tour, se contractent et se décontractent, et dépendent entièrement des ordres que vous leur envoyez ou de vos réactions physiologiques.

On distingue plusieurs types de muscles squelettiques. Mais, en gros, on retrouve surtout les muscles extenseurs et les muscles fléchisseurs. Les muscles extenseurs sont ceux qui vous permettent d'ouvrir, par exemple, la main et les muscles fléchisseurs, de la refermer.

Les maladies touchant les muscles squelettiques sont nombreuses. Mais les plus courantes portent des noms que vous connaissez bien : claquage, courbatures, crampe et entorse.

Pour le reste, tout comme les os et les articulations, les muscles squelettiques peuvent être sujets aux inflammations de divers ordres (pensons ici à la myosite), de même qu'à une foule de maladies plus ou moins dégénératives, souvent liées d'ailleurs au système nerveux : car, ne l'oublions pas, les muscles squelettiques, plus que toute autre partie de l'appareil musculo-squelettique, sont sous la gouverne directe du cerveau – en d'autres mots, du réseau nerveux issu de la moelle épinière.

Les troubles musculo-squelettiques : souvent d'origine mystérieuse

Il faut bien l'avouer, et sans doute en avez-vous fait vous-même les frais, la médecine officielle se révèle souvent impuissante devant les maladies de l'appareil musculo-squelettique.

Pourquoi ?

Parce que la recherche n'est pas suffisamment avancée dans ce domaine et que par conséquent les moyens curatifs ne sont pas toujours adaptés à la réalité du mal que subissent les patients.

Bien sûr, et ce, surtout depuis quelques années, des percées ont été faites et une foule de médicaments existent, qui permettent un soulagement notable. Toutefois, ce n'est pas assez, sans compter que les médicaments eux-mêmes peuvent avoir des effets secondaires désastreux, entre autres si vous avez tendance à trop y recourir.

Heureusement, les médecines naturelles vous offrent beaucoup de voies très prometteuses là où la médecine classique baisse trop souvent les bras !

Cependant, avant de passer aux nombreuses solutions qui s'offrent à vous, il est nécessaire de définir convenablement la terminologie employée pour décrire ce type de maladies.

Chapitre 1.2

Un peu de classification

Qu'est-ce que le rhumatisme ?

Beaucoup de confusion entoure le terme *rhumatisme*. Tantôt on le confond avec l'arthrite, tantôt avec l'arthrose, quand ce n'est pas avec n'importe quelle douleur articulaire.

Tout cela, en un sens, n'est pas tout à fait faux. Mais pas tout à fait vrai non plus.

De fait, *rhumatisme* signifie simplement toute maladie, chronique ou aiguë, entravant le fonctionnement du système locomoteur. Cette maladie, ce peut être l'arthrite, l'arthrose, mais aussi une angéite, voire une banale bursite.

En d'autres mots, *rhumatisme* est un terme générique désignant toute maladie des articulations en général et non une seule en particulier.

L'arthrite, maladie ou ensemble de maladies ?

Tirons la chose au clair : l'arthrite, ce n'est pas une maladie en soi. Tout comme rhumatisme, c'est un terme générique qui, dans son cas, englobe toutes les maladies inflammatoires des articulations.

C'est donc un mot au sens très large. D'autant plus large que des maladies inflammatoires des articulations, on en recense plusieurs : au-delà, encore une fois, de 115.

Par conséquent, si vous dites que vous souffrez d'arthrite, vous ne commettez pas une erreur en soi. Mais vous n'êtes pas très précis. Dites plutôt de quelle forme d'arthrite il s'agit exactement.

La section qui suit vous permettra de connaître les termes précis à employer selon les cas.

Liste des troubles articulaires

Une chose est sûre : il n'est pas facile de s'y retrouver en matière de troubles articulaires. La terminologie prête souvent à confusion. La liste et les explications qui suivent vous permettront d'y voir plus clair.

1. Les arthropathies inflammatoires (ou arthrites rhumatismales ou rhumatismes inflammatoires)

Ces arthropathies se caractérisent d'abord par leur nature inflammatoire. En général, l'inflammation affecte la membrane synoviale, mais elle peut aussi se produire au niveau du liquide synovial, des tendons et des ligaments ou encore des bourses séreuses.

Selon le cas, cette poussée inflammatoire peut être :

- passagère sans jamais réapparaître (arthrite monocyclique) ;
- épisodique (arthrite polycyclique) ;
- généralisée et permanente (arthrite chronique).

Les principales arthropathies inflammatoires – ou aiguës – sont :

- la polyarthrite rhumatoïde (ou rhumatisme articulaire chronique, polyarthrite chronique évolutive, polyarthrite chronique rhumatismale) ;
- le rhumatisme articulaire aigu ou RAA (ou maladie de Bouillaud) ;
- le rhumatisme articulaire subaigu ;
- la spondylarthrite ankylosante (ou rhumatisme vertébralankylosant) ;
- le rhumatisme psoriasique (ou psoriasis arthropatique).

2. Les arthropathies infectieuses (ou arthrites ou rhumatismes infectieux)

Il arrive qu'une infection bactérienne ou virale soit directement en cause. Heureusement, les arthropathies infectieuses guérissent en général d'elles-mêmes dès qu'on détruit l'agent infectieux.

Appartiennent à cette catégorie :

- les arthrites bactériennes d'origines diverses (ou arthrites sceptiques) ;
- l'arthrite brucellienne ;
- l'arthrite gonococcique ;
- l'arthrite du nourrisson ;
- l'arthrite syphilitique ;
- l'arthrite tuberculeuse (tuberculose ostéo-articulaire, etc.).

3. Les arthropathies systémiques

Il existe des maladies capables de s'attaquer à plusieurs organes vitaux, ce qui a pour effet de perturber gravement l'ensemble de votre organisme. On les a donc qualifiées de "systémiques".

Plusieurs de ces maladies s'en prennent également à vos articulations. Parmi les plus connues, on retrouve :

- le lupus érythémateux disséminé ;
- la sclérodermie.

4. Les arthropaties dégénératives (ou arthroses)

En général, les arthropaties *dégénératives* ne provoquent pas de fièvre ou d'inflammation. Essentiellement, c'est la dégénérescence progressive – et le plus souvent localisée – un cartilage qui les caractérise.

Alors que les causes de l'arthrite demeurent assez mystérieuses, celles de l'arthrose sont bien connues. Ce sont plus précisément :

- une malformation entraînant une usure prématurée ;
- un surmenage articulaire, qui résulte entre autres de vos activités professionnelles.

Notez que l'arthrose s'installe dans une partie du corps en particulier. Selon le cas, on utilisera l'un des termes suivants :

- coxarthrose (arthrose de la hanche) ;
- gonarthrose (arthrose du genou) ;
- arthrose des pieds, qui comprend l'arthrose de la cheville, l'arthrose médio-tarsiennes ou tarso-métatarsienne, l'arthrose métatarso-phalingienne ;
- arthrose des mains, qui comprend l'arthrose interphalangienne distale (responsable des nodosités d'Heberden), l'arthrose métacarpo-trapézienne (ou rhizarthrose du pouce) ;
- arthrose ou rhumatisme vertébral, qui comprend l'arthrose du cou (ou arthrose cervicale ou cervicarthrose) et l'arthrose lombaire (ou lombarthrose).

D'autre part, en cas d'atteintes articulaires multiples, les spécialistes utilisent le terme *polyarthrose*.

5. Les arthropathies métaboliques

Ici, une perturbation majeure du métabolisme entraîne des troubles articulaires. Ce sont essentiellement :

- la goutte ;
- la chondro-calcinose articulaire.

6. Les autres pathologies articulaires

Certaines pathologies articulaires se caractérisent plutôt par une atteinte des parties périphériques de l'articulation. Ce sont des pathologies dites *extra* ou *para-articulaires*.

À signaler en particulier :

- la tendinite ;
- la bursite ;
- le lumbago ;
- l'hernie discale ;
- la névralgie cervicobrachiale ;
- la sciatique ;
- la périarthrite scapulo-humérale (arthrite de l'épaule), etc.

Pour plus de détails ou de conseils thérapeutiques sur la plupart de ces différentes pathologies, consultez l'index des maladies à la fin de cet ouvrage.

PARTIE 2

LES SYMPTÔMES DES TROUBLES ARTICULAIRES

pour mieux les soigner ou les éviter

Légende des pictogrammes

: Solutions-maison

: Consultez votre médecin

H : Nécessite un traitement en milieu hospitalier

Articulations rigides

Causes	Symptômes associés			H
Âge	Variables (douleurs, gonflement, etc.)	✓		
Arthrose	Craquements (parfois), déformations, excroissances osseuses aux articulations, gonflement (parfois), inflammation, mouvements limités	✓	✓	
Désordre neurologique	Variables (douleurs, vertiges, etc.)		✓	
Polyarthrite rhumatoïde	Déformation des doigts et des orteils, douleurs à la hanche, douleurs articulaires, douleurs au poignet, douleurs musculaires, douleurs nocturnes et matinales, engourdissement, extrémités froides, inflammation des articulations, gonflement, raideurs, os qui se brisent	✓	✓	
Sclérodermie systémique	Peau lisse, syndrome de Raynaud (par temps froid) les doigts deviennent blancs puis bleus, pour finir par reprendre leur teinte normale)	✓	✓	

Quand sortir de son lit devient une épreuve...

“*Chaque âge a ses plaisirs*”, disait Boileau, mais aussi ses déplaisirs, aurait-on envie d’ajouter.

Vos articulations en témoignent : ne commencent-elles pas, le temps passant, à renâcler à la tâche, à se faire tirer de plus en plus l’oreille ?

Des articulations qui refusent d’obéir, qui prennent un temps infini à se délier, rien de plus désagréable, n’est-il pas vrai ? Toutes nos tâches quotidiennes se muent en terribles épreuves de force : se lever le matin, se rendre à la salle de bains, se pencher pour ramasser un objet, introduire une clef dans une serrure...

Mais rien n'est perdu, rassurez-vous. Il est maintenant possible de combattre l'ennemi – la raideur articulaire – et même de le refouler. Comment ? C'est ce que nous allons voir.

Ce que vous pouvez faire

Soyons clair cependant : il n'existe pas de médicament miracle ou de cure qui puisse vous redonner vos articulations souples d'antan.

Mais vous pouvez contrôler le mal.

- Pour commencer, mettez-vous à l'écoute de vos articulations.
- Sont-elles raides le matin surtout ? Sont-elles en plus douloureuses, voire très douloureuses ?

Quelles sont les parties de votre corps qui vous font le plus souffrir ? Y en a-t-il plusieurs ? Y a-t-il d'autres symptômes qui accompagnent votre mal ?

Demandez-vous également si un traumatisme ne pourrait pas expliquer votre problème. Beaucoup de vieilles blessures, en effet, avec l'âge se transforment en raideurs articulaires.

♦ S'il s'agit de l'âge

Vous ne faites pas nécessairement de l'arthrite. Dans votre cas, l'usure des ans a fait en sorte que tendons et ligaments ont maintenant tendance à demeurer étirés. Il s'ensuit que vos articulations sont instables et donc vous donnent du fil à retordre.

Dans le même ordre d'idée, le travail de lubrification, à l'intérieur de vos articulations, se fait moins bien. Résultat : cou, dos ou genoux sont particulièrement raides, surtout le matin.

Mais il est possible aussi que votre mal soit dû à une longue période d'immobilité. Avez-vous été alité dernièrement pour raison de maladie ? Avez-vous subi une fracture ayant nécessité un plâtre ?

Si c'est le cas, n'ayez crainte, avec un peu d'exercice tout reviendra dans l'ordre.

Que faire contre l'âge ?

- La chaleur humide est votre meilleure alliée. Prenez donc un bain (ou une douche) toujours très chaud le matin et/ou le soir.
- Autre source de bienfait : les compresses. Faites des applications de 2 à 3 fois par jour, à raison de 20 minutes la séance. Si vous vous demandez comment faire pour disposer d'une compresse très chaude en un rien de temps, voici la recette : réglez votre four à micro-ondes à la chaleur maximale et mettez-y, pendant 1 minute, un gant de toilette (ou tout autre tissu) imbibé d'eau.
- À ne surtout pas négliger : l'exercice. Le sédentarité est en effet votre pire ennemi. Ne laissez pas vos articulations inactives, elles risqueraient de rouiller pour de bon.

  Toutes les études le démontrent : l'exercice est essentiel au bien-être des articulations.

  Au moins 3 fois par semaine, donc, pendant 20 minutes, pratiquez une activité physique qui permette à vos jointures de reprendre du service. La marche, accélérée ou non, pourrait constituer un excellent départ, pour vous.

  La marche offre de multiples avantages : elle fait fondre les graisses, délie les membres, accroît la capacité respiratoire, habitue le cœur à l'effort, sans parler qu'elle est excellente pour la concentration et qu'elle n'a pas son pareil pour chasser les idées noires.
- Une seule contre-indication à l'exercice : les périodes de crise. Si vous avez mal, si vous constatez un gonflement, prenez du repos. Attendez que la douleur s'estompe, ensuite remettez-vous à l'œuvre.

  Dans l'intervalle, faites taire le feu de la douleur à l'aide de la glace. Un bon conseil : ne posez pas le sac de glace directement sur votre peau. Mettez plutôt un vêtement ou une pièce de tissu entre les deux.
- Autre manière de calmer la douleur : l'aspirine. Mais attention, l'aspirine est un anti-inflammatoire et en tant que tel, il peut mettre les parois de votre estomac à rude épreuve : les saignements, voire les ulcères dus à une trop grande consommation de ce médicament sont en effet monnaie courante. N'excédez donc

jamais la dose quotidienne recommandée et, si la chose est possible, attendez, pour en prendre, l'heure des repas.

Une bonne nouvelle cependant : on retrouve maintenant sur le marché une variété d'aspirine dite enrobée qui se dissout dans le petit intestin plutôt que dans l'estomac. Les risques d'irritation s'en trouvent donc considérablement réduits. Comme ce type de médicament est vendu sans ordonnance, vous pouvez vous adresser à votre pharmacien pour plus de détails.

♦ S'il s'agit d'arthrose

On l'appelle plus communément la “maladie de l'usure”. Elle se manifeste en général passé la soixantaine mais également chez les personnes très actives physiquement. (Mais elle n'est pas inéluctable : voyez l'introduction.)

Ses causes sont diverses : traumatisme, hérédité, pratique d'un sport, mais la plus commune reste et demeure le vieillissement des tissus. On estime d'ailleurs que 80 % des individus âgés de plus de 65 ans souffrent de ce type d'arthropathie.

L'arthrose se caractérise par la dégénérescence des cartilages, ces épais tissus fibreux qui font en quelque sorte office d'amortisseurs entre les os.

Le mécanisme est le suivant : lorsque les lésions provoquées par l'arthrose sont suffisamment avancées, les os des articulations n'étant plus protégés en viennent à se frotter l'un contre l'autre, d'où ces douleurs très vives que vous ressentez à l'occasion.

Comme beaucoup de maladies de type dégénératif, l'arthrose apparaît par poussées, suivies de périodes de rémission plus ou moins longues.

Fait étrange, elle s'attaque surtout aux femmes. On compte en effet 3 femmes victimes d'arthrose pour 1 homme.

Une description de la maladie

Le site de prédilection de l'arthrose reste les articulations de soutien. C'est-à-dire la colonne vertébrale, les hanches, les genoux et les pieds. Mais les exceptions à la règle sont fréquentes. De fait, il arrive assez souvent que les doigts et les orteils soient aussi touchés.

Par ailleurs souffrir d'arthrose ne signifie pas être condamné à l'impotence. Beaucoup de personnes, et peut-être en êtes-vous, n'en souffrent que très modérément. Chez elles, la douleur ne survient généralement qu'à l'effort, et encore a-t-on souvent tendance, dans ces occasions, à la confondre avec un malaise passager.

Mais des cas lourds existent, ne nous le cachons pas. Par cas lourds, entendons ces pauvres mortels ayant mal durant la nuit et au réveil. En plus, leurs articulations non seulement sont raides mais aussi gonflées, et elles présentent parfois des nodosités (dans le cas où les doigts sont atteints, surtout).

Ceci dit, quelle que soit la forme d'arthrose dont vous êtes atteint, vous vous devez d'agir. L'arthrose, en effet, est une maladie qui dégénère. Autrement dit, avec le temps elle s'aggrave. Elle peut, par exemple, être cause de problèmes multiples, telles la sciatique et la hernie discale. Sans parler qu'elle risque de vous ralentir considérablement dans vos activités.

Il faut donc s'en occuper. Comment ?

Les moyens de lutter contre l'arthrose

➜ Lors d'une crise, le mot d'ordre est simple : repos. Ne vous déplacez que lorsque vous y êtes obligé (et encore, vous pouvez toujours vous munir d'une canne) et évitez tout ce qui pourrait s'appeler surmenage.

➜ Dès que vous irez mieux, consultez un médecin, qui après analyse de votre cas pourra vous faire part de l'étendue des dommages et des mesures à prendre.

➜ Si votre état vous le permet, vous pouvez sans l'ombre d'une hésitation vous livrer à la pratique d'un sport ou vous adonner à une activité physique de votre choix. L'important est de bouger, c'est-à-dire de faire fonctionner vos articulations.

Attention, cependant : certains sports ou certaines activités, il faut en être conscient, sont plus exigeants que d'autres ; ils demandent une plus grande préparation. Pensons ici au basket, au foot, au tennis, etc.

Si vous croyez ne pas avoir la forme qu'il faut, un bon conseil : abstenez-vous car vous pourriez retirer de vos efforts plus d'inconvénients que d'avantages.

Ceci dit, si vous tenez à vous changer les idées en jouant une partie de foot ou de tennis et que vous n'avez pas la forme, allez-y mais pas trop vite. Suivez d'abord ces quelques recommandations :

- Munissez-vous de bonnes chaussures : outre qu'elles vous assureront un certain confort, elles vous aideront à amortir les chocs, et par là même, elles protégeront vos os mal en point ;
- Faites régulièrement des exercices de musculation (lever de poids, tractions, flexions, jogging, etc.) : ils donneront plus de tonus à vos muscles et permettront à vos articulations de ne pas trop se sentir seules devant un effort. Des muscles en bonne forme, en effet, sont les meilleurs auxiliaires des articulations ;
- Avant un exercice, observez toujours une période d'échauffement de 5 à 10 minutes. De cette façon, vos tendons s'assoupliront, tant et si bien que muscles et articulations pourront mieux suivre – et les risques de blessures s'en trouveront fortement diminués ;
- Ne commencez jamais un exercice en vous jetant la tête la première dans la mêlée. Allez-y par étapes, de façon à ne pas vous épuiser inutilement et à ne pas causer de tort à vos articulations ;
- Durant l'exercice, hydratez-vous régulièrement. Buvez par petites quantités à la fois, de préférence un liquide tiède. Si vous négligez ce point, vos muscles manqueront des sels minéraux dont ils ont besoin et vous risquez de vous blesser. Voyez la rubrique *Douleurs musculaires* pour plus de précisions.

➜ En cas de douleur, les thérapies à chaud ou à froid restent toujours de rigueur. Elles n'ont pas leur pareil pour calmer les vilains élancements.

Si vous n'en avez jamais fait l'expérience, commencez par la chaleur, bains chauds, douches chaudes, compresses, etc. (voyez plus haut *Que faire contre l'âge*) et observez quels en sont les effets sur vous. Par la suite, vous ferez votre choix.

Une précaution à prendre : s'il y a inflammation (c'est-à-dire rougeur, gonflement), procédez à l'inverse, à savoir par le froid : appliquez de la glace sur les zones douloureuses.

➜ Accusez-vous un certain embonpoint ? Si oui (et beaucoup de victimes d'arthrose sont dans votre cas), il vous faudra peut-être envisager de suivre un régime amaigrissant.

Votre surplus de poids, vous l'admettrez, ne vous aide pas. Il hypothèque grandement vos articulations.

Si bien que vous aurez beau prendre le meilleur médicament qui soit, rien n'y fera si vous ne vous débarrassez pas de vos kilos superflus.

D'ailleurs, une étude parue dans *The Annals of Internal Medicine* en novembre 1992 démontre clairement qu'il y a avantage à se délester d'un certain "excédent", lorsque l'on souffre d'arthrose. Cette étude conclut, en effet, que le fait de ne perdre ne serait-ce que quelques kilos suffit déjà à relâcher la pression sur les articulations arthrosées ; elles sont moins endolories et jouissent d'une plus grande amplitude de mouvement.

Convaincu ?

➜ Autre façon de soulager la douleur : les médicaments. Ils sont nombreux : analgésiques, anti-inflammatoires, etc. Les injections de cortisone sont également employées, mais à la toute dernière limite seulement.

Pourquoi ? Parce que la cortisone, comme tous les anti-inflammatoires stéroïdiens, avec l'usage, peut entraîner une perte osseuse importante et certains effets secondaires non négligeables. À manipuler avec soin, donc.

➜ La solution chirurgicale fait aussi partie du corpus. Mais on n'y a recours que lorsqu'il y a destruction complète des cartilages.

➜ Avez-vous déjà songé à la magnétothérapie ? Cette technique de soulagement tout à fait douce et sans effets secondaires aucun pourra sans doute beaucoup vous aider. Elle est d'ailleurs efficace dans le traitement non seulement de l'arthrose mais des douleurs articulaires en général.

Elle consiste, en gros, à poser de petits aimants insérés dans des disques dermo-adhésifs à l'endroit même de la douleur. Rien de bien compliqué, donc.

Le nombre d'aimants dépend bien sûr de l'étendue du problème, mais en général on les laisse en place tant et aussi longtemps que la douleur dure.

Techniquement, vous posez quelques aimants face sud sur la zone douloureuse et, si la chose est possible, quelques autres face nord, à l'opposé de l'endroit douloureux.

Quoiqu'il en soit, si vous vous procurez des aimants en pharmacie ou autrement, il vous sera toujours loisible de suivre le mode d'emploi du fabricant. Sinon, vous pourrez toujours consulter un magnétothérapeute.

(Pour en savoir plus sur la magnétothérapie, consultez *La magnétothérapie ou comment chasser la douleur avec des aimants* dans la partie 4 : *Les médecines douces à votre service*.)

➜ Autre conseil : les suppléments. Dans le cas des douleurs liées à l'arthrose, ils peuvent s'avérer utiles, en ce sens qu'ils permettent parfois une certaine régénération du tissu cartilagineux. Dans *Essayez aussi les super-suppléments alimentaires* (voyez la partie 3 : *Comment vous soigner par l'alimentation et les suppléments*), vous trouverez toute l'information nécessaire relative à certains d'entre eux – en particulier, la bêche-de-mer, le cartilage de requin, le chondroïtine et le glucosamine. Vous pourrez ainsi mieux faire votre choix.

Une solution originale : la niacinamide

Il est bien connu que la vitamine B3 – sous la forme *niacine* – entre dans le traitement de la pellagre, une grave maladie qui cause la diarrhée, des éruptions cutanées et, dans les cas extrêmes, la démence.

Mais, en ce qui concerne vos douleurs liées à l'arthrose, une autre forme de la vitamine B3, la *niacinamide* pourrait vous être fort utile.

C'est le médecin américain **William Kaufman**, qui, par l'entremise de son livre *The Common Form of Joint dysfunction – Its Incidence and Treatment,* publié en 1949 (chez E.L. Hildreth and Co.), a répandu la "bonne nouvelle". Des expériences que lui et d'autres chercheurs ont menées à compter du début des années 40 ont démontré que la niacinamide, plus que la niacine, permettait d'éliminer les enflures, les douleurs et les raideurs articulaires.

De son côté, un autre médecin américain, le Dr Jonathan V. Wright, rapporte que des analyses aux rayons X ont montré que la niacinamide peut aussi arrêter la dégénérescence des articulations dans les cas d'arthrose. ("Niacinamide – Aid for Arthritis", *Let's Live*, juin 1992).

Un autre grand avantage de la niacinamide est qu'elle ne provoque pas d'effets secondaires (fragilisation de la masse osseuse, ulcères gastriques, etc.) comme le font les anti-inflammatoires courants.

Quelques recommandations importantes

➜ Pour être efficace, la niacinamide doit être prise à fortes doses : de 1 à 4 grammes par jour, alors que la DJR, normalement, est de 20 mg.

De pareilles quantités toutefois peuvent poser problème. Elles risquent en effet de surcharger votre foie.

Que faire pour contourner l'obstacle ? Très simple : faites-vous examiner par votre médecin, qui jugera si votre foie est en mesure de suffire à la tâche qu'on attend de lui.

➜ Le docteur Wright recommande également de bien faire la différence entre la niacine et la niacinamide, qui sont deux formes de la vitamine B3. Seule la niacinamide agit réellement dans le cas des maladies articulaires.

➜ Il faut aussi préciser que la thérapie par la niacinamide, en tant que telle, ne guérit pas les maladies des articulations. Elle vise uniquement à en contrôler les manifestations.

➜ Sachez aussi que si vous cessez de prendre de la niacinamide, les symptômes risquent de refaire surface.

La différence entre l'arthrite et l'arthrose

L'arthrose, c'est la lente destruction des cartilages situés entre les os. C'est une maladie surtout liée à l'âge car elle est la conséquence du vieillissement des tissus.

L'arthrite, à l'inverse, peut apparaître à tout âge. Elle s'attaque essentiellement à la membrane synoviale, à savoir au liquide lubrifiant qui permet un meilleur fonctionnement des articulations. Lorsque la membrane s'enflamme, des rougeurs et des gonflements se manifestent, qui entraînent de facto un état de crise chez le malade.

♦ S'il s'agit d'un désordre neurologique

Ce terme recouvre de nombreuses maladies du système nerveux dont les névrites (inflammation d'un ou plusieurs nerfs).

Leurs causes, cependant, sont sensiblement les mêmes : alcoolisme, carence alimentaire, diabète, infection, etc.

Le traitement de ces maladies dépend bien sûr de la cause.

♦ S'il s'agit de la polyarthrite rhumatoïde

Consultez la rubrique *Inflammation des articulations* dans ce lexique des symptômes articulaires.

♦ S'il s'agit de la sclérodermie systémique

En France, on compte entre 50.000 et 80.000 cas de sclérodermie systémique. C'est donc une maladie plutôt rare. Elle se traduit par une sclérose (épaississement) de la peau et par conséquent, par des douleurs aux articulations. Les viscères, avec le temps, sont également atteints.

La sclérodermie systémique touche surtout les femmes entre 35 et 45 ans (80 % des cas). On n'en connaît pas la cause. On suspecte cependant un dérèglement du système immunitaire.

Cette maladie au long cours peut avoir un caractère limité ou diffus. Dans les 2 cas, son traitement inclue un régime alimentaire spécialement adapté (à base de vitamine E, surtout), des inhibiteurs calciques (pour contrôler certaines manifestations, dont la maladie de Raynaud) et des anti-inflammatoires stéroïdiens.

Mais aussi...

- Répétons-le : sauf en période de crise, l'exercice est l'une des meilleures choses que vous puissiez faire pour discipliner vos articulations. Si vous n'en avez jamais fait, commencez graduellement : 10 minutes par jour au début, puis peu à peu tâchez de vous rendre jusqu'à 20 minutes. Deux choses à éviter : les mouvements brusques et les sports trop exigeants physiquement. Attendez d'être en meilleure forme pour en arriver là.
- Vous voudriez bien faire de l'exercice, mais vous n'y arriverez pas à cause de vos articulations un peu trop enraidies ? Qu'à cela ne tienne ! Consultez la partie 4 (*Comment vous soigner avec des exercices pour toutes les parties de votre corps*). Vous trouverez là une batterie de mouvements faciles à exécuter et qui serviront de prologue à des exercices plus exigeants.
- En tout état de cause, soignez vos articulations. Pour ce faire, rien de mieux que le calcium et le magnésium, deux oligo-éléments essentiels à leur bonne santé. À noter que lorsque le calcium et le magnésium sont pris en même temps, ils renforcent leurs effets respectifs.

  Pour connaître toutes les sources alimentaires possibles de calcium et de magnésium, consultez *Les meilleurs vitamines, minéraux et oligo-éléments pour vous* dans la partie 3 (*Comment vous soigner par l'alimentation et les suppléments*).
- Pour chasser l'enraidissement ou l'ankylose, essayez ce remède phyto : mélangez 2 cuillères 1/2 à soupe d'huile infusée de millepertuis (ou de grande consoude) à 40 gouttes d'huile essentielle de

lavande, et frottez-vous. Ces 2 plantes, millepertuis et lavande (de même que la grande consoude), sont reconnues pour soulager autant les douleurs articulaires que les myalgies (douleurs musculaires).

Pour tout connaître sur la façon de préparer les huiles, voyez *La phytothérapie ou comment vous soigner avec les plantes* dans la partie 4 (*Les médecines douces à votre service*). Vous obtiendrez là toutes les recettes voulues.

☛ Ayez toujours ceci en tête : à défaut d'articulations en bon état, de bons muscles sauront toujours vous dépanner. Veillez donc à leur entretien en suivant un régime d'exercice régulier, mais aussi en ayant une nourriture variée et des heures de sommeil suffisantes.

Attention !

On ne le dira jamais assez : écoutez votre corps. Si en dépit des recommandations que nous vous avons faites (toutes basées sur les avis des spécialistes en rhumatologie), la douleur persiste, voire augmente, voyez votre médecin. La possibilité d'une autre pathologie demeure.

Ne perdez pas ceci de vue : la raideur des articulations peut cacher une multitude de désordres, entre autres neurologiques.

Boiterie

Causes	Symptômes associés			H
Arthrose de la hanche (coxarthrose)	Craquements (parfois), déformations, douleur à la hanche lors de la marche, enraidissement, excroissances osseuses aux articulations, gonflement (parfois), inflammation, mouvements limités	✓	✓	

Causes	Symptômes associés			H
Asymétrie des membres inférieurs	Déviation de la colonne vertébrale		✓	
Cancer secondaire des os	Douleurs locales, risque de fracture accru		✓	
Claudication intermittente	Douleurs dans le mollet lors de la marche, faiblesse musculaire, raideurs		✓	
Fracture de fatigue	Douleurs, difficulté de marche		✓	
Maladie de Legg-Perthes Calvé	Atrophie des muscles de la partie supérieure de la hanche, douleurs à la hanche et au genou, mouvements limités, raideurs		✓	
Mal de Pott (tuberculose osseuse de la colonne vertébrale)	Amaigrissement, déviation de la colonne vertébrale (stade avancé), douleurs d'abord mineures puis de plus en plus vives, excroissances osseuses, fatigue, fièvre (surtout le soir), lumbago, mouvements limités, paralysie des membres inférieurs (stade avancé), perte d'appétit, sueurs froides, sciatique, torticolis	✓	✓	
Sciatique	Douleurs dans le bas du dos et au niveau du fessier avec irradiation dans la jambe, mouvements limités	✓	✓	
Thrombo-angéite oblitérante (maladie de Léo Buerger)	Douleurs aux mains et aux pieds, mains blanches, rouges, puis bleues par temps froid	✓	✓	

Le complexe de lord Byron

De nos jours, la plupart des gens qui boitent ont en fait maille à partir avec les os de leur hanche ou encore avec leurs artères. Parfois aussi, il s'agit tout simplement d'un malaise d'ordre nerveux se présentant sous la forme d'une sciatique.

Ce que vous pouvez faire

La boiterie, à moins qu'elle ne soit due à un traumatisme évident (chute, coup, blessure), est un symptôme qu'il faut prendre très au sérieux.

C'est pourquoi vous ne devez pas hésiter : voyez votre médecin au moindre signe.

Lui seul pourra vous éclairer sur les causes de votre problème. Suite à quoi vous serez en mesure de prendre les moyens thérapeutiques nécessaires pour remédier à votre état.

♦ S'il s'agit d'une arthrose de la hanche

En cas de crise, le repos est de rigueur. Faites des applications de glace, et attendez le retour au beau fixe. Si vous avez à vous déplacer, faites-le à l'aide d'une canne ou de tout autre support adapté à votre état.

En période normale, faites ce que tous les médecins sans exception recommandent : entretenez vos articulations par la pratique régulière d'une activité physique.

Le sédentarité est le pire ennemi de la personne atteinte d'arthrose, une maladie qui s'attaque aux cartilages des os. Elle provoque ce phénomène bien connu : la raideur articulaire et à plus ou moins longue échéance, l'impotence.

Ne courez donc pas de risque inutile : quittez votre fauteuil.

La marche, le meilleur des exercices

En effet, non seulement elle dérouillera vos articulations, mais aussi elle vous empêchera d'accumuler des kilos en trop, elle habituera votre cœur à l'effort et elle augmentera votre capacité respiratoire.

Mais n'en faites pas trop, surtout si jusqu'ici vous avez été plutôt sédentaire. Commencez par une dizaine de minutes tous les jours, puis progressivement, prolongez la durée de vos expéditions, pour atteindre environ 20 minutes.

"Mais, objecterez-vous, et si tout à coup j'ai mal et que je me trouve loin de chez moi ?"

Faites alors ce que beaucoup de gens dans votre état font : établissez un certain périmètre et ne le dépassez pas, quitte à devoir reprendre la même rue plusieurs fois au cours de votre promenade. Vous laisserez ainsi fort peu de place à l'inédit, mais au moins vous pourrez regagner vos pénates si jamais une crise se manifestait.

Le chaud et le froid, des trucs toujours fort efficaces

Le douleur liée à l'arthrose apparaît lors d'un effort mais aussi et très souvent le matin, au réveil.

Comment la tenir en échec ? Prenez une douche ou un bain très chaud, tout simplement. L'application d'un compresse, également très chaude, ou d'un coussinet chauffant, peut aussi venir à votre rescousse.

S'il n'y a pas de douleur particulière, ou si elle n'est que diffuse, essayez les applications de glace. Chez certaines personnes, elles font des merveilles, alors que chez d'autres elles n'amènent aucun soulagement particulier.

En tout état de cause, faites l'expérience des deux thérapies et voyez celle qui vous convient le mieux. Il pourra arriver que l'alternance des deux soit la solution idéale pour vous.

Autres moyens naturels

Il en existe plusieurs. Pour plus de détails, voyez *S'il s'agit de l'arthrose* dans la rubrique *Articulations rigides*.

Insistons toutefois sur 2 moyens en particulier : la magnétothérapie et les suppléments.

Magnétothérapie

Une étude récente réalisée par le Dr Carlos Vallbona, directeur de la Clinique post-polyomyélite et de l'Institut de réhabilitation et de recherche de Houston, démontre que la magnétothérapie peut être fort efficace, dans le soulagement des douleurs articulaires et autres.

Pour les fins de cette étude conçue en double aveugle, on avait divisé en 2 groupes un contingent de 50 personnes souffrant du syndrome post-polyomyélite : le premier groupe portait, sans le savoir, des aimants actifs appelés "aimants à cercles concentriques", le second, également sans le savoir, des aimants inactifs, c'est-à-dire des placebos.

Au bout de 45 minutes, on a demandé à tous les patients d'enlever leurs aimants : parmi ceux du premier groupe, 75 % ont aussitôt constaté une nette diminution de leurs douleurs, parmi ceux du second groupe, 19 % seulement.

Suppléments

L'arthrose, nous l'avons dit, c'est l'usure, prématurée ou non, des cartilages.

Or il existe des produits – des suppléments, si vous préférez – capables de contrer cette usure, voire d'y remédier en bonne partie. Ces produits, ce sont la bêche-de-mer, le chondroïtine et le glucosamine.

Fabriqués à partir d'éléments naturels, ces produits, vendus très souvent en formule, pourront sans doute vous rendre de grands services, si vous tenez vraiment à reprendre du poil de la bête.

Pris séparément, d'ailleurs, ou regroupés, ils ont déjà fait l'objet de nombreuses études. Pour plus de détails, lisez *Essayez aussi les super-suppléments alimentaires* dans la partie 3 (*Comment vous soigner par l'alimentation*).

L'arthrose, une maladie liée à l'âge seulement ?

Certes, elle frappe surtout les gens âgés – en fait, 14 % de la population, avec un nette prédominance féminine (3 femmes pour un homme).

Mais selon le Dr Jean-Paul Ehrardt, auteur du livre *Rhumatismes et arthrose – Comment les soigner efficacement* –, beaucoup de personnes plus jeunes, à cause d'une pratique sportive trop intensive ou d'un surmenage articulaire, voire d'une tare héréditaire, sont aussi victimes de l'arthrose.

♦ S'il s'agit d'une asymétrie des membres inférieurs

Consultez la rubrique *Déviation de la colonne vertébrale* dans ce lexique des symptômes articulaires.

♦ S'il s'agit d'un cancer secondaire des os

Contrairement au cancer primitif qui, lui, touche uniquement l'os ou sa périphérie immédiate, le cancer secondaire est lié à un autre cancer : prostate, sein, thyroïde, etc. Il en est le prolongement sous forme de métastases.

Son traitement combine chimiothérapie, hormonothérapie et radiothérapie.

♦ S'il s'agit de claudication intermittente

Non seulement vous boitez mais aussi vous avez beaucoup de mal à marcher. La douleur est parfois telle qu'il vous faut faire de fréquentes haltes.

En fait, il existe 2 causes à la claudication intermittente.

La première est d'ordre **vasculaire**. Il s'agit en l'occurrence d'un rétrécissement des artères (ce que l'on appelle l'athérosclérose) empêchant l'oxygénation des muscles.

La deuxième est un problème de nature **neurologique** se manifestant la plupart du temps sous la forme soit d'un lumbago, soit d'une sciatique.

Claudication intermittente d'origine vasculaire

Dans ce cas précis, votre médecin vous aura sans doute prescrit des anticoagulants, qui ont pour fonction d'empêcher vos artères de se boucher à nouveau.

Mais des anticoagulants sans une hygiène de vie stricte ne valent guère plus que la poudre avec laquelle ils sont faits.

Pour donner un peu d'air à vos artères, donc, rien de mieux que d'éliminer les causes de votre problème, soit le tabac et la consommation de graisses. L'alcool, si vous avez l'habitude d'en boire régulièrement, devrait aussi figurer moins souvent à votre agenda.

En lieu et place, mangez sans vous priver mais en leur accordant une large place, des fruits et des légumes crus.

Faites aussi de l'exercice, de préférence au grand air : rien de tel pour décrasser un organisme intoxiqué.

Claudication intermittente d'origine neurologique

Pour ce cas précis, reportez-vous à *S'il s'agit d'une sciatique* dans cette même rubrique.

♦ S'il s'agit d'une fracture de fatigue

Vous n'êtes pas seul au monde, rassurez-vous, car voilà un problème que les médecins rencontrent régulièrement chez les personnes âgées. Et également chez les sportifs ayant abusé de leurs articulations pendant de nombreuses années.

Les causes ne varient guère : exercice trop intensif ou chaussures mal adaptées.

Quant à la fracture elle-même, elle se situe souvent au niveau des membres inférieurs, qui, pour des raisons évidentes, sont plus sollicités que les autres.

Que faire pour vous tirer de ce mauvais pas ?

Suivez le conseil de votre médecin : reposez-vous, il n'y a guère d'autre solution. Laissez tout le temps qu'il faut à vos os pour qu'ils se replacent.

Pour le reste, il est possible de prévenir ce genre de problème.

Il s'agit tout simplement de faire preuve de modération dans vos activités physiques. Quoi que vous ayez l'habitude de faire, ménagez-vous toujours une période de réchauffement au préalable, afin d'assurer une meilleure flexibilité à vos muscles.

Des muscles réchauffés (ce n'est l'affaire que de quelques minutes) vous éviteront nombre de désagréments, et notamment des blessures inutiles.

Quant à vos chaussures, demandez l'avis d'un spécialiste : sont-elles vraiment conçues pour vous et vos activités ? Vous offrent-elles confort et protection ? Ne seraient-elles pas par hasard à l'origine de vos déboires ?

♦ S'il s'agit de la maladie de Legg-Perthes Calvé

C'est un mal qui atteint les enfants entre 5 et 10 ans. L'origine est inconnue. Il consiste en la destruction des cellules osseuses du col du fémur.

Les enfants qui en sont victimes ont beaucoup de mal à marcher. Ils boitent car la maladie, en général, ne s'attaque qu'à une seule hanche.

Le traitement est long, sachez-le, mais avec un pronostic très favorable.

Les mesures thérapeutiques à prendre

Ce sont les suivantes :

- repos complet de la hanche
- tractions de la hanche

– et dans certains cas, le port d'un plâtre.

La guérison, en moyenne, est complète après 3 ans. Mais entre 12 et 18 mois après le début du traitement, l'enfant peut se remettre à marcher, à fréquenter son lycée.

Les sports exigeants physiquement, tels que le football et le rugby, resteront bien sûr hors de sa portée pour un moment.

♦ S'il s'agit du mal de Pott (tuberculose osseuse de la colonne vertébrale)

Le mal de Pott est la forme la plus répandue de tuberculose osseuse. Ce mal se loge dans votre colonne vertébrale, d'où votre démarche claudicante.

La tuberculeuse osseuse était, jusque il y a quelques années, en nette régression en Occident. Mais voilà qu'avec la paupérisation de franges de plus en plus grandes de la société, elle revient en force.

Le mal de Pott a une clientèle cible : les personnes âgées, en particulier celles dont le système immunitaire est déjà affaibli par une autre maladie. Les S.D.F., les sidatiques, les usagers de drogues intraveineuses, bref tous ceux dont l'état de santé est généralement précaire, sont aussi souvent visés par cette affection redoutable.

Il n'y a pas 36 façons de venir à bout du mal de Pott. Les antibiotiques sont de rigueur, de même que le repos et l'immobilisation de la colonne vertébrale.

Mais aussi et surtout, rien ne pourra remplacer une alimentation riche en protéines, seule manière de renforcer l'organisme.

Hélas, c'est là bien souvent un vœu pieux car les personnes atteintes du mal de Pott n'ont pas toujours les moyens financiers de s'assurer une nourriture même suffisante.

Précisons cependant que, si le traitement est appliqué dès les premiers symptômes et suivi à la lettre, vos chances de guérison sont de 100 %.

♦ S'il s'agit d'une sciatique

Le nerf sciatique est le plus gros nerf du corps humain. Il débute au milieu de la fesse et se prolonge jusqu'au bout du pied. Lorsqu'il est comprimé, il produit cette douleur vrillante si typique qui vous force parfois à l'immobilité.

Plusieurs causes peuvent expliquer la compression de ce nerf : arthrose, effort physique trop intense, fracture ou luxation de la hanche, hernie discale, tumeur osseuse, etc. C'est pourquoi, au moindre signe de douleur, il est de la première importance que vous consultiez d'abord et avant tout votre médecin ou votre chiropraticien.

Notez que la chiropractie est tout à fait indiquée en cas de sciatique, autant pour soulager la douleur que pour la prévenir. Côté diagnostic, vous pouvez aussi vous fier au chiropraticien. Sa longue formation l'habilite à poser un tel acte, ce qu'il fait généralement en se basant sur des radiographies.

Tout indique aussi que l'acupuncture serait en mesure de vous aider. De nombreuses études démontrent son efficacité dans ce domaine.

(Pour plus de détails concernant l'acupuncture et la chiropractie, consultez les chapitres qui y sont consacrés dans la partie 4, *Les médecines douces à votre service*.)

Mais en attendant que faire ?

Peut-être, pour diverses raisons, ne pouvez-vous vous rendre tout de suite chez un médecin, pour lui exposer votre problème. Que faire en attendant ? Voici quelques trucs :

- ➜ Autant que possible, ménagez-vous physiquement. Mieux : prenez quelques jours de repos ;
- ➜ En même temps, faites des applications de glace ou de chaleur locales à raison de 15 ou 20 minutes la seance, plusieurs fois par jour ;
- ➜ Pour calmer la douleur, essayez ce remède phyto : 2 c. à soupe d'huile infusée de millepertuis mélangées à 20 grammes d'huile essentielle de lavande et à 10 grammes d'huile essentielle de romarin. Plusieurs fois par jour, frottez-vous avec cette préparation.
- ➜ Dormez sur un matelas ferme ;

➜ Lorsque vous irez mieux, faites quelques légers exercices d'étirement mais sans plus.

Gare aux "fausses sciatiques"

Voilà une raison de plus de voir un thérapeute, si vous avez mal à la hanche et en outre boitez.

On appelle "fausses sciatiques" certaines maladies pouvant facilement être confondues avec la sciatique, à cause de leurs manifestations. Ce sont l'arthrose et la bursite.

Toutes les deux, en effet, émettent les mêmes signaux avertisseurs qu'une sciatique.

♦ S'il s'agit d'une thromboangéite oblitérante

Le remède peut vous sembler draconien, mais c'est le seul qui s'applique dans les circonstances : cessez de fumer, tout simplement.

Le thromboangéite oblitérante (un nom fort long mais derrière lequel se cache une réalité toute simple) est une variété d'artérite (inflammation d'une artère) des membres inférieurs qui, pour des raisons d'ordre génétique, sévit surtout chez les personnes originaires d'Europe centrale.

Sa cause est unique : le tabac.

Le tabac, chez ces personnes dont vous êtes, produit cet effet typique : le rétrécissement des artères des membres inférieurs.

La maladie évolue par poussées et peut parfois entraîner l'amputation des doigts ou des orteils si la personne qui en souffre refuse de cesser de fumer.

L'avertissement est donc clair : "arrêtez !". Et cela d'autant plus qu'il n'existe, encore une fois, aucune autre forme de traitement possible, exception faite des vasodilatateurs, qui du reste ne donnent pas vraiment de résultats dans ce cas précis.

Mais aussi...

- Très souvent, la boiterie est un problème d'origine circulatoire dont le coupable est toujours le même : les mauvaises habitudes de vie. Au premier rang desquelles on retrouve la cigarette et une alimentation trop riche en graisses saturées.

  Si vous vous sentez visé, pourquoi ne pas y mettre bon ordre ?

- De bons os, cela s'entretient. La meilleure façon d'y arriver, c'est encore de faire le plein de calcium et de magnésium, deux oligo-éléments indispensables à la formation et à la solidité de la masse osseuse.

  Pour connaître les meilleures sources de calcium et de magnésium ainsi que les AJR (apports journaliers recommandés), consultez *Les meilleurs vitamines, minéraux et oligo-éléments pour vous* dans la partie 3 (*Comment vous soigner par l'alimentation et les suppléments*).

- Si vous souffrez d'une maladie infectieuse des os (le mal de Pott en est une), ne commettez pas cette erreur fatale : cesser de prendre vos médicaments sous prétexte que vous vous sentez mieux.

  Ce faisant vous aggraverez votre état.

  Dites-vous que tout médicament prescrit l'est en fonction de la bactérie responsable de votre maladie. Si vous mettez fin avant terme à votre traitement, vous accorderez un nouveau souffle à la bactérie, ce qui fera qu'elle pourra revenir en force. C'est ce qui arrive toujours, du reste.

Attention !

Répétons l'avertissement, car il peut en aller de votre santé : à moins d'une cause évidente (coup reçu, crampe, etc.), ne négligez jamais un symptôme tel que la boiterie, surtout chez un enfant. Voyez tout de suite votre médecin.

Voyez-le également si vous vous mettez à boiter tout à fait brusquement et qu'en même temps vous ressentez une certaine faiblesse musculaire, de la fièvre, de l'engourdissement et une douleur irradiante d'un seul côté.

Cou raide

Causes	Symptômes associés			H
Arthrite rhumatoïde	Crampes musculaires (parfois), douleurs, mouvements limités, parfois : fourmillements, membres engourdis (bras)	✓	✓	
Arthrose cervicale	Douleurs intermittentes, étourdissements, maux de tête, mouvements limités, oscillation involontaire de la tête (parfois) * : (pour médication, s'il y a lieu)	✓	✓*	
Encéphalite	Éruptions cutanées, fièvre, léthargie, mal de tête, raideurs de la nuque (en cas de méningite), somnolence. Cas graves : convulsions, délire, vomissements		✓	✓
Hernie discale cervicale	Douleurs aiguës, fourmillements dans les bras, spasmes musculaires		✓	
Méningite	- *Chez l'adulte* : délire, coma (si non traité), convulsions, éruptions de petites taches rouges ou pourpres sur tout le corps, fièvre élevée, intolérance au bruit et à la lumière, maux de tête, raideurs de la colonne vertébrale, sensibilité à la lumière, vomissements - *Chez le nourrisson* : air malade, irritabilité, manque d'appétit, vomissements (aucun des signes classiques : raideurs de la nuque, intolérance à la lumière et au bruit, etc., ne s'appliquent au nourrisson) - *Chez l'enfant :* air malade, changement brusque de comportement, convulsions, maux de tête, vomissements * : (lorsque d'origine bactérienne)		✓	✓*

Causes	Symptômes associés			H
Névralgie cervicobrachiale	Douleur irradiant depuis l'épaule jusqu'à l'extrémité du bras, maux de tête, sensation d'engourdissement	✓	✓	
Pseudopoly-arthrite rhizomélique	Amaigrissement, douleur à l'épaule et à la hanche, fatigue	✓	✓	
Torticolis	Douleurs, menton tourné du côté opposé de la tête, mouvements réduits, tête penchée d'un côté	✓		
Traumatisme (après un accident)	Douleurs, parfois : fourmillements dans les bras, vertiges * : (s'il y a lésion grave)	✓	✓	✓*

Un combat à long terme

L'an dernier, John Evans inscrivait un nouveau record dans le *Livre Guiness des records*. Au zoo de Londres, il était en effet parvenu à maintenir 100 briques en équilibre sur sa tête (celles-ci étant placées sur une large plaque posée sur son crâne). Qui plus est, John Evans avait réussi à... s'applaudir pendant qu'il accomplissait son exploit. (*Le Devoir*, 19 novembre 1996)

Mais ce ne sont pas tous les cous du monde qui peuvent subir une pareille épreuve ! L'expérience vous l'a enseigné : il suffit de peu pour se retrouver avec un cou raide comme l'acier. Un faux mouvement, une mauvaise posture en dormant, un courant d'air continu, et vous voilà condamné au carcan.

Heureusement, ce type de problème se soigne fort bien. Au bout de quelques jours de repos, normalement, et avec l'aide précieuse d'un myorelaxant, tout revient à la normale.

Il n'en va pas de même pour d'autres maladies s'attaquant directement aux articulations et aux os. Là, il s'agit davantage d'un combat à long terme. Pour le remporter, il faut lutter d'arrache-pied et déployer toutes ses batteries.

Ce que vous pouvez faire

La victoire n'est pas aussi lointaine que vous pouvez le croire certains jours.

En tout premier lieu, faites-vous examiner par votre médecin ou un rhumatologue, ou encore un chiropraticien. À moins que vous n'ayez la certitude absolue de ne souffrir que d'un simple torticolis ou d'un traumatisme consécutif à un léger accident de voiture, par exemple, ne courez aucun risque.

Et même cela étant, consultez une autorité médicale. Un problème au cou peut en cacher un autre, surtout après un accident de voiture.

Par la suite, suivez les quelques recommandations dont nous vous faisons part plus bas. Elles émanent toutes de spécialistes reconnus, entre autres dans le domaine de la rhumatologie.

♦ S'il s'agit de l'arthrite rhumatoïde

C'est la forme d'arthrite la plus courante. Elle touche en moyenne 1 % de la population, avec une nette prédilection pour la gent féminine : 3 cas sur 4.

L'origine de l'arthrite rhumatoïde est inconnue. Comme dans le cas de l'arthrose, la douleur est intermittente mais avec des périodes de rémission beaucoup plus longues pouvant durer des semaines, des mois, voire des années.

Que faire lorsqu'elle se manifeste ?

➜ Étape essentielle : voyez votre médecin pour qu'il établisse un diagnostic sans ambiguïté.

➜ Suite à ce diagnostic, le médecin pourra vous prescrire une médication adaptée à votre condition si vous préférez vous faire traiter selon les méthodes classiques. La recherche sur l'arthrite évolue constamment et il ne se passe pratiquement pas de jour qui ne voie l'apparition d'un nouveau médicament. À vous d'en profiter.

- ➔ L'établissement d'un tel diagnostic est indispensable même si vous préférez opter pour les médecines douces, qui ont elles aussi des solutions – fort efficaces – à vous proposer. Pour plus de détails, consultez *S'il s'agit de la polyarthrite rhumatoïde* à la rubrique *Inflammation des articulations* dans ce lexique des symptômes articulaires.
- ➔ Dans l'immédiat, vous pouvez, par vos propres moyens, intervenir dans le processus de soulagement. En cas de raideur prononcée, par exemple, mettez votre cou au repos. Faites de légers exercices pour tempérer le mal, sans plus (voyez le "toucher cervical" tel que décrit dans *S'il s'agit d'arthrose cervicale*).
- ➔ De 2 à 3 fois par jour, à raison de 20 minutes la séance, faites des applications de compresses chaudes ou froides. Attention : s'il y a inflammation, le froid seulement est de rigueur.
- ➔ Lorsque vous vous sentirez mieux, ne commettez pas l'erreur de laisser votre cou livré à lui-même. Faites-le bouger en pratiquant régulièrement un sport ou en vous adonnant à une activité suivie telle que la marche.

De l'arthrite à la polyarthrite, il n'y a qu'un pas

De fait, la moitié des personnes souffrant de monoarthrite rhumatoïde (une seule articulation atteinte) finissent par développer une polyarthrite. Raison de plus donc pour ne pas laisser aller les choses.

♦ S'il s'agit d'une arthrose cervicale

La majorité des cas d'arthrose cervicale surviennent après la cinquantaine. C'est une maladie à développement lent et qui se manifeste par poussées durant 3 à 6 semaines, suite à quoi la douleur s'estompe.

➜ **Lors d'une crise**, la seule chose à faire est de reposer votre cou. Si vous disposez d'un collier cervical (que l'on appelle aussi minerve), utilisez-le, vous n'en retirerez que des avantages.

➜ Les thérapies à chaud et à froid sont aussi vivement conseillées. Certaines personnes ressentent un soulagement quasi immédiat simplement en appliquant une compresse très chaude sur leur articulation douloureuse, alors que d'autres préféreront le froid.

En tout état cause, essayez les deux, si ce n'est déjà fait, et arrêtez votre choix. Il est tout à fait possible aussi que, selon les circonstances, vous pratiquiez tantôt l'un, tantôt l'autre. À vous de décider.

➜ Le "toucher cervical" est une autre façon de déjouer la raideur de cou. Croisez simplement les mains derrière la nuque et lentement ramenez vos coudes l'un contre l'autre. Faites cet exercice 3 fois de suite et terminez en tenant la pause pendant 30 secondes.

Le toucher cervical non seulement calme la raideur du cou, mais il soulage aussi les maux de tête et l'hypertension.

Dans la partie 4 (*Comment vous soigner avec des exercices pour toutes les parties de votre corps*), vous trouverez d'autres mouvements spécialement conçus pour le cou.

➜ Si vous en avez les moyens, faites-vous faire des massages cervicaux. Vous raffermirez ainsi vos trapèzes (muscles situés derrière le cou) et empêcherez la raideur de faire des progrès.

À ce propos, consultez *Le massage ou le plaisir qui guérit* dans la partie 5 (*Les médecines douces à votre service*).

➜ Les anti-inflammatoires non stéroïdiens (plus communément appelés AINS) ont aussi leur utilité. On entend par AINS certains médicaments comme l'aspirine dont le rôle est de bloquer le développement de la phase inflammatoire.

Mais attention, ils sont en général dommageables, entre autres pour la paroi stomacale. Il est conseillé de les prendre lors des repas seulement. En outre, n'excédez jamais la posologie indiquée par votre médecin.

➜ **Lors d'une période de rémission**, ne vous contentez pas de crier simplement victoire. Profitez-en pour accorder un répit encore plus long à votre cou en faisant un exercice régulier. Nombre de médecins, à ce propos, recommandent la natation, qui met en mouvement tous les muscles du corps et en particulier ceux du cou. Si vous pouviez en faire de 2 à 3 fois par semaine, vous auriez atteint un idéal.

Si cela s'avère impossible, marchez tous les jours. En même temps, massez votre cou et faites des applications de chaud et de froid.

➜ Certaines médecines douces peuvent aussi vous aider. Outre les massages, pensons à la kinésithérapie, la magnétothérapie, l'orthothérapie et l'ostéopathie. Toutes ont des solutions pour vous.

Pour plus de détails, consultez la partie 5 (*Les médecines douces à votre service*).

➜ Pour d'autres solutions susceptibles de vous remettre le cou à la bonne place, voyez *S'il s'agit d'arthrose* à la rubrique *Articulations rigides* dans ce lexique des symptômes articulaires.

Très important : soignez votre cou

Si vous n'en faites rien, des complications risquent de survenir. La plus courante est le rétrécissement du canal cervical, qui à son tour occasionne des troubles de la marche.

♦ S'il s'agit d'une encéphalite

C'est une maladie très contagieuse et surtout très dangereuse. Détail à retenir : son taux de mortalité est élevé.

L'encéphalite est une inflammation de la substance cérébrale. On en recense plusieurs formes, tout dépendant si elle touche la matière grise ou la matière blanche ou encore les deux à la fois. Chose certaine, elle est très souvent une complication d'une autre maladie caractérisée par un état fiévreux : coqueluche, grippe, méningite, oreillons, rougeole, varicelle, etc.

Lors d'une encéphalite, la fièvre monte jusqu'à 39,4°C et dure en moyenne une dizaine de jours.

Que faut-il faire ?

Il faut hospitaliser le malade de toute urgence. Quant au traitement, il dépendra de la cause et de la forme de la maladie.

La période de convalescence est en général longue : en moyenne 4 semaines.

Pouvez-vous prévenir l'encéphalite ?

Oui. Il existe différents vaccins, mais ils ne sont pas toujours facilement disponibles.

♦ S'il s'agit d'une hernie discale cervicale

Le fautif est très probablement le disque intervertébral situé entre les vertèbres C6 et C7. Ce disque est sorti de ses "gonds", suite probablement à un geste trop brusque que vous avez fait.

Ce qui se passe, en fait, c'est que le disque intervertébral, en faisant ainsi saillie, coince certainement une racine nerveuse, d'où la douleur, sans doute très vive, que vous ressentez.

Il est tout à fait possible aussi que vous ayez une perte de sensibilité au niveau du bras, laquelle peut s'étendre même jusqu'à la jambe, ce qui expliquerait cette impression que vous avez d'avoir les jambes lourdes.

Que faut-il faire ?

Il n'y a pas à hésiter : vous devez voir, si ce n'est déjà fait, votre médecin dans les plus brefs délais.

Celui-ci vous prescrira un ensemble de mesures auxquelles vous devrez inévitablement vous soumettre :

- repos du cou ;
- port d'un collier cervical (ou minerve) ;
- analgésiques ;
- kinésithérapie (si cela s'avère nécessaire).

Un peu de prévention

Une hernie discale cervicale, ça se prévient, dans une large mesure. Que faut-il faire pour cela ? Très simple :

- Si vous êtes un habitué de l'exercice, surtout intensif, observez toujours une période de réchauffement d'une dizaine de minutes au préalable. Cela vous évitera bien des ennuis.
- Dans la mesure du possible, évitez de travailler les bras par-dessus les épaules. Bien des accidents surviennent de la sorte.
- À l'instant même où vous ressentez une douleur au cou, si minime soit-elle, mettez-vous au repos. En d'autres mots, ne travaillez pas à votre perte.

Mais vous pouvez aussi prévenir ce genre de mésaventure en observant une stricte période de réchauffement avant chaque effort. Ce n'cst là que l'affaire de quelques minutes et vous ne vous en porterez que mieux ensuite.

♦ S'il s'agit d'une méningite

La méningite donne des maux de tête très pénibles accompagnés d'une extrême raideur de la nuque.

Cette maladie fait habituellement son apparition l'hiver, au sein de petites collectivités : caserne, collège, pensionnat, etc. Dans 70 % des cas, elle frappe les enfants en dessous de 5 ans ; pour le reste, ce sont des personnes de moins de 30 ans.

La méningite est une maladie contagieuse – et dans certains cas, très dangereuse – qui s'attaque aux méninges, c'est-à-dire aux enveloppes fibreuses qui protègent l'encéphale et la moelle épinière. Le liquide céphalo-rachidien (il entoure le système nerveux) est aussi atteint par la même occasion.

Il existe plusieurs sortes de méningites de diverses origines (bactérie, virus ou champignon) : à cryptocoque, à méningocoque, à pneumocoque, à staphylocoque, à gram négatif, grippale, tuberculeuse, etc.

La plus répandue est la forme *méningoccique*, que l'on appelle aussi la *méningite cérébro-spinale*, et la plus dangereuse, la forme *staphylococcique*. (La forme staphylococcique offre en effet une très grande résistance aux antibiotiques, ce qui la rend pour le moins difficile à traiter.)

Le mode de transmission

Dans les formes infectieuses (virus ou bactérie), elle se transmet par la salive, sous les espèces, par exemple, de gouttelettes lors d'un éternuement. La bactérie (ou le virus) a en effet la particularité de loger sur la muqueuse du pharynx.

Le porteur de la maladie peut être par ailleurs tout à fait sain et ne jamais la contracter. Ce qui le rend potentiellement très dangereux, car pendant des semaines – et même des mois – il est en mesure de contaminer plusieurs personnes.

Autres causes de la méningite

Elle est parfois aussi la complication d'une infection en apparence banale mais que l'on n'a pas suffisamment prise au sérieux. Les plus fréquentes de ces infections sont l'amygdalite, la mastoïdite (inflammation de la base de l'os temporal), l'otite et la sinusite.

Vous êtes-vous blessé au cuir chevelu ? Gare à vous. Il arrive également que même une lésion mineure à cet endroit dégénère en méningite, si elle n'est pas convenablement traitée.

Pas de panique !

Même si la méningite est une maladie inquiétante, il n'y a certainement pas lieu de courir chez son médecin dès qu'un enfant et à plus forte raison un adulte, se plaint de maux de tête et de raideurs à la nuque.

Un enfant souffrant de méningite a l'air suffisamment malade pour que votre grand bon sens vous incite à consulter votre médecin. Les risques que vous laissiez passer une méningite sont donc minimes.

Par ailleurs, 2 situations particulières justifient une vigilance accrue.

1. Suite à une maladie infantile

La méningite de même que l'encéphalite peuvent être des complications possibles d'une maladie infantile.

Si vous avez un enfant qui a attrapé les oreillons, par exemple, et qui, alors qu'il devrait se remettre, vous semble tout à coup plus malade et que son comportement change, consultez votre médecin même si ce dernier a vu votre enfant le matin même.

2. S'il y a des cas de méningite dans votre région

Soyez également plus vigilant si des cas de méningites sont déclarés dans votre région.

Le traitement de la méningite

Elle requiert une hospitalisation immédiate, surtout lorsqu'elle est d'origine bactérienne (la plus dangereuse de toutes).

Le traitement comprend des antibiotiques si le responsable est une bactérie ; des antiviraux s'il s'agit d'un virus ; et des antifongiques si la cause est un champignon.

Y a-t-il parfois des complications ?

Oui. Une méningite insuffisamment traitée peut causer la perte en tout ou partie de l'ouïe, la perte également de l'acuité visuelle et des dommages au cerveau.

La maladie est-elle mortelle ?

Jadis, oui, l'issue était souvent fatale. Aujourd'hui, avec la panoplie de remèdes existants, il est très rare (4 % des cas seulement) qu'elle mène à un semblable dénouement.

Est-il possible de la prévenir ?

Oui, mais dans la mesure où l'on agit promptement.

Si votre enfant, par exemple, fait beaucoup de fièvre avec une otite ou une mastoïdite, ou toute autre maladie à caractère infectieux, amenez-le immédiatement voir un médecin. N'essayez pas de le traiter vous-même.

Il en va de même s'il se plaint de maux de tête violents et qu'il a la nuque ou la colonne vertébrale très raide. Ce dernier symptôme est un trait caractéristique de la méningite.

Côté diagnostic, notez que l'éruption de taches rouges ou pourpres sur l'ensemble du corps est aussi une caractéristique majeure de la *méningite méningococcique*, la forme la plus répandue de méningite.

Reste que le diagnostic et le traitement de la méningite seront finalement déterminés par l'analyse du liquide céphalo-rachidien baignant le cerveau et la moelle épinière et par la culture de certains germes.

Remarque : La raideur du cou peut aussi signaler la présence d'une encéphalite. Pour plus de détails sur celle-ci, voyez *S'il s'agit d'une encéphalite* un peu plus haut dans cette même rubrique.

♦ S'il s'agit d'une névralgie cervicobrachiale

Ici, les symptômes se manifestent surtout la nuit, vous éveillant par le fait même. Dans la journée, il vous arrive de ressentir une certaine gêne au niveau du cou, mais, grâce à Dieu, elle n'est pas permanente : de temps à autre elle vous laisse le champ libre.

La cause du problème est simple : vous avez surutilisé les muscles de votre cou et, par extension, ceux de vos épaules. Résultat, vous n'êtes plus aussi productif que vous l'étiez. Et vous êtes davantage stressé, surtout lorsque la douleur vient vous tarauder.

Beaucoup de travailleurs ou d'artistes, du fait notamment d'une occupation à caractère répétitif, sont sujets à ce genre de problème. Citons entre autres les opérateurs sur ordinateurs, les musiciens, les ouvriers opérant sur des machines vibrantes.

Y a-t-il d'autres causes ?

Oui. Le travail répétitif, lié souvent à un certain stress et à un mauvais environnement ergonomique, est certes le motif le plus fréquent de la névralgie cervicobrachiale ("cervico" pour cou et "brachiale" pour bras), mais dans certains cas, il y a d'autres raisons. Citons un traumatisme au cou d'origine plus ou moins lointaine, un début d'arthrite ou d'arthrose, un mauvais alignement des mâchoires, voire une hernie discale.

En tout état de cause, ce que nous vous recommandons, si vous souffrez de ce mal, c'est d'abord de voir un médecin, pour obtenir un diagnostic clair de votre état. Par la suite, vous pourrez mieux orienter vos efforts.

Que faire s'il s'agit bel et bien d'une névralgie cervicobrachiale d'origine mécanique ?

➔ Tout d'abord, dès que le mal fait des siennes, mettez-vous au repos. S'il le faut, immobilisez votre cou à l'aide d'un collier cervical pendant quelques jours.

➔ En même temps, pour diminuer la tension et le mal de tête (très fréquent dans ces cas-là), faites des applications de chaleur locale et prenez un analgésique.

➔ Les remèdes phyto peuvent aussi venir à votre rescousse. En l'occurrence, faites des applications de crème d'arnica, ou encore frottez-vous avec de l'huile de millepertuis.

(Pour connaître tous les détails concernant la fabrication d'une crème ou d'une huile, qu'elle soit de millepertuis ou autre, consultez *La phytothérapie ou comment vous soigner avec les plantes* dans la partie 5 (*Les médecines douces à votre service*). Sinon, consultez un herboriste.)

➔ Une fois que vous irez mieux, histoire de ne pas laisser votre cou agir en tyran, faites de légers exercices d'étirement. Dans la partie 4 (*Comment vous soigner avec des exercices pour toutes les parties de votre corps*), vous trouverez d'excellentes suggestions à ce propos.

Autre exercice à pratiquer (il n'est pas décrit dans la partie 4 tout juste mentionnée) : celui de la **tortue**. Tous les détails apparaissent dans *Les tortues ont beaucoup à nous apprendre !* à la fin de cette rubrique.

➜ Au travail, n'en faites pas trop. Ménagez votre cou en faisant de fréquentes pauses. S'il le faut, demandez à votre employeur de revoir votre environnement ergonomique : peut-être la clé du problème se trouve-t-elle là.

➜ Si votre névralgie cervicobrachiale ne date pas d'hier (il y a fort à parier que ce soit le cas), pourquoi ne pas recourir à d'autres techniques, par exemple à la chiropratique ou à la kinésithérapie ? Dans beaucoup de cas, ces techniques, et tout ce qui les entoure, peuvent apporter un soulagement durable, voire définitif. Pour plus de détails, consultez *La chiropractie ou l'art des manipulations vertébrales* ou encore *La kinésithérapie ou l'art des mouvements qui soulagent* dans la partie 5 *(Les médecines douces à votre service)*.

Les 4 astuces pour ne pas avoir le cou raide à force de regarder l'écran de votre télé – ou de votre ordinateur

La plupart des personnes travaillant sur ordinateur se sont un jour ou l'autre plaintes de raideur dans le cou. Rien de plus normal, dans un sens, car ce type de travail oblige à une rigidité posturale souvent néfaste.

Que faire pour y remédier ?

1. Placez l'écran de façon à ce qu'il soit droit devant vous et non de côté ; son centre doit se situer au niveau de vos yeux ou légèrement plus bas.

2. Une fois assis, observez une posture correcte : torse et tête droits, genoux à peine plus bas que la ligne de vos hanches, pieds bien à terre.
3. Le dossier de votre chaise doit vous ramener quelque peu vers l'avant.
4. Quant au clavier, il ne doit pas dépasser la hauteur de vos coudes.

♦ S'il s'agit de la pseudopolyarthrite rhizomélique

Consultez la rubrique *Douleurs articulaires (en général)* dans ce lexique des symptômes articulaires.

♦ S'il s'agit d'un torticolis

Les faux mouvements en sont à l'origine de même que tout ce qui s'appelle mauvaise posture en général.

Mais rassurez-vous, pour gênant, voire très gênant qu'il soit, le torticolis n'a pas tendance à s'installer à demeure. Sauf exception, il dure 2 ou 3 jours au plus.

Comment le traiter

➜ Reposez-vous complètement.

➜ Prenez des bains ou douches très chauds.

➜ Appliquez une compresse chaude 2 à 3 fois par jour, à raison de 20 minutes la séance (à moins que le froid ne vous apporte davantage de soulagement, ce qui est le cas chez certaines personnes).

➜ Faites des exercices légers du type "toucher cervical" (voyez plus haut *S'il s'agit d'une arthrose cervicale*).

➜ Ne pas faites pas exprès pour dormir dans une position incorrecte.

➜ N'utilisez qu'un seul oreiller, pas deux, autrement vous aurez le cou "cassé".

→ Au besoin, frottez-vous avec un myorelaxant. À ce propos, pourquoi ne pas essayer ce remède phyto : la teinture de viorne obier ? C'est un décontractant musculaire reconnu qu'utilisaient même à une époque reculée les Meskwakis, une tribu amérindienne.

Pour obtenir de la teinture de viorne obier, adressez-vous à un herboriste, ou encore consultez *La phytothérapie ou comment vous soigner avec les plantes* dans la partie 5 (*Les médecines douces à votre service*).

→ Comme outil de prévention : avant une activité sportive, observez toujours une période de réchauffement de 5 à 10 minutes. Votre cou, de la sorte, s'habituera progressivement à l'effort.

Quand voir votre médecin

Si après 3 jours la douleur persiste, demandez une consultation. Peut-être souffrez-vous d'une hernie discale cervicale, de cervicarthrose (arthrose du cou), voire d'un torticolis spasmodique, tous problèmes demandant l'intervention d'un médecin.

♦ S'il s'agit d'un traumatisme

Lors d'un accident de voiture, le cou rebondit 3 fois : une fois en avant, une fois en arrière et à nouveau une fois en avant. On appelle ce phénomène "effet en retour" ou le "coup de lapin".

Il va sans dire qu'il soumet cette partie de votre anatomie à très rude épreuve. Il peut même être mortel, dans certains cas.

Mais si l'accident n'a pas été grave, le traumatisme lui-même ne devrait être que passager. Mais tout de même, ne courez aucun risque, demandez à passer une radiographie.

Si le verdict n'annonce rien de grave, la thérapie à chaud ou à froid devrait suffire à remettre les choses en place. (Pour plus de détails sur ce point, voyez plus haut *S'il s'agit d'une arthrose cervicale*).

L'emploi d'un myorelaxant (voyez *S'il s'agit d'un torticolis* un peu plus haut) de même que des automassages fréquents compléteront le traitement.

Mais aussi...

- N'oubliez pas : si la douleur dure plus de 3 jours, consultez un médecin.
- Évitez autant que faire se peut les siestes sur le divan. Ce meuble n'est pas conçu pour le sommeil. Il vous obligera à faire une gymnastique qui ne pourra être que néfaste pour votre cou.
- Les courants d'air froids sont les ennemis de votre cou. Fuyez-les comme la peste.
- L'aspirine s'avère souvent utile pour soulager la douleur. Mais, dans la mesure du possible, préférez-lui l'"aspirine végétale" qui n'a pas les inconvénients de l'aspirine classique dans les cas d'usage prolongé. (Pour plus de détails, voyez *Connaissez-vous l'"aspirine végétale" ?* à la rubrique *Inflammation des articulations* dans ce lexique des symptômes articulaires.)

  Ou encore essayez les massages et les exercices légers : ils sont beaucoup plus profitables à long terme que la bonne vieille aspirine, laquelle cause beaucoup de dommages à la paroi de la muqueuse de l'estomac.
- Ne négligez pas les exercices de réchauffement, si vous faites du sport. Ils diminuent le risque d'accident et de blessure dans une très large proportion.
- Êtes-vous un grand consommateur d'aliments contenant du calcium et du magnésium ? Non ? Vous devriez pourtant, car ces 2 minéraux, outre qu'ils jouent un rôle capital dans la constitution du capital osseux, sont essentiels dans la transmission de l'influx nerveux et de la contractilité musculaire. Pour connaître les meilleures sources alimentaires de calcium et de magnésium, consultez *Les meilleurs vitamines, minéraux et oligo-éléments pour vous* dans la partie 3 (*Comment vous soigner par l'alimentation et les suppléments*).

Ça ne vaut pas le coup !

Ce n'est qu'en dernier recours qu'il faudra recourir à l'aspirine ou à tout autre analgésique. Si vous observez que vous avez souvent mal au cou, essayez vraiment de prendre conscience de tout ce qui accroît inutilement votre stress en général et qui se manifeste au niveau du cou.

Le stress affecte bien souvent la région du cou, surtout si vous passez le plus clair de la journée à travailler “avec la tête”, et en particulier avec un ordinateur (voyez plus haut l’encadré *Les 4 astuces pour ne pas avoir le cou raide à force de regarder l’écran de...).* Dans pareil cas, il est presque inévitable que des tensions musculaires s’y installent ou que s’accentuent celles déjà existantes.

Mais rappelez-vous que la zone du cou est en quelque sorte le pont entre votre cerveau (qui émet les messages nerveux) et le reste de votre corps (qui doit bien les recevoir pour agir adéquatement).

Si ce “pont” est bloqué – partiellement ou non –, la transmission des messages cérébraux en sera ralentie ou carrément perturbée.

En évitant que le stress n’installe ses pénates dans cette zone, vous vous assurez donc que votre organisme fonctionnera en tout temps à son meilleur même si vos activités sont essentiellement cérébrales. Votre esprit sera plus clair et vous ne vous fatiguerez pas trop vite.

Outre la pratique des techniques anti-stress (voyez *S’il s’agit d’un stress excessif* à la rubrique *Douleur dans le bas du dos*), pratiquez aussi l’exercice de la tortue, qui suit.

Les tortues ont beaucoup à nous apprendre !

Pour prévenir ou soulager les douleurs au cou, essayez l’**exercice de la tortue**, une technique qui nous vient du yoga chinois. Comme son nom l’indique, cet exercice est inspiré du comportement de la tortue, animal que les anciens sages taoïstes avaient pris le temps d’observer.

Vous pouvez pratiquer cet exercice autant dans votre salon que dans votre voiture lors d’un arrêt. Voici comment faire :

1. Exécutez *lentement* quelques rotations du cou vers la gauche puis vers la droite.
2. Respirez profondément.
3. Penchez légèrement le cou vers l’avant.

4. Abandonnez maintenant toute résistance en laissant tomber la tête comme vous si vous vous endormiez. Attention : ne forcez surtout pas le cou à s'incliner, car il n'est pas nécessaire qu'il penche complètement. L'important, à ce stade, est l'état de souplesse et d'abandon qui va s'installer dans la région du cou.
5. À présent, prenez conscience des subtiles tensions qui se logent dans votre cou. N'essayez pas de les chasser de force. Le simple fait de les reconnaître suffira à les disperser progressivement.

Comment cela va-t-il ? Normalement, vous devriez vous sentir plus détendu – voire revitalisé en profondeur. Cet exercice d'étirement pour le cou "désengorge" en quelque sorte ce "pont" entre le cerveau et le reste du corps.

Attention !

En présence de symptômes de fièvre, de maux de tête et/ou d'éruptions cutanées, tirez la sonnette d'alarme. Tous ces maux sont le signe que votre cou n'est pas la seule partie de votre corps à être mal en point.

Crampes musculaires

Causes	Symptômes associés		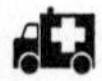	H
Artérite des membres inférieurs	Douleurs locales (mollet), vertiges	✓	✓	
Arthrite rhumatoïde	Cou raide, crampes musculaires (parfois), douleurs, mouvements limités, parfois : fourmillements, membres engourdis (bras)	✓	✓	

Causes	Symptômes associés			H
Diabète sucré	Bouche sèche, bourdonnements d'oreilles, engourdissement, faim excessive, fatigue générale, frigidité, gain de poids (dans le cas du diabète gras), impuissance, mauvaise haleine, perte de libido, perte de poids (dans le cas du diabète maigre), soif excessive, urines abondantes et fréquentes, vision trouble (dans le cas du diabète gras), vulnérabilité aux affections cutanées et vaginales (dans le cas du diabète gras)	✓	✓	
Glycogénose	Insuffisance musculaire		✓	
Hyperthyroïdie	Amaigrissement (sans perte d'appétit),battements de cœur accélérés et irréguliers, bouffées de chaleur, démangeaisons oculaires, dérèglement du cycle menstruel (chez la femme), faiblesse générale, goitre (parfois), hyperactivité, larmoiement, nervosité, protubérance oculaire unilatérale ou bilatérale (il peut même y avoir une difficulté à fermer l'œil protubérant – ou les 2 yeux), sensibilité à la lumière, transpiration excessive, tremblement des doigts, vision floue, yeux cernés et/ou secs	✓	✓	
Maladie de Charcot	Réflexes exagérés en alternance avec des raideurs musculaires ou : atrophie musculaire suivie d'une paralysie des membres supérieurs, difficulté à avaler, langue déformée, voix anormale		✓	
Mauvais équilibre hydroélectrolytique	Faiblesse musculaire, perte d'équilibre, rythme cardiaque irrégulier	✓		
Simple crampe	Douleurs brutales et localisées, mouvements réduits	✓		

Pourquoi ces spasmes brutaux ?

Les fibres de vos muscles sont les grands responsables. Pour une raison ou pour une autre, elles se contractent violemment, vous privant par le fait même de votre mobilité.

Les sportifs connaissent bien ce genre d'attaque. Mal hydratés ou ayant négligé, parce que trop pressés, de faire leurs exercices d'échauffement, les voilà tout à coup qui souffrent le martyre et qui tentent tant bien que mal de chasser la douleur en se massant avec acharnement.

En certaines circonstances, une crampe musculaire peut conduire à une issue tragique. Pensons simplement à ces nageurs imprudents qui s'éloignent un peu trop de la berge et qui soudain ne peuvent plus bouger leur jambe.

Mais en général, le problème n'est pas aussi sérieux qu'il y paraît. En soignant la cause, on arrive vite à le résoudre.

Ce que vous pouvez faire

Les crampes musculaires se manifestant la nuit (phénomène très courant) ou lors d'un exercice physique, n'ont rien d'inquiétant. Elles disparaissent rapidement une fois que l'on a appris à les traiter (voyez plus bas).

Il n'en va pas de même pour celles dont l'origine est plus ou moins trouble. Notez d'abord les symptômes qui les accompagnent et consultez par la suite un médecin.

S'il n'y a aucun symptôme mais que les crampes dont vous souffrez reviennent inopinément et de façon régulière, n'hésitez pas non plus à consulter. Peut-être un trouble circulatoire ou une maladie d'origine métabolique ou auto-immune est-il la cause de votre problème.

♦ S'il s'agit d'une artérite des membres inférieurs

Le plus souvent, elle frappe au mollet lors d'une activité, vous forçant parfois même à revenir au bercail séance tenante.

La cause de ce problème relativement répandu (650.000 Français en souffrent) est bien connue : le dépôt de plaques d'athérome (ou de graisses) dans les artères (notamment l'artère poplitée), lesquelles à la longue finissent par empêcher le sang de circuler librement et donc par provoquer des crampes.

Les sédentaires, les hypertendus et les diabétiques sont les premiers visés par l'artérite des membres inférieurs. Se nourrissant mal, la plupart du temps, faisant peu ou pas du tout d'exercice, souvent stressés, en proie à des habitudes tabagiques, accumulant de hauts taux de cholestérol, voire ne suivant pas les indications de leur médecin, inévitablement ils récoltent un jour ce qu'ils ont semé.

Ceci dit, l'artérite des membres inférieurs est une maladie qui se soigne bien. Mais encore faut-il ne pas tarder à réagir. Car, disons-le, c'est une pathologie de type évolutif. En d'autres mots, les crampes sont une étape seulement. Avec le temps, la douleur s'installe pour de bon, vous obligeant même au repos. Et à terme, si vraiment rien n'est fait, c'est la gangrène, avec, à la clé, l'amputation.

Mais n'allons pas trop vite. L'artérite des membres inférieurs, ça se traite.

Comment ? C'est tout simple

Voyez d'abord votre médecin, qui vous prescrira tout probablement la batterie usuelle de médicaments, à savoir les anti-agrégats plaquettaires, les vasodilatateurs, etc. Ces médicaments ont un but : dégager vos artères des plaques d'athérome qui les encombrent.

Mais ce n'est pas tout. Si vous êtes diabétique et/ou hypertendu, vous n'aurez pas vraiment le choix. Vous devrez remettre de l'ordre dans vos habitudes de vie, c'est-à-dire manger moins gras, faire de l'exercice et surtout fuir les occasions de stress.

Si vous êtes plutôt pris avec un taux de cholestérol trop élevé, vous devrez vous soumettre à un suivi médical régulier, histoire de voir où vous en êtes de ce côté.

Pour le reste, les conseils de base sont les mêmes :

- Supprimez le tabac (ou, à tout le moins, réduisez de beaucoup votre consommation – ce qui est déjà un premier pas non négligeable !).

- Ayez une alimentation riche en fibres ainsi qu'en fruits et légumes crus.
- Faites de l'exercice quotidiennement pendant en moyenne 20 minutes : marche, vélo, natation, etc.

♦ S'il s'agit de l'arthrite rhumatoïde

Consultez la rubrique *Cou raide* dans ce lexique des symptômes articulaires.

♦ S'il s'agit du diabète sucré

Les crampes musculaires sont l'une des manifestations du diabète sucré. Cette maladie grave, due à une insuffisance en insuline, doit être traitée dans les plus brefs délais.

Cependant, le diabète a cette particularité : dans certains cas, les symptômes mettent du temps à se manifester. Ce type de diabète est donc souvent découvert de façon fortuite lors d'un examen médical de routine.

Résultat, une foule de gens en souffrent mais sans le savoir. À l'heure actuelle, la France compte près de 2 millions de diabétiques, dont – chiffre étonnant – de 200.000 à 500.000 qui s'ignorent.

De plus, le diabète est une maladie en constante progression. Il touche 7 % de la population du monde occidental. Mais on s'attend à ce que la proportion, aux environs de l'an 2.000, grimpe jusqu'à 10 %, avec l'arrivée massive des enfants du baby-boom dans le cercle du troisième âge.

Visitez régulièrement votre médecin

Des visites médicales régulières sont indispensables afin de connaître votre état de santé général et d'éviter le risque d'une maladie liée au diabète (cécité, gangrène, affections cardio-vasculaires, etc.).

Vous êtes enceinte et diabétique ?

Les femmes diabétiques peuvent très bien avoir une grossesse normale. Si vous êtes enceinte et diabétique, vous devez toutefois surveiller régulièrement votre taux de glucose et savoir que 6 % des enfants nés d'un parent diabétique risquent de développer la maladie.

♦ S'il s'agit de la glycogénose

Maladie héréditaire, la glycogénose est caractérisée par un excès de glycogène dans l'organisme (substance qui se transforme en glucose, source d'énergie). Celui-ci, au lieu de se métaboliser normalement, c'est-à-dire de vous fournir l'énergie dont vous avez besoin, s'accumule dans le cœur et le foie.

Dans certains cas, la glycogénose provoque des crises d'hypoglycémie.

Son traitement est celui des symptômes (dont l'hypoglycémie).

♦ S'il s'agit d'une hyperthyroïdie

Dieu sait pourquoi, cette maladie s'attaque principalement aux jeunes femmes.

Elle est due à une surproduction d'hormones thyroïdiennes et les causes de cette hyperactivité peuvent être multiples :

- la maladie de Basedow ou de Graves (maladie d'origine auto-immune – le fonctionnement des anticorps de votre organisme se dérègle, produisant des auto-anticorps se retournant contre vous) ;
- un excès d'iode probablement d'origine médicamenteuse ;
- à l'inverse, une carence en iode provoquant l'apparition d'un goitre ;
- une réaction à la prise de L-thyroxine (substitut de l'hormone thyroïdienne) ;
- une anomalie congénitale du côté de la glande thyroïde ;
- la présence d'un adénome (tumeur bénigne) sur l'hypophyse.

Réagissez au plus vite

En tout état de cause, une hyperthyroïdie doit être prise en charge dans les plus brefs délais, car elle provoque inéluctablement une élévation du taux de cholestérol dans le sang (d'où ces sursauts un peu trop brusques de votre cœur). Et qui dit élévation du taux de cholestérol, dit aussi, bien sûr, athérosclérose (durcissement des artères) et, en dernier recours, maladies cardio-vasculaires.

Ce que vous offre la médecine

Outre la chirurgie qui n'est aujourd'hui réservée qu'aux cas les plus sévères, la médecine dispose de deux traitements pour soigner l'hyperthyroïdie. Un premier qui repose sur la prise de médicaments antithyroïdiens et un second sur la prise de comprimés d'iode radioactif.

On a déjà pensé que l'iode radioactif pouvait causer le cancer mais depuis, des études ont démontré que tel n'était pas le cas. Les femmes enceintes chez qui le traitement pourrait affecter le fœtus ne peuvent cependant pas profiter de ce traitement.

Cela dit, la prise des médicaments antithyroïdiens n'est pas toujours simple. Il est fréquent que les doses prescrites ne soient pas tout à fait adaptées aux besoins du patient.

Ainsi, dans 50 à 80 % des cas, la personne à laquelle son médecin aura prescrit des médicaments antithyroïdiennes pour palier à une hyperthyroïdie, bascule dans un état d'hypothyroïdie.

Incidemment, si vous suivez un traitement aux antithyroïdiens, il est très important de consulter votre médecin tous les ans afin qu'il puisse réajuster votre médication au besoin.

Mentionnons encore que plusieurs médicaments pour la glande thyroïde comportent des effets secondaires non négligeables. Une étude de l'Université du Massachusetts a notamment révélé que le levothyroxine entraîne une perte de la masse osseuse de plus de 13 %. Or, on estime qu'environ 19 millions de personnes prennent actuellement ce médicament que ce soit pour traiter une hyperthyroïdie, un goitre ou un cancer thyroïdien.

Donc, avant d'entreprendre un traitement médical, assurez-vous que vous avez bien épuisé toutes les solutions de rechange à votre disposition. Si vous devez prendre des médicaments, informez-vous bien sur ses effets secondaires.

Et, sage précaution, assurez-vous que votre médecin traitant possède une bonne expérience dans le traitement des problèmes thyroïdiens.

En principe, c'est un endocrinologue qui fait ce type d'ordonnance et il est sensé être un "expert".

Néanmoins, avant de vous précipiter à la pharmacie, ordonnance en main, tentez d'abord de contrôler les excès de votre glande thyroïde par votre alimentation. Plusieurs aliments peuvent en effet normaliser votre production d'hormones thyroïdiennes.

Les aliments à consommer

Que ton aliment soit ton remède ! disait Hippocrate. Si vous souffrez d'hyperthyroïdie, mettez ce sage conseil en pratique en faisant une judicieuse sélection de vos aliments. Il se pourrait bien que cette simple mesure vous épargne la prise d'hormones antithyroïdiennes. Selon Phyllis A. Balch et James F. Balch, auteur de *Dietary Wellness* (Ed. P.A.B. Publishing, Inc., Indiana, États-Unis), les aliments que vous devez privilégier sont :

➜ *Parmi les légumes :* luzerne, feuilles de betterave, **choux de Bruxelles**, carotte, céleri, poivron vert, **chou frisé**, **feuille de moutarde**, persil, **épinard**, **navet**, cresson.

➜ *Parmi les fruits :* abricot, pomme, canneberge, pamplemousse, raisin, **pêche**, **poire**, ananas. (Les aliments en caractères gras sont essentiels à votre alimentation.)

Pour de meilleurs résultats, consommez ces aliments sous forme de jus. Et pour accroître l'effet thérapeutique de vos jus, ajoutez :

- une bonne cuillerée à soupe de levure alimentaire ;
- une cuillerée à café de lécithine ;
- une cuillerée à soupe d'une huile végétale de bonne qualité, riche en acides gras essentiels (tournesol, arachide, Carthame, amande, soja, maïs, olive).

Quelques suppléments incontournables

L'organisme en hyperthyroïdie présente un besoin accru de vitamines et de minéraux. Prenez :

➜ une fois par jour, une mégadose d'un complexe de vitamines et de minéraux sans iode – respectez les recommandations du fabricant ;

- trois fois par jour, avec vos repas, 50 mg de vitamines B avec un apport important de riboflavine (B2), de thiamine (B1) et de pyridoxine (B6). Notez que des injections de vitamines B sont parfois nécessaires pour combler les besoins organiques ;
- 3.000 à 5.000 mg par jour de vitamine C, si vous traversez une période stressante ;
- 400 UI de vitamine E par jour mais pas davantage. En excès, la vitamine E risque de produire l'effet inverse et de stimuler davantage votre glande thyroïde.

Les aliments à proscrire

Si certains aliments sont bénéfiques, d'autres en revanche risquent fort d'empirer votre cas. Selon les auteurs Phyllis A. Balch et James F. Balch déjà cités plus haut, évitez de consommer :

- les différents produits laitiers ;
- tous les aliments industrialisés et raffinés ;
- les sucres raffinés sous toutes leurs formes ;
- tous les stimulants (café, thé, colas).

Attention également à la nicotine, au fluor et à l'iode.

Les médecines douces peuvent vous aider

L'acupuncture, l'homéopathie de même que la phytothérapie peuvent donner d'excellents résultats si vous ne vous y prenez pas trop tard.

Dans le cas où un traitement médical vous serait indispensable, ces approches peuvent alors atténuer les effets secondaires de votre traitement en vous permettant notamment de réduire l'utilisation de médicaments.

En ce qui concerne la phytothérapie, l'herboriste américain David L. Hoffman[1] suggère de faire le mélange suivant :

1 Il a été notamment le directeur de la California School of Herbal Studies.

- 4 parties de teinture de lycope (*Lycopus spp.*),
- 2 parties de teinture d'agripaume (*Leonurus cardiaca)*,
- 2 parties de teinture de scrofulaire (*Scutellaria spp.)*,
- 1 à 5 parties d'aubépine (*Crataegus spp.*).

Prenez 5 ml de ce mélange trois fois par jour. Selon D. L. Hoffmann, il vous permettra de soulager de façon significative la plupart des symptômes liés à l'hyperthyroïdie[1].

Méfiez-vous du stress !

Vous devez faire très attention aux excès de stress, car il est un facteur déclencheur reconnu des maladies de la glande thyroïde. Ainsi, des statistiques britanniques datant de la dernière guerre mondiale ont montré que les phases de bombardements correspondaient à une augmentation de cas d'hyperthyroïdie à Londres.

Pour en savoir plus sur la gestion du stress, consultez *S'il s'agit d'un stress excessif* à la rubrique *Douleur dans le bas du dos*.

Comme une attaque de panique

L'hyperthyroïdie peut se manifester sous une forme aiguë. Elle ressemble alors à une attaque de panique puisqu'elle en possède 80 % des symptômes (battements de cœur violents, insomnie, crises de larmes, etc.).

Il s'agit là d'une forme grave d'hyperthyroïdie qui nécessite des traitements radioactifs. Quelques complications et/ou séquelles oculaires peuvent subsister : incapacité de fermer les yeux, larmoiement, etc.

1 Http://www.healthy.net/library/books/hoffman/immune/hyperthyroid. htm

Attention aux corticostéroïdes !

Beaucoup de gens souffrant d'allergies, d'affections pulmonaires, de cancer, de polyarthrite rhumatoïde, de maladies de la peau, prennent des corticostéroïdes.

Si c'est votre cas et que vous présentez les symptômes décrits plus haut, demandez à votre médecin plus de précisions concernant votre prescription.

Il est également possible que, par la même occasion, l'on vous administre un antithyroïdien de synthèse pour contrebalancer les effets de votre médication.

D'autres formes de traitements sont parfois aussi utilisées : ablation de la glande thyroïde, injection d'iode 131.

En définitive, le traitement employé sera fonction de la maladie pour laquelle vous devrez prendre des corticostéroïdes. Mais voyez s'il n'y a pas d'autres possibilités sans effets secondaires.

Êtes-vous diabétique ?

Si oui, sachez que 20 % des gens dans votre cas souffrent d'hyperthyroïdie d'origine médicamenteuse. Soyez donc vigilant.

Ayez cette maladie à l'œil !

Si le pourtour de vos yeux a pris une coloration et une densité affligeantes ou encore que vous ressentez divers troubles de vision (douleurs oculaires, larmoiement, vision dédoublée, réaction d'irritation à la lumière extérieure, etc.), cela pourrait confirmer un diagnostic d'hyperthyroïdie.

En pareil cas, vous produisez un excès d'hormones, ce qui a pour effet d'obliger votre système immunitaire à réagir en s'attaquant aux tissus et aux muscles de vos yeux. Résultat, ces derniers gonflent et, manquant d'espace, débordent de l'orbite oculaire.

Si votre exophtalmie est très sévère, l'intervention du bistouri devra sans doute être envisagée.

Dans tous les cas, vous pouvez néanmoins réduire de beaucoup les manifestations oculaires de la maladie :

➜ Vos yeux étant déjà très exposés, hydratez-les aussi souvent que possible à l'aide de larmes artificielles. Il en existe plusieurs marques sur le marché. Renseignez-vous auprès de votre pharmacien.

➜ L'application d'un onguent ophtalmique au coucher peut aussi vous être très utile. Demandez plus de précisions à votre médecin.

➜ Un conseil du Dr Thomas Hedges : n'utilisez jamais un collyre censé enlever les rougeurs. Ce type de collyre fait se contracter les vaisseaux sanguins de l'œil, lesquels, tôt ou tard, finissent toujours par se dilater à nouveau.

➜ Dehors, portez toujours des verres fumés. Ils vous protégeront non seulement contre le soleil, mais aussi contre le vent, la poussière, etc.

♦ S'il s'agit de la maladie de Charcot

Elle est très rare dans les pays développés. On la retrouve plutôt dans certaines régions du Pacifique occidental.

La maladie de Charcot est caractérisée par une atteinte du système nerveux central se traduisant par une paralysie qui, peu à peu, gagne tout le corps.

Il n'existe à l'heure actuelle aucun traitement pour cette maladie.

♦ S'il s'agit d'un mauvais équilibre hydroélectrolitique

Sous cette vaste appellation se cache un problème très simple : une carence en sels minéraux.

Cette carence est en général due à 3 causes :

- l'hypersudation (courante chez les sportifs) ;

- les vomissements (très coutumiers chez les anorexiques) ;
- les diarrhées.

En évacuant beaucoup d'eau sous une forme ou sous une autre, votre corps se trouve en fait perdre les sels minéraux dont il a un besoin pressant pour fonctionner.

Ces sels minéraux sont : le calcium, le chlorure de sodium, le magnésium et le potassium.

Le rôle des sels minéraux dans votre organisme

Il est simple mais essentiel : assurer le lien entre le système nerveux et les muscles. En d'autres termes, ils servent de signaux déclencheurs. Ils disent à vos muscles : "Vas-y, maintenant, la voie est libre."

Mais que se passe-t-il s'ils ne répondent pas présents ?

Vos muscles, désorientés, réagiront mal et au moindre effort ils se contracteront.

Donc, prenez toujours soin de bien vous hydrater

➜ Si vous êtes sportif, buvez beaucoup de liquide avant, pendant et après l'exercice. Rappelez-vous qu'il existe sur le marché plusieurs marques de boissons à forte teneur en sels minéraux, s'adressant tout spécialement à vous.

➜ Si par malchance une crampe vient vous interrompre, hydratez-vous tout de suite. Dans les minutes qui suivent, la crampe disparaîtra.

➜ Si cela est possible, demandez à ce qu'on vous masse ou massez vous-même la partie endolorie.

➜ Êtes-vous sujet aux **diarrhées**, aux **vomissements** ? Si oui, voyez votre médecin et discutez-en avec lui. Dites-vous qu'un déficit prolongé en sels minéraux peut conduire à des problèmes multiples : mauvaise calcification des os, spasmes musculaires, troubles du rythme cardiaque, etc.

Mais si le problème n'est que passager (une gastro-entérite, par exemple), faites tout simplement en sorte de vous réhydrater, une fois le calme revenu.

♦ S'il s'agit d'une simple crampe

Définissons d'abord la crampe : il s'agit de la contraction brutale et bien sûr involontaire d'un muscle. On en distingue 3 types : la crampe nocturne, la crampe du sportif (ou d'effort) et la crampe de la femme enceinte.

La crampe nocturne

Elle vous tire du sommeil et survient presque toujours aux mêmes endroits : au mollet ou au pied.

Mais rassurez-vous, elle n'est le signe d'aucune maladie en particulier. Tout au plus est-elle très désagréable.

Sa cause est inconnue. Une hypothèse toutefois circule, qui veut qu'elle soit très probablement liée à un surcroît d'activité physique datant de la veille.

Comment vous débarrasser d'une crampe nocturne ?

Là-dessus, chacun a sa petite recette, tout dépendant de l'endroit où elle frappe.

Mais en général, disons-le, il n'y a pas grand-chose à faire, sinon prendre son mal en patience (ce type de crampe disparaît d'ailleurs assez vite).

2 trucs, cependant :

- Si c'est l'avant du pied qui écope, levez-vous (pas le choix !) et appuyez à fond le talon sur le sol. Si vous le pouvez, aussi, poussez le genou vers l'avant pour bien étirer les muscles du mollet.
- Si c'est plutôt le mollet, poussez ou tirez au maximum l'avant du pied vers le haut de la jambe.

La crampe du sportif (ou d'effort)

Il existe 2 causes à ce type de crampe : un mauvais équilibre hydroélectrolytique et un surcroît d'acide lactique.

Le mauvais équilibre hydroélectrolytique, chez le sportif, c'est tout simplement la trop grande perte de sels minéraux, suite à un effort physique violent. Le corps dès lors étant mal hydraté, les muscles réagissent en se contractant. (Pour plus de détails, voyez plus haut *S'il s'agit d'un mauvais équilibre hydroélectrolytique.*)

Le surcroît d'acide lactique, lui, se produit au moment où l'apport en oxygène, durant un exercice, est insuffisant pour permettre le métabolisme complet du glucose dans le sang en glycogène. Il s'ensuit que l'acide lactique, prenant le dessus sur le glycogène, s'accumule dans le sang et dans les muscles, provoquant ainsi de violentes contractions.

Comment prévenir les crampes chez les sportifs

➜ La veille d'un exercice, prenez un repas complet, riche autant que possible en hydrates de carbone (ils donnent de l'énergie).

Dans les heures précédant l'exercice lui-même, mangez léger. En d'autres mots, ne comptez pas sur ce repas pour vous fournir l'énergie dont vous avez besoin. La digestion étant une mécanique très lente, c'est plutôt le repas de la veille qui vous apportera le carburant nécessaire.

➜ À éviter avant un exercice : le café. C'est un fort excitant neuromusculaire.

➜ Même si vous n'avez jamais renoncé à vos bonnes habitudes en matière de conditionnement physique, faites toujours précéder une période d'exercice par une période d'échauffement d'environ 5 à 10 minutes. Souvent une crampe est le signe que le muscle utilisé a été insuffisamment réchauffé.

Très important aussi : pratiquez des exercices d'étirement aussitôt l'entraînement terminé.

➜ Durant l'effort, assurez-vous d'être bien hydraté. En faisant le plein de liquide et de sels minéraux, vous donnerez à vos muscles tout ce dont ils ont besoin.

➜ Vos crampes résultent-elles d'un trouble musculaire ? Voyez si votre entraînement se déroule selon les règles. Bien souvent, les crampes surviennent lorsque vous retournez à l'exercice après une longue période de sédentarité.

➜ Les crampes ont tendance à se manifester plus souvent à mesure que vous vieillissez. Vous pouvez éviter ce problème en vous entraînant régulièrement.

➜ Que faire lorsque la crampe, malgré tout, frappe ? Conseil nº 1 : hydratez-vous tout de suite. Conseil nº 2 : massez le muscle endolori et, pour compléter, faites des applications locales de froid.

La crampe de la femme enceinte

Elle est assez fréquente. Mais pour ce qui est de son origine, on se perd en conjectures. Selon certains chercheurs, toutefois, elle serait peut-être due à une carence en magnésium et en calcium.

Pour la prévenir, même s'il n'y a pour l'instant aucune certitude de ce côté, mieux vaudrait donc faire le plein de ces 2 minéraux. Pour plus détails concernant leurs meilleures sources, consultez *Les meilleures vitamines, minéraux et oligo-éléments pour vous* dans la partie 3 (*Comment vous soigner par l'alimentation et les suppléments*).

L'étonnant "truc" du Dr Nirschl

Le Dr Robert Nirschl, professeur de médecine à la Georgetown University de Washington, D.C., nous fait part d'un truc bien à lui pour mettre fin à une crampe à la jambe : se pincer la lèvre supérieure entre le pouce et l'index.

Aussi incroyable que cela puisse paraître, cela marche !

Selon le Dr Nirschl, ou bien la lèvre supérieure est le point de contact supprimant la douleur à la jambe, ou bien le fait de la pincer constitue-t-il un simple transfert de douleur. En tout état de cause, son truc est le bienvenu.

Mais aussi...

- Une recommandation évidente : délaissez le port de chaussures à hauts talons. Mais si vous ne pouvez vous en passer, pratiquez régulièrement des exercices d'étirement.

  L'explication ? Les chaussures à talons hauts, à la longue, provoquent la contraction des muscles du mollet, ce qui fait que lorsque vous les enlevez, les pieds se posant à plat sur le sol, il en résulte une vive tension.

- Pendant un exercice physique, les autorités médicales recommandent de boire toutes les 10 minutes afin de diminuer le risque de spasmes musculaires et de faiblesse.

- Calcium et magnésium sont non seulement essentiels à la santé des os, mais ils jouent aussi un rôle appréciable dans la transmission dc l'influx nerveux, lequel permet aux muscles de réagir.

  Pour connaître les meilleures doses de calcium et de magnésium, consultez *Les meilleures vitamines, minéraux et oligo-éléments pour vous* dans la partie 3 (*Comment vous soigner par l'alimentation et les suppléments*).

- Certains médicaments peuvent déclencher des crampes. Entre autres : clofibrate, cimétidine, morphine, lithium, acide nicotinique et plusieurs tranquillisants bien connus. Les diurétiques rentrent aussi dans cette liste (ils ont une action déshydratante), de même que les immunosuppresseurs et les anticholonergiques.

- Si vous êtes fatigué, évitez l'exercice. Vos muscles n'étant pas très en forme, ils risquent de mal réagir à l'effort.

- À fuir à tout prix : les courants d'air. C'est une autre cause bien connue des crampes.

- Pourquoi pas un remède phyto ? En tout état de cause, essayez, en interne ou en externe, la teinture de viorne obier. C'est un excellent décontractant musculaire.

  En interne, vous en prendrez 1 c. à café 3 fois par jour diluée dans de l'eau.

  En externe, vous frictionnerez la zone douloureuse aussi souvent que nécessaire.

Sur la façon d'obtenir une teinture, de viorne obier ou autre, voyez *La phytothérapie ou comment vous soigner avec les plantes* dans la partie 5 (*Les médecines douces à votre service)*.

Attention !

Des crampes qui ont tendance à se répéter plusieurs fois par jour constituent un signal d'alarme à prendre au sérieux. Il en va de même si, pendant qu'elles se produisent, vous êtes dans l'incapacité complète de bouger.

Vous arrive-t-il aussi d'avoir souvent des crampes, même au repos ? C'est là un autre motif d'inquiétude.

À ne pas confondre : crampe musculaire et crampe due à une phlébite

Cette dernière, en effet, frappe comme la foudre. Mais elle a une particularité qui vous permettra de la distinguer d'une simple crampe : à l'endroit où cela fait mal, elle laisse une trace rougeâtre, signe que la veine est sérieusement enflammée.

Craquements dans les articulations

Causes	Symptômes associés			H
Arthrose (bas du dos, genou, hanche, poignet)	Articulations rigides, déformations, excroissances osseuses aux articulations, gonflement (parfois), inflammation, mouvements limités	✓	✓	
Frottement des tendons l'un contre l'autre	Aucun			
Manque d'exercice	Énergie faible, souffle court, obésité, raideur, tonus musculaire faible	✓	✓	

Ce que vous pouvez faire

♦ S'il s'agit de l'arthrose (bas du dos, genou, hanche, poignet)

Dans ce lexique des symptômes articulaires, consultez :

- la rubrique *Articulations rigides* pour l'arthrose du genou et de la hanche ;
- les rubriques *Douleur dans le bas du dos* et *Douleur au poignet* pour les problèmes d'arthrose liés au dos et au poignet.

♦ S'il s'agit d'un frottement des tendons l'un contre l'autre

Les craquements articulaires sont très fréquents à l'adolescence, où tendons et ligaments ne croissent pas nécessairement au même rythme. Il en résulte dès lors une série de craquements plus ou moins sinistres qui parfois inquiètent mais sans véritable motif.

Chez les personnes âgées, une tout autre manifestation se produit : les tendons frottent l'un contre l'autre, produisant le même type de concert. L'origine en est souvent une chute ou un coup reçu.

En règle générale, il n'y a, ici, rien à faire. Des articulations qui craquent, à moins qu'elles ne soient accompagnées d'un autre signe plus inquiétant, n'augurent absolument rien de grave.

Toutefois, si le craquement persiste au-delà du raisonnable, demandez à passer une radiographie. Si vous avez reçu un coup dernièrement ou si vous avez fait une chute, ne courez aucun risque inutile. La possibilité de luxation ou de fracture demeure.

Le mécanisme physiologique des craquements

Il est fort simple : il s'agit d'une bulle d'air qui éclate dans vos tissus lorsque vous bougez. Mais pourquoi, comment éclate-t-elle ? Mystère.

♦ S'il s'agit d'un manque d'exercice

Le manque d'exercice entraîne bien des méfaits : taux de cholestérol élevé, mauvaise circulation sanguine, etc. L'apparition de craquements – notamment au genou – indique qu'il est plus que temps de vous (re)mettre à l'exercice.

Déformation des doigts

Causes	Symptômes associés			H
Arthrose	Articulations rigides, craquements (parfois), excroissances osseuses aux articulations, gonflement (parfois), inflammation, mouvements limités	✓	✓	
Doigt à ressort	Aucun * : (si la récidive est fréquente)	✓	✓*	
Contracture ischémique	Avant-bras mince, doigts en forme de serres, doigts se redressant lors de la flexion, pâleur de la main, prise d'un objet possible seulement lors de la flexion de la main, sensation du toucher diminuée	✓	✓	
Maladie de Dupuytren	Douleurs au poignet, épaississement de la peau de la main, index et/ou annulaire replié(s) vers l'intérieur, nodules sur la paume		✓	
Malformation congénitale	Mouvements limités			
Nodosité d'Heberden	Douleurs, excroissances osseuses sur le bout des doigts	✓	✓	
Polyarthrite rhumatoïde	Articulations rigides, déformation des orteils (parfois), douleurs à la hanche, douleurs articulaires, douleurs au poignet, douleurs musculaires, douleurs nocturnes et matinales, engourdissement, extrémités froides, inflammation des articulations, gonflement, raideurs, os qui se brisent	✓	✓	

Reprenez confiance

Des genoux ou une hanche en partie déformés par l'arthrose ou l'arthrite, on peut s'y faire. La démarche en est affectée, des problèmes de locomotion apparaissent, mais esthétiquement, au moins, rien n'y paraît.

Lorsque les doigts de la main sont attaqués, il n'en va pas de même. Non seulement saisir un objet revêt les dimensions d'une épreuve, mais en plus, chez certaines personnes, la honte parfois s'installe. On craint de montrer ses mains, on ne sait plus qu'en faire.

Faut-il baisser les bras (ou les mains !) pour autant ? Bien sûr que non. Il y a moyen de redonner à ses doigts, à vos doigts, non pas une apparence parfaite (cela n'est pas encore possible, dans l'état actuel des connaissances), mais une mobilité qui vous rende davantage fier de vous-même. Après tout, là est l'important, n'est-il pas vrai ?

Ce que vous pouvez faire

Voyez en priorité votre médecin. N'attendez pas, car des doigts qui se déforment doivent être traités dès que possible.

Cette étape franchie, vous devrez vous mettre au travail. Vos articulations, dès à présent, requièrent toute votre attention.

Mais n'ayez crainte : vous n'aurez aucune montagne à déplacer. En prenant quelques précautions, en suivant de simples conseils, vous retrouverez un degré de mobilité qui vous satisfera.

♦ S'il s'agit d'arthrose

Consultez la rubrique *Articulations rigides* dans ce lexique des symptômes articulaires.

♦ S'il s'agit d'une contracture ischémique

Une contracture ischémique est un arrêt provisoire de la circulation sanguine provoquant de brusques contractions des doigts. Elle survient, par exemple, lors d'un effort.

Elle est habituellement sans danger. Mais si elle persiste, un traitement sera nécessaire.

♦ S'il s'agit du doigt à ressort

Il est facile de reconnaître un "doigt à ressort" : il reste replié sur lui-même comme si l'on venait tout juste d'appuyer sur une gâchette.

Il existe deux causes à ce problème :

- La première : un nodule s'est installé sur le tendon fléchisseur, ce qui empêche celui-ci de fonctionner normalement.
- La deuxième : la gaine synoviale du tendon est enflammée.

Que faire pour vous en sortir ?

Un truc très simple : aussitôt que le doigt refusera de revenir à la position de départ, tirez doucement dessus. Il reprendra vite sa place normale.

Si le phénomène a tendance à se répéter un peu trop, voyez votre médecin. Il est possible qu'il vous fasse une injection locale de corticostéroïdes afin de vous débarrasser à tout jamais de ce problème.

♦ S'il s'agit de la maladie de Dupuytren

Son origine est inconnue. Mais des facteurs de risque existent : alcoolisme, diabète, prise de certains médicaments (les antiépileptiques, entre autres).

L'hérédité jouerait également un certain rôle, mais rien de définitif n'a encore été établi de ce côté.

La maladie de Dupuytren n'est pas une maladie dont on peut aisément se débarrasser. Même une fois traitée, il est toujours possible qu'elle revienne à la charge. Qui plus est, il n'est pas rare qu'elle s'attaque aux deux mains.

Mais il reste une chose : en vous attaquant tout de suite à la cause, vous aurez de bonnes chances d'éviter la récidive.

Comment vous y prendre ?

➜ Le diabète étant une des causes possibles de la maladie de

Dupuytren, ayez-en d'abord le cœur net : demandez à votre médecin si tout va bien de ce côté.

Ne vous fiez pas aux apparences : le diabète est très souvent asymptomatique, c'est-à-dire pas toujours accompagné de symptômes cliniques évidents. Dans la quasi majorité des cas, d'ailleurs, les personnes atteintes de cette terrible maladie l'apprennent au hasard d'un examen seulement ou à l'occasion d'une affection comme la maladie de Dupuytren, qui, en apparence, n'a rien à voir avec le diabète.

➜ Si vous prenez des antiépileptiques et que vos doigts sont peu ou prou déformés, voyez dès que possible votre médecin. Votre médication doit sans doute être révisée.

➜ L'alcool représente un autre facteur de risque non négligeable. Si vous en consommez de façon abusive, vous resterez, que vous le vouliez ou non, un abonné perpétuel de la maladie de Dupuytren. Pourquoi ne pas revoir vos habitudes à la baisse ?

Mais d'abord et avant tout : la chirurgie

En effet, il n'existe aucun médicament ni même aucune thérapie capables, dans un premier temps, de vous délivrer de la maladie de Dupuytren.

Aucune sauf, bien sûr, la chirurgie.

La raison en est simple : des brides de rétraction de même que des nodules s'étant formés sur vos paumes, il faut procéder à leur ablation pour permettre à vos articulations de fonctionner à nouveau.

Par la suite, ce sera à vous de jouer. Vous devrez, si possible, éviter le risque de récidive en vous en prenant à la cause réelle de vos difficultés.

♦ S'il s'agit d'une malformation congénitale

Certaines malformations congénitales impliquant les os et les articulations peuvent être traitées. C'est le cas, par exemple, avec la hanche. Avec les doigts – et la colonne vertébrale – il n'en va pas de même. Il faut hélas prendre son mal en patience.

♦ S'il s'agit d'une (ou de) nodosité(s) d'Heberden

Le repos s'impose, surtout lors d'une crise. S'il n'y a pas d'inflammation, mettez de la glace, sinon une compresse très chaude vous soulagera très efficacement.

Quelques exercices légers des mains et des doigts compléteront le traitement de même que des automassages.

L'origine des nodosités d'Heberden

Elle est bien connue : il s'agit de l'arthrose (voyez la rubrique *Articulations rigides* dans ce lexique des symptômes articulaires).

Les nodosités d'Heberden sont en fait des ostéophytes, c'est-à-dire des excroissances osseuses que le corps fabrique spontanément pour réparer les lésions causées entre autres par l'arthrose.

Lorsqu'elles s'installent sur une surface osseuse, ces excroissances, habituellement, ne gênent pas. Parfois même on ne leur accorde aucune attention particulière.

C'est lorsqu'elles sévissent au niveau des articulations qu'il faut intervenir.

Mais une fois la nodosité formée, la douleur en général tend à disparaître.

♦ S'il s'agit de la polyarthrite rhumatoïde

Consultez la rubrique *Inflammation des articulations* dans ce lexique des symptômes articulaires.

Mais aussi...

☛ Les articulations sont comme tout le reste de votre corps : elles ont besoin de bouger pour demeurer fonctionnelles. Par conséquent, rien de mieux qu'un exercice quotidien pour rester, si l'on ose dire, dans la course.

La marche, par exemple, est excellente. Outre qu'elle délie les articulations, elle vous empêche de grossir, elle augmente votre capacité cardiorespiratoire, favorise la concentration, sans parler qu'elle est un somnifère fort efficace et on ne peut plus naturel.

Dans le même ordre d'idée, vous pourriez aussi pratiquer certains exercices avec les mains si vous souffrez de troubles articulaires à ce niveau. Parmi les cas célèbres, on sait que le grand peintre Auguste Renoir s'exerçait avec des balles pour conserver un minimum de dextérité – et donc, continuer à peindre.

☛ En cas de douleurs articulaires, essayez les thérapies à chaud : bains ou douches très chauds, compresses également très chaudes. Pour obtenir une compresse chaude en un rien de temps, mettez un gant de toilette humide dans le four à micro-ondes pendant 1 minute, cycle maximum.

☛ S'il y a inflammation, la thérapie à froid s'impose. Attention : n'appliquez jamais un sac de glace directement sur la peau. Mettez un linge entre les deux. Autre sage conseil : mettez-vous au repos. Laissez vos articulations reprendre progressivement du poil de la bête.

☛ Les anti-inflammatoires non stéroïdiens (l'aspirine en est un) pourront aussi vous aider à supprimer la douleur. Vous devrez toutefois vous montrer prudent avec ceux-ci car, lorsqu'ils sont pris à fortes doses, ils peuvent avoir des effets secondaires sérieux : ulcères d'estomac, coliques, œsophagites, problèmes rénaux et hépatiques.

Pour contrer ces effets indésirables, n'excédez jamais la dose prescrite par votre médecin (par contre, doublez-la en cas d'oubli) et avalez-les soit avec un grand verre d'eau, soit en mangeant.

Comme ils entraînent de surcroît une importante perte en vitamine C, le Dr Serge Mongeau, auteur (avec Marie-Claude Roy) du *Nouveau dictionnaire des médicaments* (Québec-Loisirs, Montréal), recommande de prendre quotidiennement un surplus de cette vitamine.

☛ Produits amis de vos articulations : saumon, foie de morue, sardines, thon, huile de lin, riz entier, levure, foie.

☛ Produits ennemis de vos articulations : alcool, tabac, graisses animales, sucres raffinés.

Pour combattre l'arthrose : la niacinamide

C'est du moins l'idée qu'émet le Dr William Kaufman dans un livre écrit en 1949 et resté depuis un classique du genre : *The Common Form of Joint Dysfunction : Its incidence and Treatment.*

Selon lui, la niacinamide (une forme de la vitamine B3, en fait) :

1. Ne guérit pas l'arthrose mais permet à tout le moins de la contrôler.
2. Ne cause pas l'ostéoporose comme le font les corticostéroïdes lorsqu'ils sont utilisés sur de longues périodes.

En d'autres mots, elle est un médicament tout à fait naturel dont la fonction est d'aider à supprimer la douleur tout en empêchant la maladie de s'étendre.

Pour plus de détails, consultez la rubrique *Articulations rigides* dans ce lexique des symptômes articulaires.

Attention !

Surveillez tout signe de contracture ischémique. Cette maladie peut avoir des conséquences graves car elle signifie un arrêt de la circulation sanguine locale. À terme, elle mène à la gangrène et donc à l'amputation. Mais étant fort aisée à reconnaître (relisez la liste des symptômes associés, plus haut), il vous sera toujours loisible d'agir à temps.

Déviation de la colonne vertébrale

Causes	Symptômes associés			H
Asymétrie des membres inférieurs	Boiterie		✓	
Cyphose	Variables (dépendent de la cause) * : (si la cause est une mauvaise posture)	✓*	✓	
Lumbago	Douleurs dans le bas du dos, mouvements limités, spasmes musculaires	✓	✓	
Mal de Pott (tuberculose osseuse)	Amaigrissement, boiterie, douleurs d'abord mineures puis de plus en plus vives, excroissances osseuses, fatigue, fièvre (surtout le soir), lumbago, mouvements limités, paralysie des membres inférieurs (stade avancé), perte d'appétit, sciatique, torticolis	✓	✓	
Malformation congénitale	Boiterie, mouvements limités			
Scoliose latérale idiopathique	Douleurs (parfois)		✓	

Les 3 types de déviation de la colonne vertébrale

Le premier est la **lordose**, qui est en fait une courbure au niveau des vertèbres cervicales et/ou des vertèbres lombaires.

En chaque être humain lordose cervicale et lordose lombaire cohabitent. Celles-ci, fort heureusement, sont compensées par une **cyphose**, notre deuxième type de déviation, qui consiste, elle, en une courbure des vertèbre dorsales s'exerçant en sens inverse de la lordose.

Le dernier type, la **scoliose**, est le plus répandu. Il correspond à une déviation latérale de la colonne et il exerce ses ravages surtout chez les adolescents.

Pourriez-vous maintenant diagnostiquer le mal qui affectait le dos du célèbre héros de Victor Hugo, le Bossu de Notre-Dame ?

Eh bien, il était affligé de ce que l'on appelle une **hyperlordose cervicale.**

Ce que vous pouvez faire

Il va sans dire que tout ce qui concerne de près ou de loin la colonne vertébrale mérite d'abord l'œil d'un orthopédiste.

Des mesures correctives par la suite s'imposeront, qui sont d'ordre postural, la plupart du temps.

De fait, à moins d'avoir affaire à une malformation d'origine congénitale (chose rare, de nos jours), le gros du travail consiste tout simplement à changer certaines attitudes ou à combler un retard de croissance.

♦ S'il s'agit d'une asymétrie des membres inférieurs

Voilà un phénomène survenant principalement à la croissance. Une jambe est plus courte que l'autre (parfois en apparence seulement), provoquant de ce fait une déviation de la colonne vertébrale et, consécutivement, un boitement.

Que faire ?

Voyez en priorité un médecin. Les troubles de la croissance sont fréquents, beaucoup plus même qu'on ne le croit, mais des solutions existent.

Par ailleurs, il arrive très souvent qu'une jambe accusant un retard de croissance par rapport à l'autre rattrape finalement le temps perdu. Ne vous découragez donc pas.

En attendant, en tant que parent, soyez toujours vigilant. Vérifiez régulièrement l'état de croissance de vos enfants. Assurez-vous que leurs membres, jambes, bras, épaules, sont symétriques.

♦ S'il s'agit d'une cyphose

La cyphose, lorsqu'elle est exagérée, produit un dos rond, semblable à un arc très tendu.

Elle atteint 3 segments de la population en particulier :

1. Les enfants et les adolescents.
2. Les jeunes adultes (entre 18 et 26 ans).
3. Les personnes âgées.

Les enfants et les adolescents

Chez ce segment, les deux causes connues de cette forme typique de déviation de la colonne vertébrale sont :

1. L'habitude des mauvaises postures.
2. La maladie de Scheuermann.

Aux mauvaises postures. il est toujours possible – à condition d'être très diplomate, bien sûr ! – d'apporter des mesures correctives. La pratique d'un sport aidant, de même que quelques sages conseils, et à la longue le dos reprend sa courbure normale.

Il n'en va pas de même avec la maladie de Scheuermann. Ici le rôle du médecin est essentiel.

La maladie de Scheuermann consiste en une atteinte des cartilages de la colonne vertébrale. C'est une affection qui apparaît essentiellement à la croissance.

On n'en connaît pas la cause, mais les facteurs de risque, eux, sont particulièrement évidents :

- l'obésité ;
- la pratique très intensive d'un sport ;
- le port de charges beaucoup trop lourdes ;
- de fortes poussées de croissance.

La maladie de Scheuermann n'est pas très grave en soi. Cependant, elle doit être traitée, sinon elle risque de compromettre irrémédiablement la croissance de votre ado.

Si la cyphose n'est pas trop prononcée, votre enfant pourra recouvrer une courbure normale en s'attaquant à la cause première de son problème.

Si, au contraire, elle est marquée, le port d'un corset plâtré pourra se révéler indispensable ainsi que des séances de rééducation.

Les jeunes adultes

Ici, il est très probable qu'une inflammation des articulations de la colonne vertébrale soit en cause – ce que l'on appelle en termes médicaux une spondylarthropathie.

Des spondylarthropathies, il en existe malheureusement plusieurs sortes, la plupart liées à la présence d'une autre maladie. Mais toutes se soignent sensiblement de la même façon : à l'aide d'anti-inflammatoires non stéroïdiens.

Dans l'Occident industrialisé, les spondylarthropathies ne touchent que 5 personnes sur 1.000. Leur cause précise est inconnue, mais il semble bien que la consommation d'eau contaminée joue un rôle certain dans leur propagation.

Si donc vous avez à voyager à l'étranger, gare au Château-la-Pompe local, surtout s'il n'est pas traité.

Les personnes âgées

Deux agents sont principalement responsables : l'ostéoporose et le vieillissement des disques intervertébraux (spondylose).

- ➜ L'**ostéoporose** est une forme de dégénérescence osseuse fréquente chez les gens du troisième âge. Elle est surtout liée à une déficience en calcium.

  Peut-on la prévenir ? Peut-on surtout la traiter ? Bien sûr que oui, du moins en bonne partie. Pour en savoir plus sur ce sujet, consultez la rubrique *Os qui se brisent* dans ce lexique des symptômes articulaires.
- ➜ Le **vieillissement des disques intervertébraux** est un autre phé-

nomène commun. Il est caractérisé par une douleur se manifestant lorsque vous bougez. Lorsque, au contraire, vous vous couchez ou que vous placez un coussin derrière le dos, elle se calme. Son traitement est le même que celui du lumbago. Consultez à ce sujet *Douleur dans le bas du dos* dans ce lexique des symptômes articulaires.

♦ S'il s'agit d'un lumbago

Consultez la rubrique *Douleur dans le bas du dos* dans ce lexique des symptômes articulaires.

♦ S'il s'agit du mal de Pott

Consultez la rubrique *Boiterie* dans ce lexique des symptômes articulaires.

♦ S'il s'agit d'une malformation congénitale

Une malformation congénitale est en fait une scoliose. C'est-à-dire une déviation latérale de la colonne vertébrale. Elle apparaît dès la naissance et laisse présager une anomalie au niveau de la formation d'une ou plusieurs vertèbres.

La scoliose congénitale est généralement évolutive. En d'autres termes, la déviation s'accentue avec le temps.

Si elle n'est pas trop importante, l'enfant qui en souffre en sera quitte pour quelques exercices de gymnastique suivis et le port d'un plâtre ou d'un corset.

Si elle constitue un handicap, il faudra opérer mais pas avant, si la chose est possible, la fin de la croissance de l'enfant.

♦ S'il s'agit d'une scoliose latérale idiopathique

C'est une maladie de la pré-adolescence et de l'adolescence (entre 10 et 18 ans). Neuf fois plus de filles que de garçons en sont victimes.

Pour une raison que l'on ignore, des vertèbres se développent plus vite d'un côté que de l'autre, produisant ce profil caractéristique : un dos en S.

Il arrive que la maladie se résorbe d'elle-même vers la fin de l'adolescence.

Mais tel n'est pas toujours le cas. Il faut parfois intervenir.

➜ Si la scoliose est légère, de simples exercices de redressement seront proposés par l'orthopédiste. Il s'agira surtout, ici, de renforcer les muscles du dos.

➜ Si elle est sérieuse, le port d'un corset orthopédique pourra être proposé.

➜ Enfin, si elle est grave (chose très rare), la chirurgie sera appelée à la rescousse.

En tout état de cause, ne laissez pas vos ados adopter des postures qui parfois confinent à la contorsion. Dès que la chose est possible, intervenez. Dites-leur où est leur intérêt. Cela fera en sorte de mettre fin plus rapidement à la maladie.

Mais aussi...

☛ Parents, soyez toujours très vigilants. Suivez de très près la croissance de vos enfants. À la moindre anomalie posturale, agissez. Sauf exception (la maladie de Scheuermann), incitez-les à bouger, à faire du sport. La plupart du temps, les déviations de la colonne vertébrale sont exacerbées du simple fait que l'enfant ou l'adolescent est inactif physiquement.

☛ Certaines médecines douces peuvent aussi accélérer la guérison, tout au moins lorsque la déformation du dos est liée à un problème de posture. Ce sont la chiropractie, la kinésithérapie, l'orthothérapie, l'ostéopathie, voire le yoga. Pour plus de détails, consultez la partie 5 (*Les médecines douces à votre service*)

☛ Une alimentation riche en calcium et en magnésium contribuera beaucoup à renforcer la masse osseuse. C'est-à-dire à éviter les maladies liées aux retards de croissance et au vieillissement des tissus.

☛ Pour connaître les meilleures sources de calcium et de magnésium, consultez *Les meilleurs vitamines, minéraux et oligo-éléments pour vous* dans la partie 3 (*Comment vous soigner par l'alimentation et les suppléments*).

Dos raide

Causes	Symptômes associés			H
Gestes répétitifs	Douleurs, mouvements limités	✓	✓	
Matelas trop mou ou trop dur	Douleurs, mouvements limités	✓		
Stress excessif	Accélération du pouls, agitation, anxiété, baisse de libido, chute de cheveux, difficultés psychologiques, irritabilité, déprime, divers ennuis de santé (allergies, cou ou dos raide, diarrhée, maux de tête, etc.), fatigue généralisée, insomnie, manque de concentration, pertes de mémoire, sueurs froides, tensions musculaires, tremblements * : (si nécessaire)	✓	✓*	

Tour de reins n'est pas dos raide

Vous vous penchez un peu trop brusquement et hop ! vous ne pouvez plus vous relever. Vous venez d'attraper ce que l'on appelle un tour de reins ou, si vous préférez, un lumbago (voyez *Douleur dans le bas du dos* dans ce lexique des symptômes articulaires).

Le dos raide, lui, c'est tout autre chose. Tout d'abord, c'est un mal très souvent de type chronique. Ensuite, il ne résulte pas d'un simple geste accidentel mais de la répétition de mouvements effectués depuis des années.

Bref, beaucoup plus que le classique tour de reins, c'est un mal qui frappe lentement mais sûrement.

Les personnes les plus souvent visées par le dos raide, ce sont bien sûr les travailleurs manuels : ménagères, serveurs et serveuses de restaurant, conducteurs de poids lourds, de même que tous ceux qui sont obligés, de par leur fonction, à rester longtemps debout ou assis dans une position fixe.

Ce qui fait beaucoup de monde, vous en conviendrez.

Heureusement, un dos raide ça n'a rien d'une prison. Il est assez facile d'en sortir. À condition, bien entendu, de trouver la bonne clé.

Ce que vous pouvez faire

Dans le majorité des cas, un dos raide résulte d'une faiblesse musculaire. Étant peu habitué à l'effort, le dos se contracte, à tel point que certains jours vous avez même du mal à vous pencher.

Si tel est le problème, il faudra donc d'abord voir à renforcer votre dos. À cette fin, quelques mesures vous seront proposées, qui vous permettront de faire face, en quelque sorte, à la musique.

Si c'est plutôt le matin que vous vous retrouvez avec un dos récalcitrant, vous vous devrez peut-être de mettre votre lit au banc des accusés.

♦ S'il s'agit de gestes répétitifs

Partons du principe que professionnellement vous n'avez pas le choix : vous devez répéter chaque jour les mêmes gestes, c'est-à-dire conduire un poids lourd ou un taxi, faire le service aux tables, etc.

Que faire alors pour vous en sortir ?

Première étape, donnez du muscle à votre dos

En effet, c'est la seule façon d'acquérir l'endurance dont vous avez besoin.

Les meilleurs exercices, sur ce chapitre, seront bien entendu ceux qui pourront renforcer et votre colonne vertébrale et vos abdominaux : rotations du tronc, flexions vers l'avant et vers l'arrière, abdominaux, etc. La natation, le vélo, le jogging, tous sports généralement recommandés par les médecins, pourront aussi beaucoup vous aider.

À quelle fréquence faire de l'exercice ?

Tout dépend de vous et vos possibilités physiques. Mais en général des séances de 20 minutes 3 fois par semaine devraient suffire.

Un conseil par ailleurs : si vous croyez ne pas être suffisamment en forme, demandez à votre médecin d'établir un programme d'exercice pour vous. Ou encore, allez jeter un coup d'œil du côté des médecines douces. Eu égard à votre condition, certaines d'entre elles pourront beaucoup vous aider. Pensons ici à la chiropractie, la kinésithérapie, l'orthothérapie, l'ostéopathie et même le yoga. Pour plus de détails concernant ces disciplines, consultez la partie 5 (*Les médecines douces à votre service)*.

Deuxième étape, modifiez vos habitudes

Cela n'est pas toujours possible, il faut en être conscient, mais il y a tout de même moyen de diminuer la fréquence de certains gestes néfastes pour votre dos.

Pourquoi, par exemple, ne pas essayer de vous pencher moins souvent, quand vous faites le ménage ou tout autre chose ? Pourquoi, lorsque vous devez soulever un poids, ne pas vous baisser plutôt que de plier le dos ?

Et si votre travail consiste à conduire ou à rester debout longtemps, pourquoi ne pas faire des pauses de temps à autre, si courtes soient-elles ?

En d'autres termes, pourquoi ne pas revoir votre gestuelle quotidienne ? Pourquoi ne pas tenter de la modifier, si peu que ce soit ?

Car, en fin de compte, ce sont ces petits réaménagements qui, peu à peu, permettront à votre dos de perdre de sa raideur.

Vous avez tout essayé et votre dos est toujours aussi raide ?

Peut-être alors votre dos raide n'est-il qu'un symptôme cachant un problème plus sérieux. Ou que ce dont vous avez besoin, ce sont les services d'un kinésithérapeute.

En tout état de cause, demandez à votre médecin ou à votre chiropraticien ce qu'il en pense.

♦ S'il s'agit de votre matelas (trop mou ou trop dur)

Il vous faut en changer, bien sûr. Mais avant que d'en arriver là, demandez-vous si telle est vraiment la cause de votre problème.

Si, comme nombre de gens, vous avez beaucoup investi dans le confort de votre lit, vous voudrez sans doute réfléchir avant. Et avec raison.

Or, à quoi ce dos raide qui vous fait souffrir est-il véritablement dû ? À votre matelas ou au fait qu'il n'est pas suffisamment musclé ? À votre matelas ou à ces quelques kilos en trop que vous avez ?

Souvent, ce n'est pas tant le lit qui est en cause que son propriétaire. À vous donc de soupeser les motifs réels de votre dos raide.

Mais si, d'aventure, votre lit ressemble à s'y méprendre à un hamac ou est dur à un point tel qu'il est dangereux pour vos os, vous ferez bien de rendre visite à votre marchand de meubles.

♦ S'il s'agit d'un stress excessif

Consultez la rubrique *Douleur dans le bas du dos* dans ce lexique des symptômes articulaires.

Mais aussi...

☛ Pour remettre les vertèbres en place, rien de tel que la marche. Ne vous en privez donc pas : marchez au moins 20 minutes par jour d'un bon pas.

Mais attention : si, pour vous, l'exercice constitue une nouveauté, respectez certaines étapes : marchez lentement pendant les premières minutes, puis, au fur et à mesure que vous vous serez réchauffé, accélérez la cadence. Ne marchez pas trop longtemps, attendez d'avoir développé l'habitude.

☛ Bains et douches très chauds ont aussi très souvent raison d'un dos rouillé. Les compresses ont également leur utilité, car elles agissent en général très rapidement.

☛ Si, de par votre métier, vous devez conduire parfois pendant de longues heures, prenez l'habitude de caler un coussin contre votre dos. Faites de même avec votre fauteuil préféré. Vous ne vous en sentirez que beaucoup mieux.

☛ Si vous êtes à la recherche d'un exercice pour le dos à la fois simple et efficace, voici le “cobra”, une posture de yoga classique :

1. Allongez-vous face au sol, les jambes étendues et les pieds joints.
2. Repliez les bras, collez les coudes sur le tronc et tournez la paume des mains contre le plancher. Le bout de vos doigts ne doit pas dépasser l'arrondi de l'épaule.
3. Posez le front sur le plancher.
4. Étirez la gorge et contractez les muscles du cou tout en poussant votre menton le plus loin possible vers l'avant. En inspirant, soulevez d'abord la tête, puis les épaules et la cage thoracique. Le bassin ne doit jamais quitter le sol. Évitez d'enfoncer la tête dans les épaules.

   (Utilisez d'abord la force musculaire de votre dos pour dégager le tronc. Lorsque votre dos s'avère impuissant, prenez appui sur vos bras pour accentuer davantage la courbure du dos.)
5. Revenez lentement au point de départ en refaisant toutes les étapes en sens inverse.

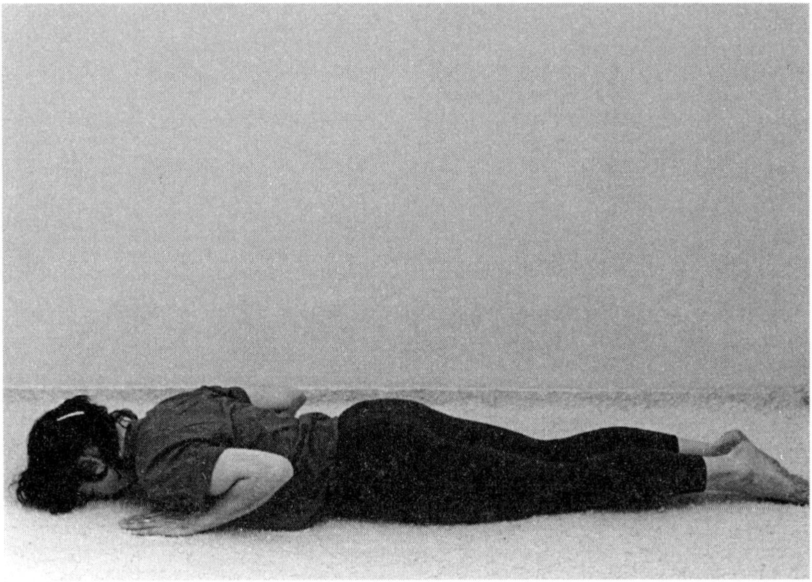

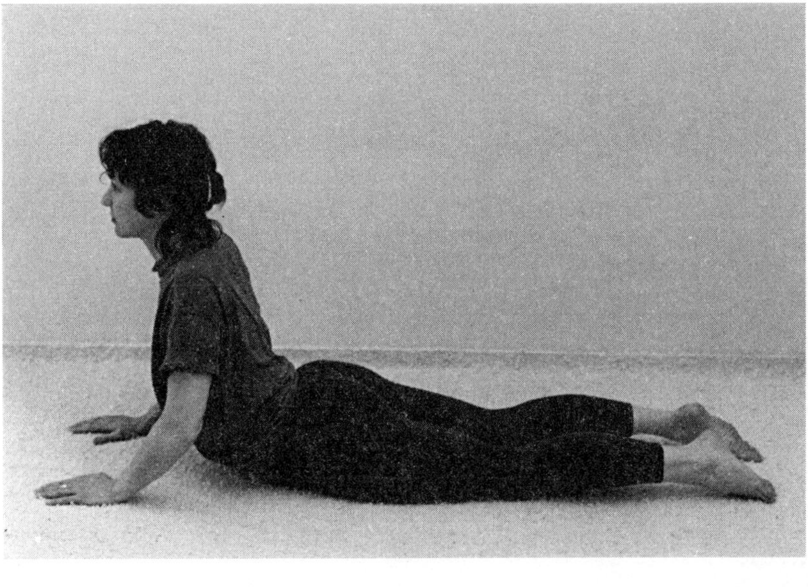

Le cobra

6. Répétez une deuxième fois de la même façon.
7. La troisième étape est légèrement différente. Soulevez d'abord le tronc comme expliqué précédemment.
8. Lorsque le tronc est remonté, laissez votre dos se détendre. Ce sont alors les bras – et seulement les bras – qui agissent comme support. Relâchez complètement les jambes, le dos et les fesses. Maintenez cette position pendant quelques instants et revenez à la position de départ.
9. Détendez-vous.

Attention !

Les maux de dos, voire les dos raides ne servent parfois que de façades à des problèmes plus profonds : affections rénales, hernie discale, spondylarthropathie, etc.

Si jamais vous pensiez que tel est le cas, n'hésitez pas, consultez, ne serait-ce que pour en avoir le cœur net.

Douleur à la hanche

Causes	Symptômes associés			H
Arthrose de la hanche (coxarthrose)	Craquements (parfois), déformations, douleur lors de la marche et boiterie, enraidissement, excroissances osseuses aux articulations, gonflement (parfois), inflammation, mouvements limités	✓	✓	
Avitaminose D	Contractures musculaires, douleurs dans les membres et la colonne vertébrale. *Enfant* : Os mous, rachitisme		✓	
Bursite de la hanche	Articulations enflées et rouges, chaleur, mouvements limités, sérosité	✓	✓	

Causes	Symptômes associés	🏠	🚑	H
Entorse des adducteurs	Douleurs à l'aine		✓	
Fracture du col du fémur	Genou et pied tournés vers l'extérieur, marche très difficile		✓	
Luxation congénitale de la hanche	Déplacement du fémur, sciatique		✓	
Maladie de Legg-Perthes-Calvé	Atrophie des muscles de la partie supérieure de la hanche, boiterie, douleurs à la hanche et au genou, mouvements limités, raideurs		✓	
Maladie des calcifications tendineuses	Mouvements réduits * : (si douleur intenable)	✓	✓*	
Ostéomalacie	Déformations osseuses (vertèbres et membres inférieurs), douleurs articulaires aux épaules, os qui se brisent		✓	
Ostéoporose	Asymétrie des membres inférieurs (parfois), difficulté à lever un poids, douleurs dans le bas du dos (parfois), douleurs à l'aine (surtout après une chute), os qui se brisent, risque accru de fractures	✓	✓	
Polyarthrite rhumatoïde	Articulations rigides, déformation des doigts et des orteils (parfois), douleurs articulaires, douleurs musculaires, douleurs nocturnes et matinales, engourdissement, extrémités froides, inflammation des articulations, gonflement, raideurs, os qui se brisent	✓	✓	

Causes	Symptômes associés			H
Pseudopoly-arthrite rhizomélique	Amaigrissement, cou raide, douleurs à l'épaule, fatigue	✓	✓	
Tendinite de la hanche	Fourmillements (parfois), grande sensibilité à la palpation, mouvements limités	✓	✓	

Votre hanche est à la fois très solide et très vulnérable

Après l'épaule, c'est la partie la plus mobile de votre corps. Mais c'est aussi la plus sollicitée. Pensez-y. Outre qu'elle supporte tout votre poids, elle vous permet de marcher, courir, sauter, enjamber un obstacle, danser ou encore rester assis pendant de longues heures.

En quelque sorte, elle est votre pierre d'assise. Celle sans qui une infinité de gestes, de mouvements vous seraient à tout jamais interdits.

En revanche, elle peut se révéler très vulnérable. Formidablement vulnérable, même. Le temps passant, en effet, ou tout simplement un accident survenant, il n'est pas rare qu'elle montre des signes d'usure ou de faiblesse. La marche, par exemple, devient pénible, sans parler de votre mobilité qui perd en force et en souplesse.

Faut-il démissionner pour autant ? Laisser faire la fatalité ?

Ce que vous pouvez faire

Bien sûr, vous pouvez réagir, lutter contre la fatalité. Les problèmes liés à la hanche ne sont pas tous insolubles, tant s'en faut.

En tout premier lieu, voyez sans faute un médecin, surtout si vos douleurs se manifestent la nuit ou qu'elles constituent des empêchements dans vos activités régulières. Il est très important que vous maîtrisiez d'abord cet aspect de votre malaise.

Par la suite, vous aurez le choix : ou vous en remettre complètement à la médication prescrite par votre médecin, ou tenter quelques-unes des approches thérapeutiques que nous vous suggérons. Ce sera à vous départager le pour et le contre.

♦ S'il s'agit d'une arthrose de la hanche (coxarthrose)

Consultez la rubrique *Articulations rigides* dans ce lexique des symptômes articulaires.

♦ S'il s'agit de l'avitaminose D

Elle entraîne un ramollissement des os et par conséquent des douleurs. Elle est due à une carence en vitamine D d'origine alimentaire ou à une malabsorption de celle-ci.

On la traite avec des doses massives de la vitamine en cause.

♦ S'il s'agit d'une bursite de la hanche

Consultez la rubrique *Douleurs articulaires (en général)* dans ce lexique des symptômes articulaires.

♦ S'il s'agit d'une entorse des adducteurs

On l'appelle plus prosaïquement "entorse des cavaliers", du nom de ses principales victimes.

Si vous en êtes affligé, votre démarche n'a rien de particulièrement élégant. Elle est très pénible, voire forcée.

N'importe qui, à vrai dire, peut s'infliger une entorse des adducteurs. Il suffit de mal tomber dans un trou ou tout simplement de faire un faux mouvement de jambes.

Mais en général, ce sont surtout les sportifs et les artistes travaillant beaucoup avec leurs jambes qui en souffrent : skieurs, patineurs, footballeurs, danseurs, etc.

Les mesures à prendre

Rassurez-vous, vous n'avez rien là qui soit très grave. À moins que vous ne vous soyez déchiré un ligament ou un tendon (en ce cas, vous ne pouvez plus marcher), il est tout à fait possible de se remettre de ce genre d'ennui en quelques jours.

Voici quelques suggestions :

- Pour commencer, repos absolu. Laissez vos tendons ou vos ligaments, qui ont subi un étirement, reprendre leur forme première.
- En même temps, faites des applications de glace matin, midi et soir, à raison de 20 minutes chaque fois. Cela calmera la douleur et obligera ligaments et tendons à se contracter.
- Lorsque la douleur aura disparu (au bout de 2 à 4 jours, normalement), faites de légers exercices (marche, vélo, gymnastique douce) afin que vous puissiez recouvrer votre mobilité.
- Si votre entorse est d'origine sportive, n'oubliez pas cette règle de base : faites au moins 10 minutes d'exercices de réchauffement avant d'entrer en lice. Cela vous évitera des blessures.

Quelques mesures complémentaires

- Avez-vous déjà songé au gel de silice ? Il contient une substance naturelle qui aide muscles et tendons à demeurer souples.

  Prenez-en quotidiennement 2 cuillerées à soupe.

  Pour plus de détails sur ce produit, voyez Le gel de silice pour redonner souplesse aux tendons à la rubrique *Douleurs articulaires (en général)* dans ce lexique des symptômes articulaires.
- Autre substance à ne pas négliger : la vitamine C. Outre ses propriétés antioxydantes, elle contribue à la formation du collagène, une protéine sans laquelle peau et muscles ne seraient plus fonctionnels. Ne vous gênez donc pas : faites ample provision de cette vitamine. Et ne craignez rien : elle n'est pas du tout toxique. Tous les surplus que vous prendrez, en effet, seront automatiquement évacués par votre organisme.

  Comme dose de départ, nous vous suggérons 500 mg quotidiennement. Mais, à vrai dire, tout dépend de votre état de santé général, si vous fumez ou non, (la cigarette, on le sait, détruit la vitamine C), si vous mangez bien, etc. Dans le doute, demandez l'avis de votre médecin.

(Pour en savoir plus long sur la vitamine C, consultez *Les meilleurs vitamines, minéraux et oligo-éléments pour vous* dans la partie 3 (*Comment vous soigner par l'alimentation et les suppléments*).

Avez-vous déjà songé à passer un test d'ostéoporose ?

Bien sûr, si vous êtes jeune ou relativement jeune et que vous ne prenez pas de médicaments ni ne souffrez de maladies des glandes, oubliez cela.

Par contre, si vous avez passé la soixantaine, êtes maigre et fumeur, pensez-y sérieusement. Surtout si vous êtes une femme en période de ménopause qui ne prenez pas d'hormones de remplacement. Les femmes ménopausées, en effet, en raison de leur faible taux d'œstrogènes, ont un risque très élevé d'encourir un déficit osseux.

Pour plus de détails sur ce sujet, voyez *Os qui se brisent* dans ce lexique des symptômes articulaires.

♦ S'il s'agit d'une fracture du col du fémur

C'est là, hélas, un problème fréquent chez les gens du troisième âge, en particulier les femmes souffrant déjà d'ostéoporose.

La personne fait une chute, se relève et, bien qu'elle ait mal, continue de vaquer à ses affaires. La plupart du temps, elle flaire anguille sous roche, “mais puisque je suis capable de marcher”, se dit-elle, elle croit faire une bonne action en tâchant d'oublier.

Or, c'est là la pire attitude à adopter.

Si vous faites une chute, surtout sur la hanche, ne prenez aucun risque, consultez immédiatement un médecin. Une fracture de la hanche ou du col du fémur peut avoir des conséquences dramatiques, en particulier si vous êtes âgé et souffrez d'ostéoporose.

Comment traite-t-on une fracture du col du fémur ?

Il faut bien sûr la réduire d'urgence. Une hospitalisation en service de chirurgie orthopédique est nécessaire afin de réaliser cette intervention.

Par la suite, faites tous les jours, pendant environ 20 minutes, un exercice qui vous permettra de renforcer votre squelette et de raffermir vos muscles. De ce point de vue, la marche est sans doute votre meilleure alliée.

Sur le plan alimentaire, un régime riche en calcium et en magnésium est un atout précieux pour vos os. La combinaison de ces deux oligo-éléments ralentira, et de beaucoup, le phénomène de vieillissement tissulaire.

Pour connaître les meilleures sources alimentaires de calcium et de magnésium, consultez *Les meilleurs vitamines, minéraux et oligo-éléments pour vous* dans la partie 3 (*Comment vous soigner par l'alimentation et les suppléments*).

♦ S'il s'agit d'une luxation congénitale de la hanche

C'est un problème que l'on rencontre surtout chez les femmes vivant en Bretagne et dans le Massif central. Il est caractérisé par une insertion incomplète de la tête du fémur dans la cavité de l'os iliaque.

Grâce à différentes techniques orthopédiques, il est facile, de nos jours, de remédier à cette situation.

♦ S'il s'agit de la maladie de Legg-Perthes-Calvé

Consultez la rubrique *Boiterie* dans ce lexique des symptômes articulaires.

♦ S'il s'agit de la maladie des calcifications tendineuses

Consultez la rubrique *Douleur à l'épaule* dans ce lexique des symptômes articulaires.

♦ S'il s'agit de l'ostéomalacie

Consultez la rubrique *Os qui se brisent* dans ce lexique des symptômes articulaires.

♦ S'il s'agit de l'ostéoporose

Consultez la rubrique *Os qui se brisent* dans ce lexique des symptômes articulaires.

♦ S'il s'agit de la polyarthrite rhumatoïde

Consultez la rubrique *Inflammation des articulations* dans ce lexique des symptômes articulaires.

♦ S'il s'agit de la pseudopolyarthrite rhizomélique

Consultez la rubrique *Douleurs articulaires (en général)* dans ce lexique des symptômes articulaires.

♦ S'il s'agit d'une tendinite de la hanche

Consultez la rubrique *Douleurs articulaires (en général)* dans ce lexique des symptômes articulaires.

Mais aussi...

☛ Nombre de personnes âgées craignent de sortir dehors l'hiver, de peur de faire une chute pouvant s'avérer fatale. En un sens, elles ont raison.

Mais avez-vous déjà songé que vous pourriez réduire considérablement le risque de chute grâce à un moyen simple ?

Ce moyen simple, c'est l'exercice régulier.

Grâce à l'exercice, vous accroîtriez et votre résistance musculaire et votre masse osseuse. Qui plus est, vous seriez en mesure de réagir plus rapidement en cas de danger ou d'obstacle.

Pourquoi ne pas vous y mettre vous aussi ? Il existe de nombreux programmes d'exercices physiques (en solo ou en groupe) spécialement conçus pour les gens de votre âge. Informez-vous auprès de votre médecin ou de votre clinique.

- Si vous souffrez de problèmes chroniques aux os, prenez soin de consulter régulièrement votre médecin. Il pourra vous aider à réajuster le tir, lorsqu'il le faudra.

Attention !

Si après une chute ou un coup la douleur persiste au-delà du raisonnable (quelques jours), consultez sans la moindre hésitation. Il en va de même si vous avez également des douleurs à la jambe ou au pied.

Votre colonne vertébrale vous fait-elle mal ? Méfiez-vous aussi. Une hernie discale est vite arrivée, surtout après une chute.

Douleur à l'épaule

Causes	Symptômes associés			H
Bursite aiguë	Douleurs parfois insupportables allant de l'épaule jusqu'à la main, impossibilité de bouger l'épaule	✓	✓	
Cancer secondaire des os	Mouvements limités, risque de fracture accentué		✓	
Conflit du nerf sus-scapulaire	Douleurs au niveau de la clavicule et lors d'un mouvement * : (si le mal persiste)	✓	✓*	
Épaule bloquée	Douleurs nocturnes, enraidissement progressif, mouvements limités	✓	✓	

Causes	Symptômes associés		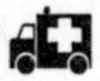	H
Maladie des calcifications tendineuses	Mouvements réduits * : (si douleur intenable)	✓	✓*	
Névralgie cervico-brachiale	Cou raide, douleur irradiant depuis l'épaule jusqu'à l'extrémité du bras, maux de tête, sensation d'engourdissement	✓	✓	
Ostéomalacie	Déformations osseuses (vertèbres et membres inférieurs), douleurs articulaires aux hanches, os qui se brisent		✓	
Ostéomyélite	Détérioration de l'état général, forte fièvre, gonflement, incapacité de bouger le bras, jambes tendues et douloureuses (parfois), os qui se brisent		✓	
Périarthrite	Mouvements réduits * : (si les douleurs persistent)	✓	✓*	
Pseudopoly-arthrite rhizomélique	Amaigrissement, cou raide, douleur à la hanche, fatigue	✓	✓	
Pseudo-paralysie	Difficulté à lever le bras latéralement, douleurs parfois vives la nuit		✓	
Syndrome du bourrelet glénoïdien	Blocage, douleurs avec ressauts lors d'un mouvement passif		✓	
Tendinite des rotateurs (calcifiée ou non calcifiée)	Douleurs au moignon et lors de l'élévation latérale du bras, mouvements limités	✓	✓	

L'épaule : l'articulation la plus complexe du corps

En effet, font partie de l'épaule l'os de la clavicule, le complexe scapulo-huméral et 3 grands ensembles musculaires : le deltoïdien, les muscles de l'aisselle et ceux de la région de la clavicule.

Cela ne s'arrête pas là. Contrairement aux autres articulations du corps, celle de l'épaule permet une amplitude et une multitude de mouvements qui en font une véritable merveille anatomique, à nulle autre pareille.

Mais qui dit complexité, dit aussi bien sûr risque de dommages élevé. Car il en va de l'épaule comme d'une mécanique sophistiquée : plus elle contient de pièces, plus elle est susceptible de faillir.

Ce que vous pouvez faire

Analysez d'abord la cause de votre malaise. Est-il dû à un excès quelconque : sport, travail, gestes répétitifs ? En d'autres termes, en avez-vous trop fait, ces derniers temps ?

Si oui, ne vous inquiétez pas outre mesure. Vous pouvez veiller vous-même au grain en redoublant tout simplement de prudence et en prenant un peu de repos.

Sans le cas inverse, demandez l'avis d'un médecin. L'épaule, disions-nous, est l'articulation la plus complexe qui soit du corps humain, aussi mérite-t-elle un examen approfondi.

♦ S'il s'agit d'une bursite aiguë

La douleur doit être telle que vous tenez sans doute votre bras collé au corps. Ce réflexe, tout à fait normal dans les circonstances, est appelé réflexe antalgique : il vise à calmer la douleur.

Procédez sans délai :

➜ De toute urgence, mettez votre épaule douloureuse au repos complet. Ne cherchez surtout pas à lui faire exécuter des mouvements, si minimes soient-ils, dans l'espoir d'amener la douleur à se taire. Vous ne ferez qu'empirer les choses.

➜ Dans le même temps, faites des applications de glace matin, midi et soir, à raison de 20 à 30 minutes la séance. Attention : n'apposez pas le sac de glace directement sur la peau. Mettez toujours un vêtement ou un linge entre les deux.

➔ Dans votre cas, les anti-inflammatoires s'imposent. Prenez-en selon la posologie indiquée ou, à défaut, à chaque application de glace.

➔ Si la douleur est à ce point intolérable qu'elle vous immobilise complètement, rendez-vous à la clinique. Une injection de cortisone est probablement tout indiquée dans votre cas. La cortisone dissipera instantanément les effets de votre mal.

Sachez cependant que cette substance a son revers : si vous en faites usage trop souvent, elle risque notamment d'entraîner chez vous un déficit de la masse osseuse. Il vaudrait mieux que vous cherchiez à vous débarrasser de votre bursite par des moyens plus naturels.

➔ Une fois la douleur envolée, ne vous croyez pas à l'abri de toute récidive pour autant. Continuez de travailler à votre guérison en faisant faire de légers mouvements à votre épaule et aux muscles qui en dépendent.

Voici quelques suggestions à ce propos :

1. Exercice de la balle : dans vos moments libres, ou en regardant la télévision, massez tout simplement une balle de tennis pendant quelques minutes.
2. Rotation interne : coude à angle droit, placez la main sur le coin d'un mur et ramenez le coude vers celui-ci, en lui faisant faire une rotation interne. Répétez 10 fois en tenant la position 5 secondes.
3. Rotation externe : même exercice que précédemment, sauf que vous devrez ramener le coude vers le mur en lui faisant faire une rotation externe.
4. Abduction et extension : Dans une première étape, placez-vous latéralement à un mur. Doucement, poussez le coude contre le mur. Tenez la position 5 secondes et répétez 10 fois.

Dans une deuxième étape, appuyez-vous dos au mur. Même exercice : vous ramenez le coude contre le mur.

5. Exercice de la serviette : En position debout, mettez-vous une serviette derrière le dos. Tenez l'extrémité supérieure de la serviette avec la main correspondant à l'épaule valide et l'extrémité inférieure avec l'autre main. 20 fois de suite, tirez la serviette vers le plafond.

   Inversez les rôles en plaçant l'extrémité supérieure de la serviette dans l'autre main. Cette fois, tirez vers le bas.

♦ S'il s'agit d'un cancer secondaire des os

Consultez la rubrique *Boiterie* dans ce lexique des symptômes articulaires.

♦ S'il s'agit d'un conflit du nerf sus-scapulaire

Votre épaule est très douloureuse, surtout dans la partie postérieure. Vous arrivez à peine à la bouger.

La cause de ce problème est simple : le nerf sus-scapulaire est comprimé. Que faire ?

➜ Suivez d'abord les étapes décrites ci-dessus (dans *S'il s'agit d'une bursite aiguë*).

➜ Si vraiment aucune amélioration ne se fait sentir au bout de quelques jours et si au surplus la douleur est telle qu'elle vous invalide, dirigez-vous vous aussi vers la clinique, pour qu'on vous fasse une injection de cortisone. C'est la seule chose à faire, dans votre cas.

➜ Si cette injection est bien faite (à savoir, si elle atteint le nerf en cause), la douleur disparaîtra instantanément. Sinon (ce qui se produit assez fréquemment car il n'est pas toujours facile de toucher le point névralgique), il vous faudra attendre 2 ou 3 jours avant de ressentir un réel soulagement.

➜ Dans certains cas, cependant, soyez prévenu, l'injection ne suffit pas. Une intervention chirurgicale est requise, qui consiste à sectionner le ligament acromio-coracoïdien, responsable de la compression du nerf sus-scapulaire.

Est-il possible de prévenir ce type de problème ?

Tout dépend de votre état de santé général.

Souvent ce que l'on appelle les syndromes canalaires (compression d'un nerf) sont liés à d'autres maladies : arthrose, fracture ayant mal guérie, tumeur, épaississement des tissus fibreux, etc. En traitant ces maladies, normalement, les syndromes canalaires disparaissent.

Est-ce votre cas ? Si vous n'en êtes pas certain, voyez votre médecin.

♦ S'il s'agit d'une épaule bloquée

Cette maladie porte un nom plus savant : capsulite rétractile arbaticulaire. Elle consiste en une inflammation suivie d'un rétrécissement de la capsule articulaire de l'épaule, qui empêche celle-ci de bouger normalement.

C'est une maladie ayant une durée de vie assez longue : de 18 à 24 mois. On la rencontre chez les diabétiques de même que chez les parkinsoniens et les personnes ayant des problèmes cardiaques en général.

Mais plus souvent qu'autrement, un traumatisme local en est la cause.

Comment vous en débarrasser

Adressez-vous d'abord à votre médecin afin de déterminer la cause exacte du problème. S'il s'avère que vous êtes diabétique, cardiaque, parkinsonien (les médicaments antiparkinsoniens sont souvent la cause d'une épaule bloquée), etc., vous saurez à quoi vous en tenir. La traitement de la cause supprimera les malaises dus à votre épaule bloquée.

Si un traumatisme local seul est à l'origine de vos soucis, suivez alors les conseils prodigués ci-dessus, dans *S'il s'agit d'une bursite aiguë*.

Ajoutez-y par la même occasion **l'exercice de l'araignée**. Pour ce faire :

1. Placez-vous face à un mur et étendez le bras qui pose problème de manière à pouvoir toucher le mur avec le plat de la main.
2. Telle une araignée, ensuite, grimpez le plus haut possible avec les doigts.

Faites cet exercice 10 fois et marquez l'endroit atteint. Dès le lendemain, recommencez et essayez de dépasser votre marque.

♦ S'il s'agit de la maladie des calcifications tendineuses

C'est un problème que l'on rencontre assez fréquemment chez les personnes de plus de 40 ans. En fait, chez 7,5 % d'entre eux. Il se traduit par des dépôts de sel d'apatite dans les tendons.

On ignore la cause exacte de la maladie des calcifications tendineuses. Tout ce que l'on sait, c'est que chez certaines personnes elle peut résulter d'un traumatisme ancien, chez d'autres d'injections répétées de dérivés cortisoniques.

En tout état de cause, elle ne fait pas toujours souffrir. Par moments, en effet, elle relâche son étreinte, mais à d'autres (c'est alors signe que les dépôts de sel pénètrent les tendons) elle fait atrocement sentir sa présence.

Les dépôts de sel d'apatite, le plus souvent, s'accumulent (le processus peut prendre des années) dans l'articulation de l'épaule, mais parfois aussi dans celle du coude, de la hanche ou du poignet.

Appartenant à la famille des arthrites microcristallines, la maladie des calcifications tendineuses n'a rien d'effrayant (sauf la douleur !), mais en phase aiguë elle peut handicaper sérieusement.

Comment y faire face ?

➔ Êtes-vous en phase aiguë, c'est-à-dire en plein dans le cycle de la douleur ? Dans ce cas, il n'y a hélas rien à faire, sauf vous rendre chez le médecin pour recevoir une injection de cortisone.

Si celle-ci est réussie, la douleur cessera instantanément et le soulagement pourra durer des semaines, voire des mois.

Si elle ne l'est pas, vous devrez littéralement prendre votre mal en patience, c'est-à-dire peut-être attendre une dizaine de jours, le temps que votre organisme puisse admettre une autre injection de ce puissant médicament qu'est la cortisone. Dans l'intervalle, toutefois, dites-vous que le dépôt de sel aura probablement tout le loisir de pénétrer le tendon voisin, ce qui fera que vous n'aurez plus mal.

➜ La douleur est-elle d'intensité moyenne seulement ? Si c'est le cas, la thérapie à chaud pourra certainement donner de très bons résultats. Par thérapie à chaud, entendons les applications de chaleur locale 3 fois par jour, à raison de 20 minutes la séance.

➜ La magnétothérapie est une autre option qui s'offre à vous, si vous ne souffrez que moyennement. La magnétothérapie, rappelons-le, c'est la thérapie par les aimants, une discipline à la fois ancienne et nouvelle. Selon le Dr Philippe Orengo, l'un des principaux diffuseurs de cette méthode en France, pour ce qui est des douleurs à l'épaule (à condition qu'elles ne soient pas aiguës), elle est efficace (en d'autres mots, elle enlève la douleur) dans 70 % des cas.

Pour en savoir plus long sur la magnétothérapie, consultez *La magnétothérapie ou comment chasser la douleur avec des aimants* dans la partie 5 (*Les médecines douces à votre service)*.

➜ La maladie des calcifications tendineuses, hélas, revient souvent à la charge. Pour prévenir une nouvelle crise, voici ce qu'il faut faire :

- Faites régulièrement (c'est-à-dire tous les jours) des exercices légers, dans le but de renforcer votre articulation déficiente. Quel genre d'exercices ? Voyez à ce sujet la partie 4 (*Comment vous soigner avec des exercices pour toutes les parties de votre corps*).
- Faites aussi souvent que possible des applications de chaleur locale, même si la douleur n'est pas au rendez-vous.
- Un must : évitez les mouvements brusques ou ceux qui dépassent vos capacités physiques. Plus concrètement encore, n'en faites pas trop, préservez-vous.

♦ S'il s'agit de la névralgie cervicobrachiale

Consultez la rubrique *Cou raide* dans ce lexique des symptômes articulaires.

♦ S'il s'agit de l'ostéomalacie

Consultez la rubrique *Os qui se brisent* dans ce lexique des symptômes articulaires.

♦ S'il s'agit de l'ostéomyélite

L'ostéomyélite est une infection du tissu osseux qui atteint surtout les enfants et les adolescents. Elle est causée par le staphylocoque doré. Profitant d'une blessure ou d'une fracture, celui-ci pénètre dans l'os et le désagrège.

Pour en venir à bout, on utilise des antibiotiques et on immobilise l'os touché.

♦ S'il s'agit de la périarthrite

Une périarthrite, c'est tout simplement l'inflammation d'un tissu enveloppant une articulation : bourse séreuse, capsule articulaire, ligament ou tendon.

C'est une affection que l'on retrouve surtout chez les personnes de plus de 60 ans, mais à l'occasion aussi chez les gens très actifs physiquement. Sa cause ? L'usure (ou le vieillissement) des tissus.

En soi, la périarthrite n'est pas une maladie grave, mais comme elle peut parfois être très douloureuse, elle risque de réduire de beaucoup votre capacité de bouger.

Normalement, elle s'attaque surtout à l'articulation de l'épaule, mais il lui arrive aussi de se localiser ailleurs : coude, hanche ou poignet.

Comment ne plus souffrir

➜ Tout d'abord, mettez l'articulation atteinte au repos pour quelques jours. Autrement dit, servez-vous-en le moins possible.

➜ Y a-t-il enflure ? Dans ce cas, faites des applications fréquentes de glace. Sinon, optez pour la chaleur locale, à la même fréquence (au moins 3 fois par jour, pendant 20 minutes).

➜ Allez-vous mieux ? Alors, commencez à faire de légers mouvements, dans le but de regagner votre amplitude. Dans la partie 4 (*Comment vous soigner avec des exercices pour toutes les parties de votre corps*), vous trouverez quelques suggestions à ce propos.

➜ La douleur, au contraire, reste-t-elle toujours aussi pugnace ? Le cas échéant, voyez votre médecin. Dans une première étape, il vous prescrira sans doute des anti-inflammatoires non stéroïdiens (attention, ils ne sont pas sans effets secondaires indésirables) ; dans une seconde étape, il vous fera passer une radiographie, pour déterminer la cause exacte de votre périarthrite.

➜ Avez-vous déjà songé aux antioxydants ? Comme la périarthrite est une maladie surtout causée par le vieillissement des tissus, rien de mieux que ces substances pour la tenir en échec.

Les antioxydants, en effet, de par leur action sur les radicaux libres, freinent le processus de vieillissement.

Pour en savoir plus sur ce sujet, consultez *Essayez aussi les super-suppléments alimentaires* dans la partie 3 (*Comment vous soigner par l'alimentation et les suppléments*).

♦ S'il s'agit d'une pseudo-paralysie

Vous souffrez d'une rupture de la coiffe des rotateurs, cet ensemble de muscles et de tendons essentiels dans l'articulation de l'épaule.

Votre épaule n'est en aucune façon paralysée. Son degré de sensibilité est normal et vous êtes tout à fait capable de la bouger.

Seulement, vous ne pouvez pas élever le bras ni l'écarter de votre corps. La douleur devient alors très gênante.

Les causes de la pseudo-paralysie due à la rupture de la coiffe des rotateurs sont simples : soit vous avez subi un traumatisme, soit vous avez fait un effort très violent.

Pour venir à bout de ce malaise, il n'existe qu'une seule solution :

la chirurgie. Il faut en effet remettre en place la coiffe des rotateurs ainsi brisée.

♦ S'il s'agit de la pseudopolyarthrite rhizomélique

Consultez la rubrique *Douleurs articulaires (en général)* dans ce lexique des symptômes articulaires.

♦ S'il s'agit du syndrome du bourrelet glénoïdien

Ce type de malaise survient très souvent après une luxation à l'épaule. Il en est même la principale séquelle.

Les sportifs surtout sont très familiers du syndrome du bourrelet glénoïdien. Et pour cause. Nombre de lanceurs de javelot, de joueurs de tennis ou de handball, de judokas et en particulier de nageurs ont eu un jour ou l'autre à faire face à ce problème, après une luxation à l'épaule.

Comment traiter le syndrome du bourrelet glénoïdien

Il n'existe qu'une seule façon : la chirurgie.

Une fois que le mal est fait, il ne reste plus en effet qu'un recours : replacer les articulations de l'épaule. Cela n'est possible qu'avec la chirurgie. À ce stade de la maladie, même la kinésithérapie est sans effet.

Pouvez-vous prévenir le syndrome du bourrelet glénoïdien ?

Oui, bien sûr. Mais à condition de respecter un principe de base bien établi : toujours observer une période d'échauffement avant une activité sportive, surtout si elle exige beaucoup des articulations.

♦ S'il s'agit d'une tendinite des rotateurs

Le simple fait de lever le bras à la latérale constitue pour vous un véritable supplice. Certains jours même vous le donneriez à couper.

Si cela peut vous consoler, dites-vous que vous n'êtes pas seul au monde, car la tendinite des rotateurs constitue la deuxième cause de consultation en rhumatologie. Beaucoup de gens en souffrent, surtout ceux ayant entre 30 et 50 ans et dont le niveau d'activité physique n'est en général guère élevé (exception faite de certaines catégories de sportifs : joueurs de tennis, haltérophiles, etc.).

Comme dans tous les cas de tendinites, les causes ne varient pas tellement : traumatisme, mouvements répétitifs prolongés, faiblesse musculaire, surmenage des articulations.

Comment en venir à bout ?

Voyez *S'il s'agit d'une bursite aiguë* un peu plus haut.

Bursite et tendinite : de bons compagnons

En effet, ils n'est pas rare de voir une personne souffrant à la fois d'une bursite et d'une tendinite. Souvent, du reste, l'un ne va pas sans l'autre.

Mais consolez-vous : ces 2 types d'inflammation se soignent de la même et identique façon. Bref, vous ferez d'une pierre deux coups.

Mais aussi...

- Après une crise vous ayant immobilisé, attendez au moins 2 jours avant de reprendre vos activités normales.
- Pour trouver le soulagement, l'aspirine est efficace, mais vous pouvez aussi essayer une vitamine naturelle, la thiamine (ou vitamine B1). Celle-ci, une fois métabolisée, se transforme en triphosphate de thiamine, un neurotransmetteur primordial, au sein de l'organisme, et dont l'action est d'abord et avant tout d'ordre analgésique.

  De la thiamine naturelle, vous en trouverez en quantité notable dans la levure et le germe de blé, mais comme ces aliments ne sont pas du goût de tout le monde, il vous reste toujours la possibilité de vous en procurer sous forme synthétique.

☛ Si vous pratiquez ou avez décidé de pratiquer un sport, n'oubliez pas d'observer au préalable une période d'échauffement d'au moins 10 minutes. Vous vous éviterez ainsi nombre de désagréments.

☛ Le gel de silice est reconnu pour accroître l'élasticité des tendons. La dose quotidienne recommandée est de 2 cuillerées à soupe par jour.

Pour plus de détails sur ce produit, voyez *Le gel de silice pour redonner souplesse aux tendons* à la rubrique *Douleurs articulaires (en général)* dans ce lexique des symptômes articulaires.

Attention !

Si vous êtes absolument incapable de bouger l'épaule ou d'élever le bras au-dessus de la tête, il vous faut voir un médecin. Et cela, d'autant plus si le malaise persiste depuis plusieurs jours. Il en va de même si vous avez l'impression que votre épaule se désarticule sans raison apparente.

Douleur au cou

Consultez la rubrique *Cou raide* dans ce lexique des symptômes articulaires.

Douleur au coude

Causes	Symptômes associés			H
Bursite rétro-olécranienne	Douleurs parfois très vives, mouvements limités * : (si elle est d'origine bactérienne)	✓	✓*	
Épicondylite (ou tendinite du coude)	Douleurs apparaissant progressivement et localisées sur la face externe * : (s'il n'y a pas d'amélioration)	✓	✓*	
Épitrochléite	Douleurs sur la face interne	✓		
Fracture de l'olécrane	Mouvements limités		✓	
Maladie des calcifications tendineuses	Mouvements réduits * : (si douleur intenable)	✓	✓*	
Périarthrite	Mouvements réduits * : (si les douleurs persistent)	✓	✓*	
Syndrome de pronation douloureuse	Aucun		✓	

Amours, délices et... bursite

Roger M., directeur commercial dans une petite entreprise, est un mordu du golf. Son agenda lui laisse-t-il quelques heures de libres ou le client qu'il doit rencontrer partage-t-il sa passion dévorante, voilà qu'il saute dans sa voiture et se met en route pour son vert paradis.

Hélas, Roger M. est comme beaucoup d'enragés du golf : il ne pratique aucun autre sport, il fait toujours les mêmes gestes.

Or, un jour, après une suite de swings l'ayant plongé dans le plus profond ravissement, Roger se plaint de douleurs au coude. Que se passe-t-il ? se demande-t-il. Il termine la partie, mais la douleur est toujours là, présente.

Il consulte son médecin, qui lui déclare, après examen, qu'il souffre d'une bursite doublée d'une épicondylite.

Ce que vous pouvez faire

Assurément, Roger aurait pu s'épargner ce double désagrément si seulement il avait respecté ce simple principe de base : réchauffer ses muscles avant et pendant la partie.

Mieux encore : s'il avait pris l'habitude de varier ses mouvements, il aurait à coup sûr échappé à la calamité qui s'est abattue sur lui.

Mais le mal est fait et bien : comment s'en sortir ?

Bien sûr, il faut d'abord consulter. La douleur au coude étant en général assez vive, il faut en tout premier lieu songer à l'éliminer.

Par la suite, il s'agira de prendre certaines habitudes et de les respecter.

♦ S'il s'agit d'une bursite rétro-olécranienne

Deux causes sont à l'origine de ce type de problème.

La première est d'ordre mécanique : ou bien vous avez subi un coup, ou bien vous avez fait un usage abusif des articulations de votre coude.

La seconde est d'ordre bactérien : une bactérie s'est infiltrée dans la bourse de l'olécrane et dès lors, non seulement votre coude est-il douloureux, mais en plus l'articulation est rouge, chaude et enflée.

Le mode d'intervention est simple :

➜ S'il y a douleur et/ou gonflement, mettez le coude au repos absolu et procédez sans délai à des applications de glace 3 fois par jour, à raison de 20 minutes la séance.

- ➜ Dans les premiers jours – ce conseil est primordial –, ne faites aucun exercice ou travail susceptible d'empirer votre mal. Attendez que la douleur cesse.
- ➜ En même temps, si vraiment la douleur vous invalide, prenez les anti-inflammatoires que vous aura prescrits votre médecin. À défaut, 1 ou 2 aspirines feront tout aussi bien l'affaire.
- ➜ Une fois que vous irez mieux, et à la stricte condition que votre bursite ne soit pas d'origine bactérienne, faites des applications de chaleur : bains ou douches très chauds, compresses ou coussinets également très chauds.
- ➜ Si votre bursite est d'origine bactérienne, le mieux à faire sera de voir votre médecin. La poche de sérosité apparaissant au coude devra sans doute être ponctionnée si les applications de glace n'ont pas suffi à la faire se résorber.
- ➜ Dans les jours suivants, reprenez peu à peu contact avec vos occupations. Si à cause de votre travail ou de vos activités (sportives et autres), vous devez vous servir beaucoup de vos coudes, tâchez de les ménager. Massez-les fréquemment et évitez autant que faire se peut les mouvements trop répétitifs.
- ➜ Pour vous aider à redonner force et souplesse à votre coude, il existe des exercices spécialement conçus pour votre problème. En voici quelques-uns conseillés par l'organisme américain Medisport.

  (Dans la partie 4 (*Comment vous soigner avec des exercices pour toutes les parties de votre corps*), vous en trouverez d'autres, en général plus faciles à exécuter.)

Exercices pour le coude

1. Placez-vous latéralement à un mur, du côté de votre coude invalide, à une distance équivalant à la longueur du bras. Étendez celui-ci jusqu'à toucher le mur du plat de la main. Tenez la position 5 secondes. À présent, par un léger balancement du torse, allez d'avant en arrière. Faites ceci environ 20 fois.

2. Une variante de l'exercice précédent : placez-vous latéralement à une table ou à toute surface plane de la hauteur d'une table, et posez la main à plat sur celle-ci, doigts pointés vers l'arrière. Procédez comme ci-dessus.
3. En position assise ou debout, étendez les bras à l'horizontale et pointez les doigts successivement vers le haut et vers le bas, environ 20 fois, en tenant la position 5 secondes à chaque mouvement.
4. Si vous possédez un extenseur, faites ceci : en position assise, introduisez une poignée de l'appareil sous le pied correspondant au coude invalide et tirez plusieurs fois, bras à plat sur la cuisse et paumes tournées vers vous.

Comment éviter de nouvelles bursites à répétition

Si vous faites beaucoup de sport, nous vous recommandons de porter un bandage orthopédique autour de votre coude fragile. De la sorte, vous le maintiendrez au chaud et vous diminuerez de beaucoup les risques de récidive souvent associés à la bursite.

♦ S'il s'agit d'une épicondylite (ou tendinite du coude)

On l'appelle plus communément "tennis elbow". Elle correspond à une sur-utilisation des muscles du coude, problème très fréquent non seulement chez les joueurs de tennis mais aussi chez les golfeurs et les haltérophiles.

Lors d'une épicondylite, on observe le phénomène suivant : les tendons, à force d'être étirés, s'enflamment à un point tel que la douleur devient insupportable. Même tenir une simple boîte de bière s'avère impossible. C'est dire que le mal est important !

Comment soigner une épicondylite

Faites exactement comme dans le cas d'une bursite (voyez ci-dessus). La seule différence est dans la période de repos : elle doit être de 15 jours.

♦ S'il s'agit d'une épitrochléite

La douleur, parfois vive, est localisée sur la face interne du coude. Elle apparaît notamment lorsque vous étendez le bras.

À quoi ce problème est-il dû ?

Tout simplement au surmenage de l'avant-bras.

Les sportifs en phase d'entraînement sont souvent aux prises avec ce type d'inflammation. Ils négligent la période d'échauffement ou ils exagèrent la durée de leurs performances.

Que faire pour que vous puissiez recouvrer votre bras ?

Le remède est simple : mettez-le au repos absolu pendant quelques semaines. Vous pouvez jumeler cette période de repos avec la prise d'anti-inflammatoires, mais seulement si la douleur vous incommode trop.

Plus vous pourrez vous passer de médicaments, mieux vous vous porterez.

♦ S'il s'agit d'une fracture de l'olécrane

L'olécrane est l'os du coude. Sa fracture est habituellement consécutive à une mauvaise chute sur les mains ou l'avant-bras.

La guérison passe par son immobilisation.

♦ S'il s'agit de la maladie des calcifications tendineuses

Consultez la rubrique *Douleur à l'épaule* dans ce lexique des symptômes articulaires.

♦ S'il s'agit de la périarthrite

Consultez la rubrique *Douleur à l'épaule* dans ce lexique des symptômes articulaires.

♦ S'il s'agit du syndrome de pronation douloureuse

Les enfants de moins de 3 ans en sont surtout victimes.

Prenons une situation typique.

Papa et maman font une promenade avec bébé. Tout à coup, histoire d'amuser bébé, papa et maman le soulèvent de terre par la main, chacun de leur côté.

Bébé, dont les os sont encore loin d'être formés, pousse alors un violent cri de douleur. Il vient de subir une luxation du radius, ce que l'on appelle, en termes plus savants, le *syndrome de pronation douloureuse*. Misérable, son bras pend mollement le long de son petit corps.

Que faire ?

Le problème n'est en soi pas très grave. Une médecin aura vite fait, par une manœuvre de réduction, de remettre l'avant-bras de l'enfant en place.

Seulement, ce qu'il faudra surtout éviter à l'avenir, c'est de soulever l'enfant par la main. Prenez-le plutôt par la taille, c'est beaucoup moins risqué.

Mais aussi...

☛ Sportifs, professionnels ou amateurs, ne négligez surtout pas d'observer une période d'échauffement avant de vous adonner à votre activité. Dix minutes suffisent, au cours desquelles vous pourrez faire de légers mouvements de flexion et d'étirement qui vous éviteront de mauvaises surprises.

☛ Beaucoup de bursites et de tendinites sont dues à des mouvements répétitifs ou à des gestes dépassant la capacité musculaire de l'individu.

Il est donc très important :

1. De diminuer l'occurrence de ces mouvements répétitifs ou, à défaut, de faire de fréquentes pauses pour permettre aux tendons de se relâcher.
2. De ne pas aller au-delà de vos capacités ou à tout le moins de tâcher d'augmenter celles-ci, à l'aide d'exercices appropriés, afin de pouvoir faire face à de nouveaux défis.

☛ Essayez le gel de silice, dont Klaus Kaufmann fait grand état dans *Silica – The Amazing Gel* pour sa capacité à traiter les problèmes de tendons et de ligaments. La dose quotidienne recommandée est de 2 cuillerées à soupe.

Pour plus de détails sur ce produit, voyez *Le gel de silice pour redonner souplesse aux tendons* à la rubrique *Douleurs articulaires (en général)* dans ce lexique des symptômes articulaires.

☛ La magnétothérapie (thérapie par les aimants) peut aussi vous venir en aide. Selon les chercheurs français Claude Roullet, kinésithérapeute, et Jacques Blanchard, médecin rééducateur, elle est aussi très efficace pour traiter les douleurs au coude, quelle qu'en soit la cause.

Une seule chose : si vos douleurs sont très prononcées, ne vous attendez pas à des résultats immédiats, si vous posez les aimants sur les points sensibles seulement. Comme il s'agit ici de rétablir d'abord le circuit énergétique dans tout le bras, il faut donc disposer les aimants en conséquence, à savoir tout le long des méridiens (ou du bras).

Pour en savoir davantage sur la magnétothérapie, consultez *La magnétothérapie ou comment chasser la douleur avec des aimants* dans la partie 5 (*Les médecines douces à votre service).*

Attention !

Si vous avez fait une mauvaise chute et que votre coude a écopé, demandez à passer une radiographie. L'olécrane (os du coude) offre normalement une grande résistance aux chocs, mais il n'a assurément rien d'une forteresse.

Douleur au genou

Causes	Symptômes associés			H
Arthrite microcristalline	Chaleur, fièvre (parfois), gonflement, hypersensibilité, inflammation, rougeur	✓	✓	
Arthrose du genou (gonarthrose)	Articulations rigides, craquements (parfois), déformations, excroissances osseuses aux articulations, gonflement (parfois), inflammation, mouvements limités	✓	✓	
Bursite prépatellaire	Gonflement, mouvements limités	✓		
Cancer du genou	Douleurs très vives, risque de fracture accru, tuméfactions		✓	
Déchirure du ménisque	Épanchement synovial, gonflement, mouvements limités		✓	
Entorse	Gonflement de l'articulation, mouvements limités	✓	✓	
Fracture de la rotule	Gonflement, incapacité de bouger			✓
Maladie d'Osgood-Schlatter	Douleurs lors de la marche et/ou de la course * : (si aucune amélioration)	✓	✓*	
Tendinite du genou	Gonflement, mouvements limités * : (s'il y a risque de complication)	✓	✓*	

Durs mais sensibles

Vos genoux sont vos amortisseurs. Mais ils ont beau être durs à la tâche, vient un moment, si vous les maltraitez un peu trop, où ils flanchent.

Nombre de facteurs sont à l'origine des problèmes aux genoux.

Au premier chef, il y a l'âge, bien sûr, à savoir l'usure normale des articulations. Ensuite viennent, dans l'ordre, l'usage abusif des articulations prépatellaires (pour des raisons souvent d'ordre professionnel), les traumatismes, une alimentation pauvre en calcium et /ou trop riche en purines et, enfin, mais non le moindre, l'obésité.

Vos genoux, inutile de le dire, sont des éléments indispensables de votre vie quotidienne. Pourquoi ne pas leur accorder toute l'attention qu'ils méritent ?

Ce que vous pouvez faire

Si vos genoux vous font souffrir, demandez-vous d'abord quelle en est la cause. En mettant le doigt sur celle-ci, vous vous épargnerez fort probablement des démarches inutiles.

Car bien souvent, en effet, des genoux récalcitrants le sont pour une raison évidente : trop de sport, trop de travail à genoux, une mauvaise chute, etc.

Mais il arrive aussi que le mal ait une origine mystérieuse : une infection d'origine microbienne, par exemple, est toujours possible. Dans ce cas, bien sûr, il faut consulter, mais ce que votre médecin vous dira reposera très probablement sur l'observance de règles de base – que vous retrouverez d'ailleurs ici.

♦ S'il s'agit d'une arthrite microcristalline

Consultez *S'il s'agit de la goutte* à la rubrique *Inflammation des articulations* dans ce lexique des symptômes articulaires.

♦ S'il s'agit d'une arthrose du genou

Consultez la rubrique *Articulations rigides* dans ce lexique des symptômes articulaires.

♦ S'il s'agit d'une bursite prépatellaire

Autrefois, elle portait un nom qui voulait tout dire : "genou de sœur". On entendait par là, bien sûr, non pas un genou génétiquement religieux mais un genou constamment en contact avec le sol.

Des genoux toujours rivés au sol produisent inévitablement soit une bursite, soit une tendinite, quand ce ne sont pas les deux à la fois. Il faut donc, autant que possible, éviter ce genre de situation ou à tout le moins prendre les mesures qui s'imposent pour y remédier.

Sont candidats à la bursite prépatellaire, outre les religieux, les poseurs de tapis, les jardiniers, les laveurs de carreaux, sans parler de certains sportifs.

Une bursite, disons-le tout de suite, doit être traitée dans les plus brefs délais sinon elle s'aggrave.

Comment la soigner

➜ Si le genou est enflé et/ou douloureux, mettez-le sans tarder au repos. Cela est très important, sinon la guérison sera beaucoup plus longue et peut-être même envenimerez-vous le problème.

➜ En même temps, calmez la douleur en faisant des applications de glace matin, midi et soi, à raison de 20 minutes la séance.

➜ Si cela est nécessaire, prenez des anti-inflammatoires. À défaut, des aspirines feront l'affaire.

➜ Une fois la douleur passée (au bout de 2 à 4 jours, en général), passez à la thérapie à chaud pour les 2 ou 3 jours suivants : bains et/ou douches très chauds, compresses également très chaudes.

➜ Parallèlement, reprenez peu à peu vos occupations habituelles. Mais attention : si votre tâche implique de vous servir beaucoup de vos genoux, faites de fréquentes pauses pour leur permettre de "respirer".

➜ Faites également les quelques exercices de réadaptation qui suivent.

Exercices de réadaptation

➜ **Lever de la jambe** : environ 2 fois par jour, en position couchée, levez la jambe faible 30 fois de suite, en la tenant aussi droite que possible.

Lorsque vous sentirez, dans les jours qui suivent, que le mouvement devient plus facile pour vous, ajoutez un poids de 2 kilos que vous pourrez nouer à la cheville. Ce type de poids est en vente dans les pharmacies.

➜ **Flexion des genoux** : debout, le tronc bien droit et mains sur les hanches, accroupissez-vous lentement et relevez-vous au même rythme 30 fois de suite.

♦ S'il s'agit d'un cancer du genou

Son origine est osseuse seulement. En d'autres termes, il n'est pas lié à un autre cancer, comme c'est souvent le cas lorsqu'une tumeur sur un os se déclare.

Son traitement combine chirurgie et chimiothérapie.

♦ S'il s'agit d'une déchirure du ménisque

Vous avez sans doute fait une mauvaise chute dernièrement ou reçu un coup très violent au genou.

De fait, une déchirure du ménisque survient toujours après un traumatisme. Elle est la conséquence, la plupart du temps, d'une activité sportive très intense ou d'un travail fort exigeant sur le plan physique.

La lésion peut se manifester de deux façons :

1. Par des douleurs au genou seulement.
2. Ou par un blocage du genou suivi d'une *hydrarthrose* (poche de sérosité sur l'articulation).

La seule solution : la chirurgie

Une déchirure du ménisque n'est pas curable en soi. C'est un problème d'ordre mécanique qu'il faut réparer par des moyens mécaniques, en l'occurrence la chirurgie.

En bref, l'opération consiste à enlever, en tout ou en partie, le ménisque lésé.

Par la suite, vous devrez vous remettre à marcher dès que possible, pour éviter l'enraidissement de l'articulation.

Un moyen efficace de prévention : le coussinet protecteur

La plupart des sportifs, chez lesquels le risque de blessure au genou est élevé, en porte. Il vous permettra d'être plus à l'aise, de ne pas craindre une chute ou un coup inattendu. Vous en trouverez dans tous les magasins d'articles de sports.

♦ S'il s'agit d'une entorse

Le ligament du genou est distendu suite à un mouvement de torsion forcé. Un mauvais saut peut en être la cause, de même qu'une chute en ski ou encore un coup de pied un peu trop vigoureux sur un ballon de foot.

La première chose à faire est simple : voyez votre médecin. Assurez-vous que le ligament n'est pas déchiré, auquel cas il faudra procéder à sa réparation soit par chirurgie, soit par immobilisation.

S'il n'est pas déchiré, vous devrez observer une stricte période de repos qui pourra aller jusqu'à 2 semaines.

Entre-temps, si vous avez à vous déplacer, faites-le de préférence avec des béquilles.

La port d'un bandage autour du genou sera aussi fort utile. Mais attention de ne pas trop le serrer, sinon vous vous ferez plus de tort que de bien. L'idéal est d'enrouler le genou avec la bande de contention sans exercer quelle que forme de pression que ce soit.

Comment prévenir une entorse

Un accident est vite arrivé, dit-on souvent. Par contre, beaucoup d'entorses surviennent dans des circonstances prévisibles. En l'occurrence, lors d'activités sportives.

Comment les prévenir ?

Tout simplement en faisant des exercices d'échauffement. Dix minutes suffisent, et adieu ensuite ligaments étirés, tendons mis à mal, etc.

♦ S'il s'agit d'une fracture de la rotule

Elle suit normalement une chute. Si elle est mineure, le port d'un plâtre suffira pour assurer la guérison. Dans le cas inverse, il faudra procéder au "réassemblage" des os à l'aide d'agrafes, de vis, etc., non seulement pour obtenir la guérison mais aussi pour éviter que des fragments d'os ne lèsent les artères ou les nerfs.

♦ S'il s'agit de la maladie d'Osgood-Schlatter

Ses victimes ont entre 10 et 15 ans et elles ont pour particularité d'être fort actives physiquement. Trop.

En vérité, elle ne laissent pas le temps à leur apophyse, cette petite protubérance osseuse située à l'arrière de leur genou, de se souder au tibia. Elles courent, sautent, font mille choses ; résultat, l'apophyse s'enflamme.

Il faut alors agir.

Les 2 étapes à suivre

Repos absolu. C'est-à-dire arrêt complet de l'activité responsable de son état. Il s'agit de la course, le plus souvent.

Parallèlement, lorsque cela fait mal, faites des applications de glace et calez un oreiller sous le genou de votre enfant.

Celui-ci, étant donné son exubérance naturelle, trouvera peut-être difficile d'être ainsi mis au rancart, mais il n'aura pas vraiment le choix, s'il veut donner la chance à ses os d'être à la hauteur de son tempérament.

Si, malgré cette période d'inactivité forcée, son genou lui fait encore mal, il faudra tout probablement envisager le port d'un plâtre.

♦ S'il s'agit d'une tendinite du genou

Le genou peut être le siège de 3 types de tendinite :

1. Tendinite rotulienne.
2. Tendinite du quadriceps (muscle principal de la cuisse).
3. Tendinite du poplité.

La première est appelée "genou du sauteur" car, comme son nom l'indique, elle est fréquente chez les athlètes pratiquant le saut. La douleur, dans ce cas, est localisée sur le devant du genou et elle sera manifeste au moment de grimper un escalier, par exemple.

La deuxième s'attaque surtout aux coureurs habitués aux fréquentes accélérations et décélérations. La douleur se fait également sentir sur le devant du genou mais avec une prédominance au niveau du tendon supérieur de la rotule.

Quant à la troisième, les joggeurs en font souvent les frais. Ils se plaignent alors de douleurs sur le côté du genou.

Autres causes de la tendinite

Outre les mouvements répétitifs prolongés, très fréquents chez les sportifs et dans certains métiers (laveurs de carreaux, poseurs de tapis, etc.), on retrouve :

- l'usure due à l'âge ;
- un traumatisme ancien ou récent ;
- la spondylarthrite ankylosante (voyez la rubrique *Inflammation des articulations* dans ce lexique des symptômes articulaires) ;
- la polyarthrite rhumatoïde (voyez la rubrique *Inflammation des articulations* dans ce lexique des symptômes articulaires), etc.

Comment soigner efficacement une tendinite

Suivez les indications données ci-dessus dans le cas de la bursite prépatellaire.

Mais aussi...

☛ Ne sollicitez pas trop les articulations de vos genoux. Lorsque vous sentez un début d'ankylose, faites-leur faire un peu d'exercice pour éviter qu'ils ne s'enraidissent.

☛ Avez-vous plusieurs kilos en trop ? Le cas échéant, le fait d'en perdre quelques-uns sera certainement accueilli comme une délivrance par vos genoux. Beaucoup de malaises aux articulations ont en fait leur origine dans une masse corporelle trop importante.

☛ Joggeurs, vos genoux souffrent trop à cause de vos nombreuses foulées ? Accordez-leur un peu de répit en pratiquant un autre sport : natation, marche, vélo, etc.

Souvenez-vous : vos genoux sont vos amortisseurs, mais il vient un temps où à force d'absorber des chocs, ils n'en peuvent plus.

☛ Si, pour une raison ou pour une autre, vous devez vous accroupir souvent, essayez de varier la position. Le fait de s'accroupir est une source énorme de stress pour les genoux.

☛ Musclez vos jambes. Selon le Dr Phillip J. Marone, directeur du Jefferson Sports Medicine Center du Centre hospitalier universitaire Thomas Jefferson, à Philadelphie, beaucoup de maux de genoux sont en réalité dus à une faiblesse des muscles de la jambe, en particulier du quadriceps. Donnez-leur donc un peu de tonus.

Si vous ne savez trop quoi faire, reportez-vous aux exercices proposés plus haut dans *S'il s'agit d'une bursite prépatellaire*.

- Essayez le gel de silice, qui a fait ses preuves dans le traitement des problèmes aux tendons et aux ligaments. La dose quotidienne recommandée est de 2 cuillerées à soupe par jour.

  Pour plus de détails sur ce produit, voyez *Le gel de silice pour redonner souplesse aux tendons* à la rubrique *Douleurs articulaires (en général)* dans ce lexique des symptômes articulaires.

- Allez voir aussi du côté de la magnétothérapie : elle pourra sûrement vous aider. Selon le Dr Philippe Orengo, magnétothérapeute et chirurgien orthopédiste, elle donne des résultats remarquables dans le cas des douleurs au genou, qu'elle soient dues à l'arthrose, à une bursite, à une entorse, voire à une tendinite (sauf rotulienne).

  Que faut-il faire ? Tout simplement poser, face sud, plusieurs petits aimants dermo-adhésifs sur l'endroit même de la douleur et les laisser en place le temps que le soulagement intervienne. Celui-ci peut survenir dès les toutes premières minutes (s'il s'agit d'une entorse) ou au bout de quelques semaines ou de quelques mois seulement.

  Pour plus de détails sur la magnétothérapie, consultez *La magnétothérapie ou comment chasser la douleur avec des aimants* dans la partie 5 (*Les médecines douces à votre service*).

Attention !

Méfiez-vous de toute trace de tuméfaction apparaissant sur les genoux. Le cas échéant, précipitez-vous chez votre médecin. Il en va de même si vous êtes âgé et que vous avez fait une très mauvaise chute récemment.

Même si vous pouvez marcher, restez sur vos gardes. Si vous apercevez un épanchement sanguin au niveau de votre rotule, c'est signe qu'il y a fracture.

Douleur au poignet

Causes	Symptômes associés			H
Arthrite infectieuse	Fièvre, frissons, gonflement, inflammation, mouvements limités		✓	
Arthrose	Articulations rigides, craquements (parfois), déformations, excroissances aux articulations (parfois), gonflement (parfois), inflammation, mouvements limités	✓	✓	
Entorse	Gonflement de l'articulation, mouvements limités	✓	✓	
Fracture de Pouteau-Colles	Gonflement, mouvements limités * : (selon le cas)	✓*	✓*	✓*
Maladie de Dupuytren	Déformation des doigts, épaississement de la peau de la main, index et/ou annulaire replié(s) vers l'intérieur, nodules sur la paume		✓	
Maladie des calcifications tendineuses	Mouvements réduits * : (si douleur intenable)	✓	✓*	
Mal de Pott (tuberculose osseuse)	Amaigrissement, déviation de la colonne vertébrale (stade avancé), douleurs d'abord mineures puis de plus en plus vives, excroissances osseuses, fatigue, fièvre (surtout le soir), lumbago, mouvements limités, paralysie des membres inférieurs (stade avancé), perte d'appétit, sciatique, torticolis		✓	

Causes	Symptômes associés			H
Périarthrite	Mouvements réduits * : (si les douleurs persistent)	✓	✓*	
Polyarthrite rhumatoïde	Articulations rigides, déformation des doigts et des orteils, douleurs musculaires, douleurs nocturnes et matinales, engourdissement, extrémités froides, inflammation des articulations, gonflement, raideurs, os qui se brisent	✓	✓	
Syndrome du canal carpien (tendinite du poignet)	Douleurs allant du bras jusqu'au poignet, engourdissement des doigts, faiblesse musculaire du pouce, sensation de malaise général, fourmillements, picotements	✓	✓	

Souvent le résultat de gestes figés par l'habitude

Le pire ennemi des articulations, contrairement peut-être à ce que vous croyez, ce n'est pas l'âge. Ni non plus les mauvais coups que vous devez vous aussi recevoir à l'occasion.

Non. Leur pire ennemi, c'est l'habitude. Plus précisément, les gestes répétitifs prolongés.

Des gestes répétitifs prolongés, nous en faisons tous sans nous en rendre compte. Le plus souvent, c'est notre travail qui nous y oblige. Mais parfois aussi nous les développons mécaniquement.

Il faut se débarrasser des gestes répétitifs prolongés. Ils aggravent certaines maladies, comme l'arthrose du poignet et la polyarthrite rhumatoïde, et ils sont à l'origine de ce fléau des temps modernes, le syndrome du canal carpien.

Ce que vous pouvez faire

Il vous faut d'abord connaître la cause de cette douleur qui vous taraude le poignet.

N'hésitez donc pas à consulter.

Mais rassurez-vous, une douleur au poignet n'annonce habituellement rien de sérieux. Comme nous venons de le dire, elle est souvent la résultante d'une gestuelle répétitive.

Avec quelques soins, normalement, et l'avis d'un médecin, tout rentre assez vite dans l'ordre.

Mais attention : si vous tardez à consulter, si vous persévérez dans certaines de vos mauvaises habitudes, vous diminuerez vos chances de guérison.

Une simple tendinite du poignet, par exemple, peut rapidement se transformer en source de cauchemars si elle n'est pas traitée à temps.

♦ S'il s'agit de l'arthrite infectieuse

Il existe plusieurs variétés d'arthrite infectieuse mais toutes sont provoquées par un germe.

Habituellement, l'arthrite infectieuse ne s'attaque qu'à une seule articulation. On la traite avec des antibiotiques.

♦ S'il s'agit d'arthrose

Consultez la rubrique *Articulations rigides* dans ce lexique des symptômes articulaires.

♦ S'il s'agit d'une entorse

Consultez la rubrique *Douleur au genou* dans ce lexique des symptômes articulaires.

♦ S'il s'agit d'une fracture de Pouteau-Colles

L'os du radius s'est rompu à la hauteur du poignet.

Deux catégories de personnes sont sujettes à ce type de fracture survenant en général après une chute : les enfants et les personnes âgées souffrant d'ostéoporose.

Dans les 2 cas, il faut bien sûr procéder à la réduction immédiate de l'os brisé.

Par la suite, d'autres mesures s'imposeront, notamment si vous êtes âgé et faites de l'ostéoporose.

Si effectivement vous faites de l'ostéoporose, consultez la rubrique *Os qui se brisent* dans ce lexique des symptômes articulaires. Vous y trouverez les mesures à prendre pour la contrer.

♦ S'il s'agit de la maladie de Dupuytren

Consultez la rubrique *Déformation des doigts* dans ce lexique des symptômes articulaires.

♦ S'il s'agit de la maladie des calcifications tendineuses

Consultez la rubrique *Douleur à l'épaule* dans ce lexique des symptômes articulaires.

♦ S'il s'agit du mal de Pott

Consultez la rubrique *Boiterie* dans ce lexique des symptômes articulaires.

♦ S'il s'agit de la périarthrite

Consultez la rubrique *Douleur à l'épaule* dans ce lexique des symptômes articulaires.

♦ S'il s'agit de la polyarthrite rhumatoïde

Consultez la rubrique *Inflammation des articulations* dans ce lexique des symptômes articulaires.

♦ S'il s'agit du syndrome du canal carpien

De plus en plus de personnes, de nos jours, sont en proie au SCC. Aux États-Unis seulement, 15 % de la population salariée en souffre à divers degrés.

Est surtout responsable de cet état de fait le travail mécanisé, qui oblige à faire toujours les mêmes gestes dans des conditions qui, très souvent, ne respectent pas les lois de l'ergonomie.

Le SCC est un problème très sérieux. D'autant plus sérieux que, dans 3 cas sur 10, il peut laisser des séquelles graves, s'il n'est pas traité promptement.

Que vous faut-il faire ?

- ➜ Si ce n'est déjà fait, voyez d'abord votre médecin. Assurez-vous avec lui de pouvoir contrôler la douleur et surtout d'endiguer la progression du mal.
- ➜ Dans une seconde étape, les thérapies à chaud ou à froid pourront vous être très utiles. Essayez l'une ou l'autre sous forme de douches, bains, compresses, glace, etc., et voyez celle qui vous convient le mieux. Certaines personnes réagiront très favorablement au chaud alors que pour d'autres ce sera exactement le contraire.
- ➜ Si vous travaillez dans un milieu où les gestes répétitifs sont la norme, demandez à votre employeur de changer, si possible, votre environnement physique : chaise, disposition de l'ordinateur et du clavier, outils divers.

  N'ayez crainte : il aura d'autant plus intérêt à abonder dans votre sens lorsqu'il saura que le SCC risque de vous invalider pour une très longue période.
- ➜ Observez de fréquentes pauses, pendant la journée, même très courtes. Pendant ces pauses, prenez l'habitude de vous masser les mains et de faire différents exercices d'échauffement (voyez plus bas).
- ➜ Si la douleur vous réveille souvent pendant la nuit, demandez à votre médecin si le port d'une attelle ou d'un bandage orthopédique ne serait pas la solution pour vous. Dans bien des cas, ces aides thérapeutiques apportent un insigne soulagement.
- ➜ Vous pianotez à longueur de journée sur un clavier d'ordinateur ? Faites vôtres ces quelques règles de base :
  - Tenez-vous toujours très droit face à l'écran, pieds solidement campés au sol.
  - Le centre de l'écran lui-même doit être situé au niveau des yeux ou, au pis, légèrement plus bas.
  - Gardez toujours les mains en position droite sur le clavier (ne

cassez surtout pas les poignets). Si votre environnement ne le permet pas, mettez un coussinet sous les poignets, et le tour sera joué.

Exercices d'échauffement

1. Ouvrez et refermez alternativement les doigts.
2. Saisissez votre pouce et recourbez-le vers l'intérieur du poignet.
3. Recourbez le poignet vers le haut puis vers le bas.

Ces exercices, bien sûr, pour être efficaces, doivent être exécutés plusieurs fois de suite.

Origine et causes du SCC

Votre nerf médian est comprimé au niveau du poignet. Traversant en entier le bras, ce nerf se termine aux extrémités des doigts, en passant par le canal dit carpien. Lorsque la membrane protectrice qui l'enveloppe s'enflamme (le ligament annulaire du carpe), le nerf par le fait même se trouve coincé.

Plusieurs causes expliquent ce phénomène fort répandu. Les plus courantes sont, outre les gestes répétitifs prolongés, l'usure due à l'âge et à un traumatisme récent ou ancien.

Les femmes enceintes ou ménopausées sont parfois aussi sujettes au SCC. Mais dans leur cas, le problème est d'origine hormonale seulement : leurs tissus contiennent trop d'eau, notamment au niveau des articulations.

Mais aussi...

- La meilleure façon de prévenir les douleurs au poignet, c'est encore l'exercice. En voici un très simple qui renforcera les muscles de votre poignet mine de rien : la balle. Prenez une balle (de tennis ou autre) et massez-la tout en faisant autre chose : regarder la télévision, par exemple.
- En cas de douleur et surtout s'il y a gonflement, essayez la glace de préférence à la chaleur. Rien de tel que la glace pour ramener les choses à la normale.
- La douleur est vraiment très vive, au point qu'elle vous invalide complètement ? Peut-être alors avez-vous besoin d'une injection de corticostéroïdes. Mais attention : les corticostéroïdes, à la longue, exercent une action corrodante sur la masse osseuse. N'y ayez recours qu'en tout dernier lieu.
- La chirurgie est une autre possibilité en cas de douleur récidivante et invalidante due au SCC. Elle consiste en une décompression du nerf médian. C'est une chirurgie dite d'un jour.
- Connaissez-vous le gel de silice ? Il s'agit d'une substance capable de stimuler la production du collagène, une protéine assurant entre autres l'élasticité des tissus. On trouve ce produit dans les boutiques diététiques. La DJR est de 2 cuillères à soupe par jour. Vous pouvez aussi faire des applications locales de silicium organique (Artrosilium, par exemple, vendu par Bodywell France, 35, route de Strasbourg, 76410 St Aubin les Elbeuf. Il est encore plus efficace parce que plus facilement assimilé par votre organisme.
- La phytothérapie peut aussi quelque chose pour vous, plus précisément la griffe du diable (*Harpagophytum procumbens*), qui est à la fois un anti-inflammatoire et un analgésique.

  La griffe du diable, sous forme de comprimés, est aujourd'hui couramment employée dans le traitement des douleurs articulaires. Pourquoi ne pas aller voir de ce côté ? Une seule contre-indication : si vous attendez un enfant.

  Autres suggestions phyto : le saule blanc en décoction (1/2 tasse 3 fois par jour) et ce petit mélange qui vous servira d'huile de massage : 2 1/2 c. à s. d'huile infusée de millepertuis et 40 gouttes gouttes d'huile essentielle de lavande.

Pour en savoir plus long sur la phytothérapie (entre autres, sur la façon d'obtenir une décoction), consultez *La phytothérapie ou comment vous soigner avec les plantes* dans la partie 5 (*Les médecines douces à votre service*).

Attention !

Des douleurs au poignet, nous en avons tous à un moment ou à un autre, pour diverses raisons. Mais si, dans votre cas, elles durent plus d'une journée et que, en outre, elles sont accompagnées de faiblesse et d'engourdissements musculaires, demandez un avis médical.

Faites de même si vous entendez des sons étranges (craquements, grincements) émanant de vos poignets.

Douleur dans le bas du dos

Causes	Symptômes associés			H
Arthrose	Articulations rigides, craquements (parfois), excroissances aux articulations (parfois), gonflement (parfois), inflammation, mouvements limités	✓	✓	
Cancer de la colonne vertébrale	Douleurs localisées et continues, membres endoloris et faibles, perte de poids et d'appétit, sensation de malaise général		✓	
Fibromyalgie	Courbatures, dépression, douleurs musculaires diffuses, fatigue, intolérance au froid, sécheresse oculaire, sensibilité et raideurs du dos, troubles du sommeil	✓	✓	

Causes	Symptômes associés			H
Hernie discale	Fourmillements, paralysie (parfois), raideurs de la colonne vertébrale	✓	✓	
Lombalgie chronique	Mouvements limités	✓		
Lumbago	Déviation de la colonne vertébrale (parfois), mouvements limités, spasmes musculaires	✓	✓	
Mauvaises habitudes posturales	Absence de souplesse, manque de vitalité, stress excessif * : (en cas d'inflammation grave)	✓	✓	✓*
Obésité	Ballonnement abdominal ; cellulite ; doulcurs aux picds, aux jambes et au dos ; essoufflement ; fatigue générale ; hypertension ; insuffisance cardiaque ; mauvais fonctionnement général de l'organisme ; troubles liés au diabète ; varices	✓	✓	
Ostéoporose	Asymétrie des membres inférieurs (parfois), difficulté à lever un poids, douleurs à l'aine et à la hanche (surtout après une chute), os qui se brisent, risque accru de fractures	✓	✓	
Salpingite	Constipation, douleurs pelviennes intenses et persistantes, fièvre modérée et intermittente, pertes ou saignements vaginaux anormaux, sensation de faiblesse, tachycardie (> 100/MN) * : (en prévention)	✓*	✓	
Sciatique	Boiterie, douleurs au niveau du fessier avec irradiation dans la jambe, mouvements limités	✓	✓	

Causes	Symptômes associés	(maison)	(ambulance)	H
Spondylarthrite ankylosante	Douleurs aux talons, douleurs matin et soir aux fesses et derrière les cuisses, inflammation des articulations, raideurs de la colonne vertébrale		✓	
Sténose lombaire	Engourdissement et faiblesse des membres (dos et jambes) lors de la marche		✓	
Stress excessif	Accélération du pouls, agitation, anxiété, baisse de libido, chute de cheveux, difficultés psychologiques, irritabilité, déprime, divers ennuis de santé (allergies, cou ou dos raide, diarrhée, maux de tête, etc.), fatigue généralisée, insomnie, manque de concentration, pertes de mémoire, sueurs froides, tensions musculaires, tremblements * : (si nécessaire)	✓	✓*	

Vous en avez plein le dos ?

Vous avez bien raison. Car qui n'a pas eu, déjà, son petit tour de reins ou son petit mal de dos ! En fait, 4 personnes sur 5 ont eu ou auront mal au dos, dans le courant de leur vie.

En France, lorsqu'il s'agit de douleur, c'est la deuxième cause de consultation, après les maux de tête.

Les maux de dos sont dus, pour une bonne part, à notre mode de vie : trop de sédentarité, trop de tabac, trop de kilos superflus autour de la ceinture abdominale, etc.

En bref, nous ne sommes plus habitués à l'effort. Avons-nous à nous pencher, un geste simple parmi tant d'autres ? Voilà que nous ne pouvons plus nous relever : une douleur vrillante vient de nous clouer sur place.

Mais un mal de dos, si lancinant soit-il, cela se soigne. Voyons comment.

Ce que vous pouvez faire

Ne commettez pas cette erreur commune : attendre. Ne vous dites pas : “La douleur finira bien par partir”.

Dans bien des cas, avec un peu de repos, oui, cela est exact, la douleur a de fortes chances de s’estomper.

Mais il arrive aussi, et même souvent, surtout si la personne est âgée, que telle ne soit pas l’issue annoncée. Un mal de dos, en effet, notamment lorsqu’il perdure, peut être révélateur d’un problème autrement plus sérieux : ostéoporose, tumeur, arthrite invalidante, etc.

En présence de ce symptôme universel, n’hésitez donc pas à consulter. Ayez-en tout de suite le cœur net, de manière à accélérer votre traitement, s’il y a lieu.

♦ S’il s’agit d’arthrose

Consultez la rubrique *Articulations rigides* dans ce lexique des symptômes articulaires.

♦ S’il s’agit d’un cancer de la colonne vertébrale

Il est très rare. Il peut être de type primaire ou secondaire.

S’il appartient au type primaire, sa cause est une tumeur qui s’est développée directement sur la colonne vertébrale.

À l’inverse, il est le résultat, sous forme de métastases, d’un autre cancer déjà en place (prostate, sein, thyroïde).

Le traitement fait appel à la chimiothérapie et à la radiothérapie.

♦ S’il s’agit de la fibromyalgie

Contrairement à une myalgie, la fibromyalgie n’entraîne pas de faiblesse musculaire. La douleur cependant est continue et elle perturbe le sommeil.

Souvent apparentée au syndrome de fatigue chronique, la fibromyalgie est une maladie aux contours assez flous et qui frappe 4 fois plus souvent les femmes que les hommes.

Contours assez fous car on ne lui connaît pas encore de cause précise. Diverses hypothèses toutefois sont à l'étude : l'hypothèse virale, l'hypothèse immunologique, l'hypothèse organique et l'hypothèse neuropsychique.

Ce que l'on remarque, par ailleurs, c'est que les personnes qui en souffrent généralement ont des habitudes sédentaires : elles bougent peu et, qui plus est, elles ont tendance à être déprimées.

À cause de sa symptomatologie très diversifiée, la fibromyalgie est une maladie qui déroute plus d'un médecin ; elle est du reste souvent confondue avec l'hypothyroïdie, la polyarthrite rhumatoïde, voire la polymyosite.

Comment combattre la fibromyalgie

➜ Première étape : consultez un médecin capable de vous dire, après examen, si vous souffrez effectivement de la fibromyalgie. Rappelons-le : ce ne sont pas tous les thérapeutes qui ont l'expérience nécessaire pour émettre un tel diagnostic. Il vous faudra donc peut-être faire quelques recherches avant de trouver la personne qui pourra vous aider.

➜ Une fois le diagnostic posé (dans l'hypothèse où il est positif), vous pouvez faire plusieurs choses, entre autres pour chasser la douleur :

- *Les thérapies chaud/froid* : application de compresses au moins 3 fois par jour sur les endroits douloureux ; bains chauds ou douches froides, cataplasmes d'argile ou de lin, etc. ;
- *La pratique assidue d'une activité physique :* c'est le conseil du Dr Norman Harden, de l'Institut de réhabilitation de Chicago, qui note que les fibromyalgiques, en général, manquent de tonus musculaire et sont donc plus vulnérables que la moyenne face à la douleur ;
- *Les massages :* à la fois ils apaisent la douleur et raffermissent les muscles – voyez *Le massage ou le plaisir qui guérit* dans la partie 5 (*Les médecines douces à votre service*) ;
- *Le yoga :* selon le Dr Charles Norelli, un physiatre américain, c'est l'activité que devraient privilégier tous les fibromyalgi-

ques tellement elle peut faire du bien, à la fois au corps et à l'esprit ;

- *La phytothérapie :* soit les frictions à base de teinture mère de viorne obier et de teinture de romarin (1 c. à café de chaque), le premier ingrédient étant un décontractant musculaire reconnu, le second un anti-inflammatoire (pour plus de détails sur la façon d'obtenir une teinture, consultez *La phytothérapie ou comment vous soigner avec les plantes* dans la partie 5, *Les médecines douces à votre service*) ;
- *L'acupuncture :* en soi elle ne guérira pas, mais utilisée en association avec d'autres outils thérapeutiques (tels ceux qui précèdent), elle complétera le traitement ;
- *Une bonne alimentation :* les fibromyalgiques ont en effet tout intérêt à bien se nourrir, car en général ils sont plutôt carencés de ce côté. Voyez à ce propos le chapitre 3.5 intitulé *Les meilleurs vitamines, minéraux et oligo-éléments pour vous* (partie 3) : vous trouverez là un résumé des aliments à privilégier.

Comment savoir si vous souffrez bel et bien de la fibromyalgie

Le diagnostic se fait 2 temps : tout d'abord, le médecin procède à l'identification des symptômes, ensuite il localise les points sensibles.

Votre corps compte 18 points sensibles. Si vous êtes effectivement fibromyalgique, au moins 11 de ces points seront sensibles.

Pour localiser ceux-ci, votre médecin ne fera qu'appuyer légèrement du pouce sur chacun des 18 points et il guettera votre réaction : si vous hurlez de douleur, alors qu'il ne vous aura qu'à peine touché, il saura qu'il vient de frapper juste.

♦ S'il s'agit d'une hernie discale

Ici, le grand coupable, dans 95 % des cas, est le disque intervertébral situé entre les quatrième et cinquième lombaire, ou entre la cinquième lombaire et la première sacré.

Ce disque a quitté sa position dans le rachis, coinçant par le fait même le nerf voisin.

Beaucoup de causes expliquent la saillie d'un disque intervertébral : l'arthrose de la colonne vertébrale, l'effort physique excessif, un geste trop brusque, voire – c'est rare mais ça arrive – un déséquilibre d'appui plantaire (le fait, par exemple, d'avoir une jambe plus courte que l'autre).

Une hernie discale, c'est bien sûr très douloureux. Mais fort heureusement ça se soigne, et même très bien. Dans 90 % des cas, le traitement médical ou chiropratique – assorti de quelques précautions – suffit à remettre les choses en place.

Les mesures à prendre

➜ La première et la plus évidente : la mise au repos. Selon les indications du médecin ou du chiropraticien, vous devrez rester au lit pendant un certain nombre de jours, le temps que votre colonne vertébrale se rétablisse.

Dites-vous que la position couchée exerce une pression infiniment moins grande sur les os du rachis.

➜ Le port d'un corset vous sera peut-être aussi imposé, de même que des exercices d'étirement. Ces exercices – tous faits sous supervision médicale – visent à faire réintégrer son logis au disque rebelle.

➜ Si la douleur s'avère difficile à vaincre, vous devrez sans doute prendre des anti-inflammatoires non stéroïdiens (AINS). Il est possible aussi que l'on vous fasse une injection épidurale, si vraiment la douleur est trop forte, même en position couchée.

➜ La chimionucléolyse est une autre forme de traitement employé. Elle consiste à injecter une enzyme destructrice (papaïne) directement dans le disque intervertébral lésé. Les résultats sont probants dans 70 % des cas, mais il arrive aussi que le tout soit accompagné de douleur.

➜ L'intervention chirurgicale, enfin, est possible mais uniquement en dernier recours. On attend d'abord d'avoir épuisé tous les autres moyens thérapeutiques. Elle consiste à extraire le disque saillant et à le remplacer, s'il y a lieu, par une prothèse.

Peut-on prévenir une hernie discale ?

Dans une large mesure, oui.

➜ Pour commencer, évitez de surmener votre dos. Ne lui imposez pas des charges excessives pendant de trop longues périodes. Observez de fréquentes pauses.

➜ Ayez toujours un maintien non pas rigide mais droit.

➜ Ne vous penchez jamais pour ramasser un objet lourd. Accroupissez-vous plutôt et relevez-vous lentement.

➜ Votre matelas est-il suffisamment ferme ? Vérifiez ce point car la cause du problème pourrait bien se trouver là.

➜ Musclez votre dos. Beaucoup de cas de hernies discales auraient pu être évités grâce à des exercices réguliers : marche, vélo, natation, etc. Un dos en forme est un dos à l'abri des surprises.

➜ Très important aussi : renforcez vos abdominaux.

➜ Faites du yoga. Rien de tel pour assouplir les tissus du corps, selon le Dr Warren A. Katz, un médecin qui s'est beaucoup intéressé au sujet. Une seule chose : choisissez un bon professeur car ce ne sont pas toutes les poses qui vous conviennent.

♦ S'il s'agit d'une lombalgie chronique

Par lombalgie chronique, entendons non pas un simple lumbago (voyez plus loin *S'il s'agit d'un lumbago*) mais un mal de dos qui persiste encore et encore.

La cause la plus fréquente de ce supplice bien de notre temps (auquel même les enfants n'échappent pas) est mécanique : travail répétitif, mauvais environnement ergonomique, surcharge pondérale (voyez plus bas *S'il s'agit d'obésité*), usage de machines vibrantes, habitude des mauvaises postures, port de charges trop lourdes, le stress, même (voyez plus bas *S'il s'agit d'un stress excessif*).

Si vous avez déjà été opéré au dos, il est tout à fait possible, aussi, que votre mal vienne de là ; bref, qu'il soit une séquelle de votre opération.

Comment y remédier ?

Trouvez d'abord la cause de votre mal. Cela fait, vous pourrez mieux agir par la suite.

Pour le reste, reportez-vous à *Peut-on prévenir une hernie discale ?* un peu plus haut.

♦ S'il s'agit d'un lumbago

C'est sans doute le mal le plus universel qui soit. Et pour cause : tout le monde, ou presque, en a hérité un jour ou l'autre.

Il survient en général après un violent effort physique (haltères, par exemple) ou un banal faux mouvement. L'origine en est souvent un disque intervertébral ayant subi un léger déplacement.

Comment faire pour le remettre à sa place ?

Dans les cas les plus graves, vous pouvez évidemment consulter un chiropraticien, un orthothérapeute ou un ostéopathe. Mais vous devez aussi y mettre du vôtre. C'est-à-dire :

➜ Mettez-vous d'abord au repos pour quelques jours. Ne tentez aucun effort susceptible de faire empirer le mal.

➜ Pour calmer la douleur, prenez des bains très chauds associés à des applications de compresses ou de bouillotte.

➜ À l'occasion prenez des anti-inflammatoires du type aspirine. Ils aideront à soulager le mal.

➜ Si possible, faites-vous faire des massages. Rien de tel pour détendre un dos récalcitrant.

➜ Un bon cataplasme a parfois aussi ses vertus. Ceux à la moutarde notamment, sont très efficaces.

➜ Côté remèdes phyto, essayez les frictions à base de teinture mère de viorne obier et de teinture de romarin (1 c. à café de chaque

que vous mélangerez). Elles vous calmeront, les deux herbes ayant une action calmante.

Pour plus de détails concernant la phytothérapie, consultez *La phytothérapie ou comment vous soigner avec les plantes* dans la partie 5 (*Les médecines douces à votre service*).

Essayez l'homéopathie : c'est facile, c'est pas cher et ça marche

L'homéopathie offre aussi des remèdes pour les dos endoloris. Les 4 plus connus, en ce qui concerne le lumbago, sont Berberis 9 CH, Bryonia 9 CH, Rhus Toxicodendron 9 CH et Nux Vomica 9 CH.

Mais un bon conseil : voyez d'abord un médecin homéopathe. Un traitement homéopathique, en effet, ne doit jamais être fait au hasard. Une évaluation préalable est absolument nécessaire, car les remèdes homéopathiques n'ont pas l'universalité des remèdes allopathiques.

(Pour en savoir davantage sur l'homéopathie, consultez *L'homéopathie ou comment guérir le mal par le mal* dans la partie 5, *Les médecines douces à votre service*.)

♦ S'il s'agit de mauvaises habitudes posturales

Voyez plus haut les conseils donnés dans *Peut-on prévenir une hernie discale ?* à l'intérieur de cette rubrique.

♦ S'il s'agit d'obésité

Il serait plus exact de parler d'un excédent de poids. Car n'est pas obèse qui veut. Est obèse toute personne dont le poids dépasse de 30 % son poids standard.

Est-ce votre cas ? Si oui, ne vous surprenez pas si vos reins vous causent quelques problèmes. Sans le vouloir, vous leur en faites voir de toutes les couleurs.

> ***Vous n'êtes pas obèse et vous avez quand même mal dans le bas du dos ?***
>
> C'est tout à fait possible. Cela prouve seulement que vous avez des kilos en trop et que ceux-ci suffisent à mettre à mal votre dos.
>
> Chez nombre de personnes, un excédent de 4 ou 5 kilos seulement peut provoquer une pression indue sur les vertèbres lombaires et les muscles environnants.
>
> Encore une fois, le remède est élémentaire : régime amaigrissant et exercices.

♦ S'il s'agit d'ostéoporose

Consultez la rubrique *Os qui se brisent* dans ce lexique des symptômes articulaires.

♦ S'il s'agit d'une salpingite

Cette infection des trompes de Fallope est la forme de maladie pelvienne la plus répandue.

De fait, sa prévalence est élevée : une femme sur trois pourrait en être affectée durant sa vie sexuelle active. Sont particulièrement à risque les adolescentes à la sexualité débridée et non protégée.

Généralement invisible et silencieuse, cette maladie peut vous faire beaucoup de tort avant d'être dépistée. Or, trois conséquences majeures vous guettent en particulier :

- des douleurs persistantes au ventre ;
- la stérilité ;
- des grossesses extra-utérines.

Ses causes

Cette maladie apparaît lorsque certaines bactéries traversent l'utérus et viennent parasiter les parois internes de vos trompes de Fallope. Des infections aiguës ou chroniques vont alors se développer dans les trompes au point d'y produire du pus. Il s'en suivra une obstruction ou encore une lésion majeure de la muqueuse des trompes, ce qui perturbera donc profondément les mécanismes normaux de la dcsccnte des ovules et de la fécondation.

Fréquemment, des adhérences peuvent aussi se former en divers endroits de votre appareil génital. Celles-ci entraîneront des douleurs chroniques dans la région du pelvis.

Plusieurs types de bactéries peuvent expliquer votre salpingite (colibacille, gonocoque, bacille de Koch, etc.). La salpingite est en somme une complication d'une infection vaginale.

La salpingite est-elle une MST ?

Non, pas comme tel. Reste qu'une MST négligée ou non soupçonnée en est le plus souvent la cause. Deux MST fort "populaires" se retrouvent souvent au banc des accusées : le chlamydia ou la blennorragie.

Néanmoins, toute forme de germe qui se transmet via les rapports sexuels risque d'infecter vos trompes.

Notez que l'infection peut aussi s'installer parfois dans les cas suivants :

- pose d'un stérilet ;
- accouchement ;
- curetage ;
- invervention médicale au niveau de l'utérus ou des trompes.

Vos moyens de défense

➜ Pas facile de détecter ce mal ! En revanche, vous pouvez soupçonner la présence d'une salpingite aïgue lorsque vous avez affaire aux symptômes suivants :

- fièvre ;
- douleurs abdominales ;
- maux de dos ;
- pertes ou saignements vaginaux anormaux.

Reste que ces symptômes correspondent aussi à des maladies similaires, ce qui rend donc le diagnostic souvent très délicat. Si vous avez des doutes, il est donc indispensable de vous soumettre à une laparoscopie sous anesthésie générale afin de faire déceler les anormalités des trompes.

➜ Ne laissez pas vos symptômes empirer. Agissez vite, car tout retard dans le traitement augmente de beaucoup les risques de stérilité. L'abcès qui s'est formé va bloquer la descente des ovules.

➜ En l'absence de symptômes évidents, les médecins devront travailler "au pifomètre". Le plus souvent, ils essayeront en premier les antibiotiques avant de recourir à des techniques plus exigeantes (chirurgie, etc).

➜ La solution, c'est bien sûr la prévention – surtout si la "variété" est pour vous le sel de l'amour. Ne négligez donc jamais les moyens habituels de protection : diaphragme, préservatifs, etc.

➜ Côté prévention, notez aussi tout symptôme anormal qui survient après un accouchement, un avortement, la pose d'un stérilet ou une intervention intra-utérine.

➜ Enfin, notez que si vous avez déjà été victime d'une salpingite, vos risques de rechute varient entre 20 et 30 % dans l'année qui suit. Si vous tombez enceinte, passez les tests nécessaires pour détecter toutes possibilités de récidives. Vous éviterez ainsi les risques de grossesse extra-utérine.

➜ Il va de soi que, si vous soupçonnez la présence d'une salpingite, il est essentiel d'avertir votre ou vos partenaires éventuels. N'attendez pas que le diagnostic soit confirmé.

♦ S'il s'agit d'une sciatique

Consultez la rubrique *Boiterie* dans ce lexique des symptômes articulaires.

♦ S'il s'agit de la spondylarthrite ankylosante

Consultez la rubrique *Douleurs articulaires* dans ce lexique des symptômes articulaires.

♦ S'il s'agit de la sténose lombaire

On l'appelle aussi syndrome du rétrécissement du canal rachidien. Ce rétrécissement en lui-même entraîne une forte compression des racines de la moelle épinière, d'où vos douleurs.

La sténosc lombaire affecte généralement les personnes de 50 ans et plus. On lui connaît plusieurs causes : l'arthrite rhumatoïde, le glissement d'une vertèbre, la maladie de Paget, une tumeur dans le canal rachidien, etc.

Le traitement peut comprendre le port d'un corset, des injections de corticostéroïdes et la chirurgie.

♦ S'il s'agit d'un stress excessif

Le mal de dos est l'un des principaux compagnons du stress. Étant donné que le stress frappe le système nerveux, il est normal qu'une certaine tension s'installe au niveau des muscles périphériques de la colonne vertébrale.

Celle-ci est en effet traversée par la moelle épinière, qui constitue en quelque sorte la "ligne principale" de ce vaste réseau de communication interne que représente le système nerveux.

Comme l'explique le Dr Luc Pomerleau, un chiropraticien québécois adepte de la "chiropraxie network" : "Le système nerveux central – cerveau, moelle épinière et nerf rachidien – est le grand centre d'intégration de l'information corporelle. La colonne vertébrale est notre outil de travail puisque le rôle du système nerveux est d'intégrer toutes les informations liées au stress physique, mentalémotionnel ou chimique – lors d'une chimiothérapie par exemple – pour ensuite les retransmettre à travers le corps."

Dès que le stress devient excessif, certaines maladies peuvent apparaître, en plus des douleurs strictement dorsales. Car, ne l'oublions pas, le système nerveux central est relié aux divers organes vitaux. En "remettant de l'ordre" dans votre colonne vertébrale, la chiropraxie s'avère donc généralement fort efficace pour traiter tous les autres maux liés au stress excessif.

Mais vous pouvez aussi faire votre part ! Pour éviter d'en "avoir plein le dos", pratiquez par exemple la *méthode de Jacobson*, qui est également connue sous le nom de *relaxation active*.

La méthode Jacobson ou relaxation active

C'est le Dr Jacobson, un médecin américain, qui est à l'origine de cette méthode très bien adaptée à la mentalité hyperactive de l'Occidental. Plutôt que de tenter de vous détendre comme dans les autres techniques qui requièrent une passivité totale, vous allez plutôt essayer de vous... tendre encore plus afin de favoriser ce qu'on pourrait appeler un mouvement de balancier.

En effet, cette technique vous amène à l'extrémité de la tension de sorte que vous ne pouvez faire autrement que de retourner vers l'autre pôle, celui de la détente.

➜ Voici ce qu'il en est exactement s'il s'agit de détendre les bras :

1. Asseyez-vous bien droit sur un fauteuil muni d'accoudoirs. Posez les deux pieds sur le sol et vos deux bras sur les accoudoirs.
2. Fermez les yeux et prenez quelques moments pour disperser vos soucis ou vos pensées parasites.
3. Tout en inspirant, serrez fortement les poings.
4. Puis desserrez les poings *très lentement* tout en expirant longuement.
5. Prenez le temps de ressentir l'effet de détente.
6. Poursuivez jusqu'à l'obtention d'un résultat satisfaisant.

→ Cette méthode s'applique aux autres parties de votre corps : le torse, les jambes, le cou. Vous pouvez donc aussi contracter le ou les groupes musculaires que vous désirez relaxer pour ensuite vous concentrer sur la sensation de détente qui jaillit de chaque relâchement.

→ Autre possibilité : faites une contraction globale des pieds à la tête de manière à ressentir ensuite un relâchement de tout votre corps.

Autres solutions pour dissoudre le stress

La *relaxation active* est loin d'être la seule solution. Vous pourriez aussi pratiquer la *relaxation passive* typique du yoga ou encore adopter la pratique de la visualisation.

Mieux vaut prévenir le stress que le guérir !

Certes, les calmants tout comme les techniques de relaxation peuvent venir à bout du stress aigu et favoriser la phase de récupération après un événement traumatique.

Il n'en demeure pas moins que l'idéal est d'augmenter par avance votre résistance de base au stress.

Même une personne très nerveuse peut développer une remarquable capacité d'adaptation aux agents stressants. Et, comme le démontrent bien des cas, le fait d'avoir vécu une enfance extrêmement difficile (adoption, inceste, violence conjugale, etc.) ou un début de vie adulte très éprouvant n'est pas un obstacle au bonheur.

Bien entendu, il faut désirer sincèrement acquérir une force de caractère qui vous protégera du stress.

Si tel est votre cas, il ne vous reste plus qu'à suivre les étapes suivantes :

1. Comprenez les mécanismes physiologiques associés au stress et apprenez à les reconnaître pour agir à temps.
2. Pratiquez régulièrement la relaxation – active ou passive – ou encore la visualisation.

Vous serez ainsi en mesure d'évacuer les tensions physiques et mentales avant qu'elles ne s'accumulent "dans votre dos".

Mais aussi...

- Si vous débutez un programme d'exercices, soyez prudent : allez-y progressivement sans vous presser, sinon c'est votre dos qui risque d'écoper.
- Lorsque vous soulevez un objet lourd, tenez-le le plus près possible de votre corps. Si vous le tenez à bout de bras, votre dos subira une pression trop forte.
- Évitez les mauvaises postures. Elles sont très souvent à l'origine de maux de dos.
- En cas de douleur persistante, restez au lit au moins 1 jour ou 2. Plus vous tarderez à vous reposer, dit le Dr David Lehrman, chirurgien orthopédiste au St. Francis Hospital de Miami, plus il vous faudra de temps pour vous remettre.
- Assurez-vous que votre matelas est suffisamment ferme pour vous soutenir le dos. S'il a tendance à creuser ou s'il est trop mou, vous vous réveillerez inévitablement avec des courbatures.
- Les maux de dos ne sont pas qu'affaire de médecine traditionnelle. Les médecines douces peuvent aussi vous aider. Voici quelques solutions que vous voudrez peut-être mettre à l'essai : ostéopathie, homéopathie, acupuncture et mésothérapie. Chacune de ces disciplines, à son façon, est en mesure de faire sauter votre blocage. Pour plus de détails, consultez la partie 5 (*Les médecines douces à votre service*).
- Vos os sont-ils en bon état ? Sont-il suffisamment forts ? Sinon, augmentez votre ration quotidienne de calcium et de magnésium, deux minéraux qui jouent un rôle prédominant dans la formation de la masse osseuse.

  Pour connaître les meilleures sources alimentaires de calcium et de magnésium, consultez *Les meilleurs vitamines, minéraux et oligo-éléments pour vous* dans la partie 3 (*Comment vous soigner par l'alimentation*).
- Voici un exercice simple qui calme rapidement les maux de dos lancinants :

- Couchez-vous sur le dos et ramenez les genoux vers la poitrine en les serrant doucement (position du fœtus).
- Restez ainsi pendant environ 10 secondes et relâchez.
- Recommencez tant et aussi longtemps que vous n'aurez pas atteint le soulagement : 5 à 10 fois en général.

☛ Essayez l'“aspirine végétale” qui n'a pas les effets secondaires de l'aspirine classique lors d'un d'usage prolongé. Pour plus de détails, voyez *Connaissez-vous l'“aspirine végétale” ?* à la rubrique *Inflammation des articulations* dans ce lexique des symptômes articulaires.

☛ **Lors d'une période de rémission**, ne vous contentez pas de crier simplement victoire. Profitez-en pour accorder un répit encore plus long à votre dos en faisant régulièrement de l'exercice.

Nombre de médecins, à ce propos, recommandent la natation, qui met en mouvement tous les muscles du corps et en particulier ceux du dos. Si vous pouviez en faire 2 à 3 fois par semaine, vous auriez atteint un idéal.

Si cela s'avère impossible, marchez tous les jours. Faites aussi des applications de chaud et/ou de froid, le tout associé à des massages.

Attention !

➜ Si vous avez encore mal au dos même après avoir tout essayé, demandez un examen en profondeur. Peut-être souffrez-vous d'une forme quelconque d'arthrite ou d'épuisement généralisé.

Le pire, c'est d'attendre tout en se disant que les choses finiront bien par se replacer. Avec un dos qui fait mal encore et encore, il n'en va pas ainsi.

➜ Le mal de dos est l'une des conséquences les plus évidentes de l'obésité. Mais il y a bien d'autres raisons qui pourraient vous inciter à prendre les grands moyens pour diminuer votre poids.

L'obésité entraîne en effet dans son sillage toute une kyrielle de problèmes de santé encore plus préoccupants :

- troubles cardio-vasculaires, rénaux et hépatiques ;
- diabète ;

- hypertension ;
- arthrose ;
- varices ;
- grossesses difficiles ;
- problèmes de vésicule biliaire, d'appendicite :
- complications post-opératoires, etc.

Autant de problèmes, donc, qu'une perte de poids vous aide à prévenir.

Douleurs articulaires (en général)

Causes	Symptômes associés			H
Arthrite gonococcique	Fièvre, inflammation le plus souvent localisée au genou, à la cheville ou au poignet ; tissus environnants qui deviennent rouges, chauds et très douloureux au toucher et au mouvement (le mauvais temps aggrave les douleurs). En plus : - *chez la femme :* douleurs abdominales intenses, pertes blanches - *chez l'homme :* douleurs aiguës dans la région de la prostate, fièvre, mictions nocturnes fréquentes et difficiles * : (sans délai)	✓	✓*	
Arthrose	Articulations rigides, craquements (parfois), déformations, excroissances osseuses aux articulations, gonflement (parfois), inflammation, mouvements limités	✓	✓	

Causes	Symptômes associés	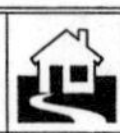		H
Bursite	Articulations enflées et rouges, chaleur, mouvements limités, sérosité	✓	✓	
Cancer primitif des os	Risque de fracture accentué, tuméfaction locale		✓	
Goutte	Chaleur, fièvre (parfois), gonflement, inflammation, hypersensibilité, rougeur	✓	✓	
Infection bactérienne ou virale	Douleurs musculaires, fièvre, inflammation	✓		
Obésité	Ballonnement abdominal ; douleurs aux pieds, aux jambes et au dos ; essoufflement ; hypertension ; insuffisance cardiaque ; mauvais fonctionnement général de l'organisme ; troubles liés au diabète ; varices	✓	✓	
Ostéomalacie	Déformations osseuses (vertèbres et membres inférieurs), douleurs aux hanches et aux épaules, os qui se brisent		✓	
Polyarthrite rhumatoïde	Articulations rigides, déformation des doigts et des orteils, douleurs à la hanche (parfois), douleurs au poignet (parfois), douleurs musculaires, douleurs nocturnes et matinales, engourdissement, extrémités froides, inflammation des articulations, gonflement, raideurs, os qui se brisent	✓	✓	
Pseudopolyarthrite rhizomélique	Amaigrissement, douleur au cou, à l'épaule et à la hanche, fatigue	✓	✓	
Spondylarthrite ankylosante	Douleurs aux talons, douleurs matin et soir aux fesses, derrière les cuisses et à mi-dos, raideurs de la colonne vertébrale		✓	

Causes	Symptômes associés			H
Tendinite	Fourmillements (parfois), grande sensibilité à la palpation, mouvements limités	✓	✓	

Articulations douloureuses = articulations usées

De fait, c'est souvent le cas. Car nos articulations, ce sont en quelque sorte nos roulements à billes. Avec le temps, elles s'usent et entraînent ces petits désagréments dont nous sommes tous, à l'occasion, coutumiers.

Il faut donc en prendre soin.

Mais malgré toute notre bonne volonté, il arrive qu'elles échappent à notre contrôle, qu'elles nous donnent du fil à retordre.

Que faire alors pour les aider à rentrer dans le rang ? Pour qu'elles mettent fin à leur lancinants appels ?

Ce que vous pouvez faire

Soyons logique : voyez d'abord votre médecin. Il existe au bas mot 115 maladies plus ou moins différentes s'attaquant aux articulations. Connaître celle qui s'acharne sur vous est donc la première étape à observer.

Par la suite, ce sera à vous d'agir. Si vous décidez de vous en tenir à la médication que vous aura remise votre médecin, en d'autres termes, de ne pas chercher à aller au-delà de votre maladie, cela vous appartient.

Mais si vous croyez que vous pouvez faire plus, des possibilités, bien sûr, s'ouvrent à vous.

♦ S'il s'agit d'une arthrite gonococcique

L'arthrite gonococcique résulte de la complication d'une blennorragie non diagnostiquée et non traitée.

Cette maladie vénérienne concerne aussi bien l'homme que la femme. Reste que les femmes sont les plus souvent touchées, la blennorragie étant chez elles – autre injustice de la nature ! – plus difficile à détecter.

Comme toutes les maladies vénériennes, l'arthrite gonococcique nécessite un traitement rapide. Même s'il est vrai que cette maladie fut longtemps l'une des aggravations les plus répandues de la blennorragie, les choses ont bien changé depuis l'apparition des antibiotiques !

Dès les premiers symptômes, consultez votre médecin qui effectuera un prélèvement de liquide synovial dans l'articulation atteinte pour des fins d'analyse.

Le traitement consiste à injecter de la pénicilline dans l'articulation ainsi que dans la masse musculaire.

Ce traitement est très efficace mais cela ne vous dispense pas, bien sûr, d'utiliser tous les moyens nécessaires pour éviter d'infecter de nouveaux partenaires sexuels (préservatif, etc.).

Dans l'immédiat

N'attendez pas de rencontrer le médecin pour "mettre un peu de baume sur la plaie" ! Vous pouvez en effet soulager vos douleurs articulaires et faciliter la motricité par des moyens fort simples :

➜ Appliquez de la glace sur l'endroit affecté. Rappelons cependant qu'il ne faut pas mettre le sac de glace directement sur votre peau. Placez un vêtement ou une pièce de tissu entre les deux.

➜ Utilisez des aimants thérapeutiques du type pastille. À l'aide de sparadraps ou de disques dermo-adhésifs, fixez 12 à 20 aimants face sud (effet anti-inflammatoire) sur les endroits douloureux.

Si vous désirez en savoir davantage sur la thérapie par les aimants (magnétothérapie), consultez *La magnétothérapie ou comment chas-*

ser la douleur avec des aimants dans la partie 5 (*Les médecines douces à votre service*).

♦ S'il s'agit d'arthrose

Consultez la rubrique *Articulations rigides* dans ce lexique des symptômes articulaires.

♦ S'il s'agit d'une bursite

Difficile de trouver un problème plus courant. Qui n'a pas eu sa bursite un jour ou l'autre ?

Une bursite est une inflammation d'une bourse séreuse.

Des bourses séreuses, votre corps en contient une énorme quantité, soit plus de 150. Situées aux articulations et remplies d'un liquide lubrifiant, elles permettent à la peau, aux muscles et aux tendons de glisser sans problème sur les os.

Les causes possibles d'une bursite

Les plus courantes sont les mouvements répétitifs prolongés (ce que l'on appelle la sur-utilisation), un traumatisme (même ancien) et une infection microbienne.

Dans le cas d'une infection microbienne, l'articulation concernée devient non seulement douloureuse, mais rouge, très chaude et nantie d'une poche de sérosité.

Une inflammation d'origine souvent professionnelle

En effet, les premiers visés par une bursite sont ceux qui, dans le cadre de leur profession, doivent toujours faire les mêmes gestes : poseurs de tapis, laveurs de carreaux, jardiniers, secrétaires, conducteurs de poids lourds, etc.

Certaines catégories de sportifs n'échappent pas non plus à la règle. Ce sont surtout les haltérophiles, les golfeurs et les joueurs de tennis.

En règle générale, une bursite frappe là où cela fait le plus mal, soit aux épaules, aux coudes, aux hanches, au genoux et au tendon d'Achille.

Comment faire face à une bursite

Fort heureusement, nul besoin d'une panoplie d'interventions, Des gestes simples, faits au bon moment, suffisent très souvent.

- ➜ Ainsi, **en cas de crise**, le mot d'ordre est le suivant : repos. Ou tout au moins immobilisez, autant que faire se peut, l'articulation atteinte.

  En même temps, à raison de 3 fois par jour, faites des applications de glace d'une durée de 20 minutes chacune. Cela calmera en bonne partie la douleur.
- ➜ Autre moyen de calmer la douleur : les anti-inflammatoires. Mais attention, ils peuvent avoir une action néfaste sur les parois de votre estomac. Si vraiment vous ne pouvez vous en passer, prenez-les toujours en mangeant ou avec un grand verre d'eau.
- ➜ Au bout de 2 à 3 jours de ce régime, passez à la phase suivante, soit la **thérapie à chaud**.

  Une thérapie à chaud consiste, comme le mot le laisse entendre, à prendre des bains et douches très chauds matin et soir, et à faire des compresses également très chaudes (3 fois par jour, 20 min. la séance).
- ➜ Faites aussi un exercice régulier, comme la marche, afin de permettre à vos articulations de retrouver leur mobilité. Ce point est très important, car si vous restez inactif physiquement, vos articulations auront tôt fait de s'ankyloser à nouveau.
- ➜ Autre point très important, évitez les gestes répétitifs. Ou tout au moins, diminuez leur occurrence. Observez des pauses fréquentes, faites-vous des automassages, allez vous servir un café, et ainsi de suite, tout cela de manière à permettre à vos articulations de changer de rythme aussi souvent que possible.

♦ S'il s'agit d'un cancer primitif des os

Contrairement au cancer secondaire (qui découle toujours d'un autre cancer : prostate, thyroïde, sein, etc.), le cancer primitif se développe directement sur les os ou à leur périphérie immédiate. Il est très rare et touche en grande majorité des enfants.

La chimiothérapie et la chirurgie sont les armes les plus couramment utilisées pour en venir à bout.

♦ S'il s'agit de la goutte

Consultez la rubrique *Inflammation des articulations* dans ce lexique des symptômes articulaires.

♦ S'il s'agit d'une infection bactérienne ou virale

Consultez la rubrique *Inflammation des articulations* dans ce lexique des symptômes articulaires.

♦ S'il s'agit d'obésité

Consultez la rubrique *Douleur dans le bas du dos* dans ce lexique des symptômes articulaires.

♦ S'il s'agit d'une ostéomalacie

Consultez la rubrique *Os qui se brisent* dans ce lexique des symptômes articulaires.

♦ S'il s'agit de la polyarthrite rhumatoïde

Consultez la rubrique *Inflammation des articulations* dans ce lexique des symptômes articulaires.

♦ S'il s'agit de la pseudopolyarthrite rhizomélique

Le patient typique a dans la soixantaine et, 2 fois sur 3, est de sexe féminin.

De nature inflammatoire, la PPR n'est pas une maladie grave en soi. Elle se traite bien. Cependant, sans que l'on sache trop pourquoi, elle est souvent associée à une pathologie beaucoup plus sérieuse, la maladie de Horton, laquelle est caractérisée par une atteinte vasculaire sévère se traduisant par d'intenses maux de tête et des troubles oculaires.

Les symptômes de la PPR se manifestent généralement la nuit, troublant donc votre sommeil, et le matin au réveil. Vous pouvez avoir mal non seulement à l'épaule, mais aussi au cou et aux hanches. La douleur, par moments, est fortement handicapante, au point de vous nuire dans beaucoup de vos activités.

La maladie, généralement, régresse spontanément au bout de 2 à 3 ans, après traitement.

Le traitement

Vous n'avez pas vraiment le choix : étant donné la fréquente association avec la maladie de Horton, vous devez d'abord voir votre médecin.

Le traitement lui-même est à base de corticostéroïdes – de prednisolone, plus exactement.

Parallèlement, histoire de bien entretenir vos articulations, nous vous suggérons de faire tous les jours les exercices recommandés dans la partie 4 (*Comment vous soigner avec des exercices pour toutes les parties de votre corps*).

♦ S'il s'agit de la spondylarthrite ankylosante

Ce type d'arthrite touche essentiellement les articulations de la hanche et du bassin et celles de la colonne vertébrale. Sa cause est inconnue. Dans 10 % des cas, cependant, on observe qu'un autre membre de la famille en est atteint.

La spondylarthrite ankylosante frappe en majorité les jeunes hommes entre 15 et 30 ans. Son traitement officiel repose sur les anti-inflammatoires non stéroïdiens.

Ce qui n'empêche pas que certaines méthodes inhabituelles peuvent conduire à une guérison ou un soulagement inespéré (voyez l'encadré qui suit).

Le cas étonnant de Norman Cousins

En 1964, l'éditeur et journaliste américain Norman Cousins apprend qu'il est atteint d'une spondylarthrite ankylosante. Il est littéralement prisonnier de son lit d'hôpital, car le moindre mouvement provoque d'intenses douleurs.

On lui administre des mégadoses d'anti-inflammatoires et d'analgésiques. Malheureusement, ces médicaments entraînent de très pénibles effets secondaires. Selon ses termes, Cousins avait l'impression d'être dévoré par des millions de fourmis rouges. Plus moyen non plus de dormir.

Mais Norman Cousins ne se laisse pas abattre. Il commence à explorer toute la littérature médicale, pour finalement découvrir une solution à son mal même si, en principe, les espoirs, dans son cas, sont bien minces (normalement, 1 personne sur 500 échappe à cet enfer).

Il apprend ainsi que des doses massives de vitamine C pourraient l'aider. Il s'en fait donc injecter quotidiennement 25 g (25 000 mg) par un médecin avant-gardiste !

Mais Norman Cousins ne s'arrête pas là dans ses innovations thérapeutiques. Se rappelant que, selon Hans Selye (*Le stress de la vie*), les émotions négatives affectent l'équilibre biochimique du corps, Norman Cousins en conclut que les émotions positives pouvaient à l'inverse jouer en sa faveur.

Et il décide alors de rire le plus souvent possible ! Dans sa chambre d'hôpital, il dévore les recueils d'histoires drôles et se fait projeter les classiques du cinéma comique. "Je découvris avec joie que dix minutes d'un bon rire avaient un effet anesthésiant, calmaient mes douleurs et me donnaient au moins deux heures de sommeil", explique-t-il dans son ouvrage *La volonté de guérir*.

Comme dans un conte de fées pour adultes, Norman Cousins retrouva sa liberté de mouvement. On le vit même monter à cheval ou jouer au tennis. Et sa guérison fut le tremplin vers une nouvelle carrière. Il est en effet aujourd'hui professeur de psychosomatique à la faculté de médecine de l'Université de Californie à Los Angeles.

Trop beau pour être vrai ? Pas forcément ! Ainsi, dans le cas du rire, on sait maintenant que celui-ci augmente la concentration d'**endorphines** dans le sang, substances qui exercent une action naturellement euphorisante et anesthésiante.

La guérison spectaculaire de Norman Cousins aura d'ailleurs beaucoup contribué à faire entrer la médecine du rire dans les laboratoires et les hôpitaux. Le recours à des clowns pour remonter le moral des enfants hospitalisés en est l'une des applications les plus courantes.

Faut-il le préciser ? La thérapie par le rire s'applique à tous les autres problèmes articulaires et à bien d'autres encore.

En fait, à titre d'adjuvant, cette thérapie bien spéciale – mais fort peu coûteuse – est presque indispensable. Le rire ne délivre pas de la maladie comme tel mais il stimule le processus naturel de guérison.

♦ S'il s'agit d'une tendinite

Le plus souvent, elle survient à l'épaule, au coude, au poignet (on l'appelle alors syndrome du canal carpien), à la hanche et au genou.

Elle peut être due à plusieurs causes : microtraumatisme, sur-utilisation, gestes répétitifs prolongés, usure des tissus, périarthrite scapulo-humérale, spondylarthrite ankylosante, polyarthrite rhumatoïde, etc.

En d'autres termes, ce n'est pas toujours un problème simple. D'où l'importance de consulter d'abord un médecin, pour savoir de quoi il retourne très exactement.

Cela étant dit, le traitement d'une tendinite ne varie guère, quelle qu'en soit la cause.

Les étapes à suivre

À peu de chose de près, ce sont les mêmes que dans le cas d'une bursite, que ce soit en période de crise ou en période de rémission.

En période de crise

- Mettez le tendon douloureux au repos absolu.
- Appliquez de la glace 3 fois par jour pendant 20 minutes.
- Prenez des anti-inflammatoires si cela est nécessaire.
- Voyez aussi un magnétothérapeute ou encore procurez-vous des aimants Eporec 1.500 que vous appliquerez, face sud (2 à 3 suffiront), à l'endroit même de la douleur, pendant 7 jours.

Dans le domaine des tendinites, en effet, la magnétothérapie a fait ses preuves. Selon une étude réalisée par un rhumatologue, le Dr Masson, auprès de 14 patients aux prises avec une tendinite récente et traités avec des aimants Eporec 1.500, elle s'est révélée efficace dans 77 % des cas.

Pour plus de détails sur la magnétothérapie, consultez *La magnétothérapie ou comment chasser la douleur avec des aimants* dans la partie 5 (*Les médecines douces à votre serv*ice).

En période de rémission

- Prenez des bains et douches très chauds matin et soir.
- Appliquez des compresses chaudes.
- Faites des exercices légers pour réactiver les articulations (marche, vélo, natation, etc.)
- Évitez les gestes répétitifs prolongés.

Mais aussi...

- Vous pouvez trouver, dans les boutiques diététiques et les pharmacies, des “anti-inflammatoires végétaux” ou “aspirines végétales”. Pour plus de détails, voyez *Connaissez-vous l’“aspirine végétale” ?* à la rubrique *Inflammation des articulations* dans ce lexique des symptômes articulaires.
- Un truc pour obtenir une compresse très chaude en un rien de temps : mettez un gant de toilette au four à micro-ondes pendant 1 minute, chaleur maximale. Effet garanti.
- Si vous faites du sport, observez toujours une période d’échauffement au préalable. Dix minutes suffisent. De la sorte, vous éviterez non seulement des blessures inutiles, mais aussi des désagréments du type bursite et tendinite.
- La marche offre de nombreux bienfaits, lorsqu’il s’agit de reprendre contact avec ses articulations. Entre autres, elle fortifie les muscles et le squelette. Qui plus est, il n’est pas nécessaire d’être dans une forme olympique pour s’y adonner.

Attention !

Certaines douleurs articulaires sont suspectes. Ayez surtout à l’œil celles qui sont accompagnées de tuméfactions ou de déformations. En les repérant à temps sur vous ou sur vos proches, vous accroîtrez, il va sans dire, les chances de succès lors du traitement.

Par ailleurs, si la douleur persiste au-delà d’une semaine, après toute les traitements que nous avons suggérés plus haut, une visite médicale s’impose.

Le gel de silice pour redonner souplesse aux tendons

Beaucoup de gens sujets aux entorses, tendinites et autres inflammations musculaires souffrent en fait d’une carence en **élastine**, une protéine présente dans les fibres élastiques (ligaments) et qui, comme le mot le suggère, est chargée d'assurer leur élasticité. Mais comme l'organisme de ces personnes ne fabrique pas assez d'élastine, le moindre étirement les rend parfois inaptes à faire quoi que ce soit pendant plusieurs jours.

Klaus Kaufmann, qui explique ce phénomène dans Silica – The Amazing Gel[1], rapporte qu'il est possible de corriger la situation avec le gel de silice, qui contient justement de l'élastine. L'effet, dit-il, devrait se faire sentir au bout de quelques semaines. À essayer, si vous êtes ouvert à la nouveauté.

Il faut prendre du gel de silice à raison de 2 cuillerées à soupe par jour. Ce produit est vendu dans les boutiques diététiques.

Vous pouvez aussi faire des applications locales de silicium organique (encore plus efficace parce que plus facilement assimilé par votre organisme) (Artrosilium, par exemple ; ce produit est commercialisé par Bodywell France, 35, route de Strasbourg, 76410 St Aubin les Elbeuf).

1 Alive Books, Burnaby (Canada), 1993.

Douleurs musculaires (en général)

Causes	Symptômes associés	(maison)	(ambulance)	H
Artérite des membres inférieures	Crampes musculaires, vertiges	✓	✓	
Arthrite juvénile	Fatigue, fièvre, inflammation des articulations, irritations cutanées. Parfois : inflammation des ganglions lymphatiques, uvéite		✓	
Claquage	Douleur localisée, hématome		✓	
Courbatures d'effort	Mouvements limités, raideurs	✓		
Crampes musculaires	Variables (dépendent de la cause)	✓		
Dermato-myosite	Faiblesse musculaire, rougeurs cutanées (mains, doigts, genoux, coudes, paupières), visage enflé		✓	
Entorse	Gonflement de l'articulation, mouvements limités	✓	✓	
Fibromyalgie	Courbatures, dépression, douleurs dans le bas du dos, fatigue, intolérance au froid, sécheresse oculaire, sensibilité et raideurs du dos, troubles du sommeil (les douleurs musculaires sont diffuses)	✓	✓	

Causes	Symptômes associés			H
Grippe	Brûlures dans les yeux, faiblesse musculaire, fièvre, frissons, gastro-entérite, maux de gorge, maux de tête, obstruction des fosses nasales avec écoulements, somnolence, sueurs nocturnes, toux sèche avec ou sans mucosités * : (en cas de complication)	✓	✓*	
Infection bactérienne ou virale	Douleurs articulaires, fièvre, inflammation des articulations	✓		
Lupus érythémateux disséminé	Alopécie ; anémie ; douleurs articulaires/musculaires intenses de nature arthritique ; éruptions cutanées prurigineuses en papillon sur les joues, les arêtes du nez ou ailleurs ; fièvre ; inflammation pulmonaire (douleurs intenses à la poitrine irradiant vers le cou ou l'abdomen et accentuées par la respiration et la toux, essoufflement marqué, toux) ; inflammation rénale (mal de tête, œdème de la face et des chevilles, perte d'appétit et de poids, urines peu abondantes et sanglantes, vomissements) et troubles cardiaques * : (en cas d'une évolution foudroyante de lupus érythémateux disséminé)	✓	✓	✓*
Maladie de Bornholm	Douleurs à la poitrine, fièvre, frissons, maux de tête	✓		
Maladie de Lyme	Évanouissement, fièvre, inflammation des articulations, maux de tête. Puis : éruptions cutanées, problèmes cardiaques (syncope, douleurs à la cage thoracique)		✓	

Causes	Symptômes associés			H
Péritonite aiguë généralisée	Abdomen rigide, arrêt de l'évacuation (matières fécales et gaz), dépression, douleurs abdominales, faible débit urinaire, fièvre, hoquet, pâleur, pouls rapide, sang dans les selles, soif, vomissements			✓
Polyarthrite rhumatoïde	Articulations rigides, déformation des doigts et des orteils, douleurs à la hanche, douleurs articulaires, douleurs au poignet, douleurs nocturnes et matinales, engourdissement, extrémités froides, inflammation des articulations, gonflement, raideurs, os qui se brisent	✓	✓	
Polymyosite	Difficulté à se lever, à marcher et à avaler, fièvre, doulcurs articulaires et musculaires, hypertrophie des ganglions, inflammation des articulations, taches rouges (aux coudes, doigts, genoux, mains)		✓	
Tétanos	Convulsions, difficulté à ouvrir la bouche, mâchoires contractées, visage contracté (air étonné, sourire permanent)			✓
Torticolis	Cou raide, menton tourné du côté opposé de la tête, mouvements réduits, tête penchée d'un côté	✓		

En avez-vous trop fait ?

Vous avez mal ici, mal là, bref, vous n'êtes plus qu'un tissu de douleurs ?

Si vous êtes plutôt en bonne santé, ne vous étonnez pas trop. Car, au fond, vous savez que vous y êtes peut-être pour beaucoup, dans votre malheur. Vous en avez sans doute trop fait, voilà tout. Trop de travail, trop d'exercice, trop de temps passé à creuser le jardin, à déménager ce meuble qui n'était plus à sa place...

Ah, si seulement vous vous étiez accordé un peu de repos !

Mais il est tout à fait possible aussi que votre problème ne soit pas dû à un surcroît d'efforts. Nombre d'autres causes peuvent expliquer des douleurs musculaires.

Ce que vous pouvez faire

Identifiez bien, si cela est possible, l'origine du problème.

Est-il dû, comme cela est très souvent le cas, à du surmenage physique ? À un surplus de travail ou d'activités que vous vous êtes imposé ?

Ou encore : avez-vous fait une vilaine grippe, dernièrement ? Avez-vous été obligé de garder le lit en raison d'une infection respiratoire ou autre ?

Si oui, rassurez-vous : à l'aide des quelques conseils que nous vous donnerons plus bas, vous pourrez facilement vous reprendre en main.

Si la cause vous semble autre, une visite médicale s'impose. Par la suite, vous pourrez compléter votre guérison ou accroître votre soulagement en consultant un peu plus loin la sous-section consacrée à votre pathologie.

♦ S'il s'agit de l'artérite des membres inférieurs

Consultez la rubrique *Crampes musculaires* dans ce lexique des symptômes articulaires.

♦ S'il s'agit de l'arthrite juvénile

Consultez la rubrique *Inflammation des articulations* dans ce lexique des symptômes articulaires.

♦ S'il s'agit d'un claquage

Dans bien des cas, il est le résultat d'un exercice physique ou d'un effort trop intense. Un ligament se déchire ou se distend et vous voilà mis au rancart. Peut-être aussi ne vous êtes-vous fait qu'une entorse (voyez plus loin).

En tout état de cause, voyez votre médecin. Lui seul, dans une première étape, pourra déterminer l'origine et la gravité de votre mal.

Si effectivement vous vous êtes blessé un muscle, il vous mettra très probablement au repos et sous médication.

Que faire en attendant d'aller chez le médecin ?

➜ Faites des applications de glace à toutes les heures, pendant au moins les 2 premiers jours.

➜ Le port d'un bandage compressif pourra aussi vous aider – attention qu'il ne soit trop serré.

➜ Histoirc de rétablir la circulation, surélevez le membre blessé à l'aide d'un oreiller ou d'un gros coussin.

➜ Frottez-vous avec un onguent d'arnica, une plante qui aide à soulager les douleurs musculaires et qui favorise la résorption des hématomes.

Un claquage, cela se prévient

Du moins, dans une large mesure.

➜ Si vous faites beaucoup de sport, assurez-vous de toujours observer une période d'échauffement d'au moins 10 minutes avant chaque activité.

Parallèlement, hydratez-vous fréquemment – soit, toutes les 10 minutes environ. Si vous vous hydratez mal, vous encourrez non seulement des risques de blessure mais aussi de crampes musculaires.

N'oubliez pas : le liquide a pour fonction, outre d'étancher la soif, d'apporter à votre organisme les sels minéraux dont il a absolument besoin pendant un effort, surtout lorsqu'il est prolongé.

➜ Vous arrive-t-il régulièrement d'abuser de vos forces, voire d'outrepasser vos possibilités physiques ?

Pourquoi alors ne pas prendre les devants en acquérant tout simplement un peu plus d'endurance ?

En d'autres mots, pourquoi ne pas vous adonner à un sport ? Le sport augmentera votre tonus musculaire et vous permettra de jouer les "Hercules" sans que vous ayez trop à vous en repentir.

♦ S'il s'agit de courbatures d'effort

Votre corps vient de vous lancer un avertissement. À sa façon, il vous dit de le laisser tranquille un moment, de cesser de trop lui en demander.

Il a besoin d'un répit. Les fibres de certains de ses muscles (cou, épaules, dos, hanches, mollets) sont beaucoup trop tendues.

Il faut remettre tout cela en place.

Comment ?

Des moyens très simples

➜ Premièrement, mettez-vous au repos pendant au moins 48 heures. Lisez, écoutez la télévision, flânez dans la maison – bref, bannissez tout effort de votre vie.

➜ Parallèlement, procédez à des applications de glace matin, midi et soir sur l'endroit douloureux, à raison de 20 minutes la séance. La glace permettra aux fibres de vos muscles de se détendre progressivement.

➜ S'il le faut, prenez quelques comprimés d'aspirine, de préférence enrobée, afin de calmer la douleur, si elle est trop vive.

Si l'aspirine vous fait peur, il existe des extraits de plantes (sous forme de gélules ou de poudre) aux propriétés anti-inflammatoires reconnues. Ce sont : le cassis, la griffe du diable[1], le marron d'Inde, la prêle, la reine-des-prés, le saule blanc, l'ulmaire et la

1 Pour en savoir plus long sur la griffe du diable, consultez *S'il s'agit de la polyarthrite rhumatoïde* à la rubrique *Inflammation des articulations* dans ce lexique des symptômes articulaires.

vergerette du Canada. Demandez à votre herboriste de vous en faire une préparation.

Ou encore consultez *La phytothérapie ou comment vous soigner avec les plantes* dans la partie 5 (*Les médecines douces à votre service*).

➜ Aussi fréquemment que vous le pourrez, faites-vous des massages. Frottez-vous également avec un bon liniment, si vous en trouvez.

À ce propos, voici 2 suggestions phyto : l'onguent d'arnica et la teinture mère de viorne obier. Le premier est un analgésique, le second un décontractant musculaire.

Pour plus de détails sur la façon d'obtenir un onguent ou une teinture mère, consultez *La phytothérapie ou comment vous soigner avec les plantes* dans la partie 5 (*Les médecines douces à votre service*).

➜ Lorsque la douleur aura commencé à relâcher son étreinte, faites de légers mouvements de rotation avec vos membres.

Comment prévenir les courbatures d'effort

- Le meilleur rempart contres les courbatures reste et demeure l'exercice physique régulier : marche, vélo, natation, etc. L'exercice accroît l'endurance, mais en plus il déclenche une poussée d'endorphine, une substance que produit naturellement votre système nerveux et qui possède d'indiscutables propriétés anti-douleurs.
- Une bonne hygiène de vie – heures de sommeil régulières, alimentation saine et variée – préserve aussi des courbatures d'effort. Elle permet de récupérer plus facilement après une forte dépense physique.

- Une bonne posture en général constituera toujours un atout. Beaucoup de gens se plaignent de douleurs musculaires, en particulier au dos, alors qu'ils ne cessent de se tenir mal. S'ils corrigeaient leur posture, le problème très souvent se résoudrait de lui-même.
- Si vous avez souvent des courbatures après un exercice physique intense, c'est sans doute que vous négligez cette règle fondamentale, à savoir vous échauffer les muscles avant de faire quoi que ce soit. N'oubliez pas : un muscle, cela s'étire, mais il faut d'abord qu'il y soit préparé ; sinon il ne donnera jamais son plein rendement et vous aurez mal.

♦ S'il s'agit d'une crampe musculaire

Consultez la rubrique *Crampes musculaires* dans ce lexique des symptômes articulaires.

♦ S'il s'agit de la dermatomyosite

Consultez la rubrique *Faiblesse musculaire* dans ce lexique des symptômes articulaires.

♦ S'il s'agit d'une entorse

Il existe 2 types d'entorse : l'entorse bénigne, plus communément appelée *foulure*, caractérisée par une distension des ligaments (ceux de la cheville, par exemple), et l'entorse grave, qui se traduit par une déchirure ou une rupture des ligaments.

Bien sûr, il n'est pas toujours facile de distinguer si le cas est grave ou tout simplement bénin.

Que faire alors ?

Une seule chose : faites radiographier le membre douloureux. S'il s'agit d'une simple entorse, le traitement sera le même que dans le cas d'une tendinite (voyez à ce propos *S'il s'agit d'une tendinite* sous la rubrique *Douleurs articulaires (en général)* dans ce lexique sur les symptômes articulaires). Autre bonne source d'information : *S'il s'agit d'une entorse des adducteurs*, sous la rubrique *Douleur à la hanche* dans ce même lexique.

Si l'entorse est grave ?

Impossible d'y échapper : le chirurgien devra intervenir, de façon à réparer les pots cassés, puis vous devrez passer par une période de rééducation. La durée de celle-ci sera fonction de la gravité du traumatisme ainsi que du membre atteint.

♦ S'il s'agit d'une fibromyalgie

Consultez la rubrique *Douleur dans le bas du dos* dans ce lexique des symptômes articulaires.

♦ S'il s'agit de la grippe

Voilà une maladie très contagieuse. D'origine virale, elle frappe à coups d'épidémie. Depuis le XVIe siècle, pas moins de 31 “variétés” ont été recensées. La plus meurtrière fut sans doute celle de 1918, qui fit environ 20 millions de morts.

Une maladie, donc, à prendre très au sérieux.

Si vous faites de la fièvre et que vos voies respiratoires sont surinfectées, voyez votre médecin. Un traitement aux antibiotiques s'impose sans doute dans votre cas.

Si vous êtes une personne dite à risque ou s'il s'agit de votre enfant, sachez qu'il existe des vaccins antigrippe préventifs. Ces vaccins sont renouvelables chaque année et sont administrés selon les recommandations de l'O.M.S. Entendons par personnes à risque les gens âgés et/ou de santé fragile, les cardiaques et ceux qui souffrent d'insuffisance respiratoire en général.

Toutefois, dans sa forme bénigne, il n'y a pas lieu de trop s'alarmer. Les conseils bien connus sont toujours valables : beaucoup de liquide, du repos et de l'aspirine (ou paracétamol) pour éloigner la fièvre et les courbatures.

L'alimentation joue aussi un rôle important. De même, certaines plantes pourront beaucoup vous aider.

Les meilleures stratégies alimentaires

➜ À éviter autant que possible : la nourriture solide. Selon certains médecins, elle accroît les risques de fièvre. Toutefois, si la faim vous tenaille, ne vous privez surtout pas. C'est signe que vous allez mieux.

➜ Par ailleurs, vous pouvez activer votre système immunitaire en consommant :

- de l'ail, du raifort, du gingembre ;
- des sources de bêta-carotène (persil, cerfeuil cru, carotte, épinards crus, ciboulette crue, courge, etc.) ;
- des sources de vitamine C (goyaves fraîches, persil, cassis frais, brocoli cru, estragon frais, piment, épinards, mangue fraîche, orange, citron, pamplemousse, etc.) ;
- des sources de zinc (huîtres, lentilles, haricots blancs secs, viande de cheval, farine de blé, palourdes, graines de soja entières, viande de veau, moules, crabes, noix, chou blanc et vert crus, etc.).

➜ Attention aux excès de sucre et de graisses. Ils exercent un effet suppresseur sur votre système immunitaire.

➜ Profitez des propriétés décongestives de : l'ail, l'oignon, la moutarde, les piments forts, le thym et le raifort.

➜ Comme nous l'avons dit, il est important de boire beaucoup, mais prenez de préférence des liquides chauds (et quoi qu'il en soit jamais froids) : jus de légumes à la température de la pièce, soupes, tisanes, etc.

➜ Essayez la recette de soupe 5-5-5 de la naturopathe Lina Pilote :

1. Faites bouillir 5 tasses d'eau.

2. Ajoutez-y 5 gousses d'ail écrasées et 5 oignons râpés.
3. Couvrez et laissez mijoter 2 heures.
4. Filtrez, assaisonnez si vous le désirez et buvez durant la journée.

➔ Certains suppléments alimentaires sont essentiels : vitamine C avec bioflavonoïdes, zinc. Complétez-les avec du chlorure de magnésium et du varech.

Vos meilleures alliées chez les plantes

➔ Idéalement, combinez teinture d'échinacée (Echinacea angustifolia ou purpurea) et propolis (un produit de l'abeille). Veillez à ce que votre produit à base d'échinacée soit composé en grande partie de racine, étant donné qu'on y trouve la plus grande concentration d'ingrédients actifs.

Pour les enfants : 2 gouttes par année d'âge (par exemple, l'enfant de quatre ans prendra 8 gouttes), 1 à 5 fois par jour selon qu'il s'agit de prévenir ou de soigner une grosse grippe. Suivez le traitement pendant 3 ou 4 semaines d'affilée et ménagez-vous un intervalle de quelques semaines avant de répéter.

➔ Pour une grippe sérieuse : l'hydraste du Canada (Hydrastis canadensis L.). Cette plante agit un peu comme un antibiotique en détruisant les agents pathogènes. Utilisez-la en combinaison avec l'échinacée. L'hydraste est contre-indiquée durant la grossesse.

En teinture : même dose que l'échinacée. En capsules : 1 000 à 2 000 mg par jour. Ne dépassez pas les 7 jours de traitement.

♦ S'il s'agit d'une infection bactérienne ou virale

On n'y pense guère, mais une simple grippe ou un rhume peut être à l'origine de douleurs musculaires ou de courbatures parfois tenaces.

Ne vous inquiétez donc pas outre mesure. En soignant la cause, vous éliminerez l'effet.

Les conseils qui concernent les grippes sévères (voyez plus haut) s'appliquent également ici.

♦ S’il s’agit du lupus érythémateux disséminé

Consultez la rubrique *Inflammation des articulations* dans ce lexique des symptômes articulaires.

♦ S’il s’agit de la maladie de Bornholm

Elle a été diagnostiquée pour la première fois sur une petite île du Danemark, l’île de Bornholm. Aujourd’hui, on la retrouve partout ailleurs dans le monde.

Ce sont généralement les enfants qui en sont atteints. La maladie se manifeste d’abord sous forme de vives douleurs à la poitrine, puis viennent les autres symptômes, ceux-ci pouvant faire croire qu’il s’agit d’une grippe : fièvre, frissons et maux de tête.

Très contagieuse, la maladie de Bornholm se transmet essentiellement par voie urofécale, c’est-à-dire des selles à la bouche. Le responsable est un virus vivant justement dans les selles, cocksakie B.

Cocksackie B est particulièrement tenace. Il peut rester en vie pendant plusieurs jours sous les ongles de votre petit enfant et même affronter les pires écarts de température. Qui plus est, il est parfois à l’origine de certaines infections, dont la conjonctivite, l’encéphalite, la méningite, la myocardite et la myosite.

Le traitement

La maladie de Bornholm en soi n’est pas grave. En général, elle régresse spontanément au bout de 1 à 4 jours.

Ce qui constitue plutôt une source d’inquiétude, c’est la possibilité d’une infection secondaire. C’est pourquoi, sitôt la manifestation des symptômes, nous vous recommandons de voir un médecin, pour un examen plus approfondi.

Pour le reste, faites boire beaucoup de liquide à votre enfant pour lui éviter la déshydratation, et s’il fait de la fièvre, donnez-lui un peu d’aspirine.

Faites-lui également prendre un bain chaque jour pour éviter la récidive et désinfectez tous les objets susceptibles de propager le virus : ustensiles, vêtements, draps, etc.

Par la même occasion, inculquez à votre – ou à vos – enfant(s) quelques règles d'hygiène de base, comme de se laver les mains après être allé à la selle, par exemple, et avant et après les repas.

♦ S'il s'agit de la maladie de Lyme

Consultez la rubrique *Inflammation des articulations* dans ce lexique des symptômes articulaires.

♦ S'il s'agit d'une péritonite aiguë généralisée

Les symptômes de la péritonite ne laissent en général guère de place au doute. En leur présence, réagissez promptement car c'est une maladie très grave.

Une péritonite est la conséquence d'une lésion de la paroi abdominale (suitc à une opération, par exemple, ou à un traumatisme) ayant dégénéré en infection. Plus vous tardez à enrayer cette infection, plus le risque de mortalité est grand.

Une P.A.G. exige une hospitalisation immédiate. C'est une infection pouvant mettre la vie de la personne atteinte en péril.

Quant à ses facteurs de risque, ce sont les suivants : cirrhose du foie due à l'alcool, ulcère gastro-duodénal et syndrome néphrotique.

♦ S'il s'agit de la polyarthrite rhumatoïde

Consultez la rubrique *Inflammation des articulations* dans ce lexique des symptômes articulaires.

♦ S'il s'agit de la polymyosite

Consultez la rubrique *Faiblesse musculaire* dans ce lexique des symptômes articulaires.

♦ S'il s'agit du tétanos

Chaque année, le tétanos fait des victimes en France. Il est pourtant facile de le prévenir. Si vous vous blessez dans des conditions douteuses (clou rouillé, bout de métal, coquillage marin) et qu'il y a risque d'infection, faites-vous tout simplement vacciner.

Un avertissement qui s'adresse spécialement aux jardiniers : la bactérie responsable du tétanos, *Clostridium tetani*, vit dans la terre, à proximité généralement des écuries (les chevaux sont les principaux porteurs de la bactérie). Aussi si vous vous faites une entaille ou une simple coupure à la main, prenez garde de bien isoler la blessure avant de toucher au sol de votre potager.

À quand remonte votre dernier vaccin antitétanique ?

Le vaccin antitétanique, normalement, est valable pendant 10 ans. Si vous avez dépassé cette limite et qu'en plus vous vivez à la campagne (la majorité des cas de tétanos se déclarent en milieu rural), faites-vous vacciner sans délai.

Par ailleurs, si vous vous blessez, ne serait-ce que très superficiellement, en travaillant la terre, par exemple, désinfectez aussitôt la plaie. Normalement, cela devrait vous mettre à l'abri de la bactérie *Clostridium tetani*. Mais dans le doute, tout de même, n'hésitez pas à vous rendre à l'hôpital.

♦ S'il s'agit du torticolis

Consultez la rubrique *Cou raide* dans ce lexique des symptômes articulaires.

Mais aussi...

☛ Si vos muscles vous font mal après un effort, mettez de la glace pendant environ 20 minutes, 3 fois par jour. Continuez le traitement pendant quelque temps, si dès le lendemain la douleur est toujours au rendez-vous.

☛ Le repos fait aussi partie de la stratégie à adopter lorsqu'il y a douleur musculaire. Et ce, pour une raison très simple : votre organisme a besoin d'une pause.

☛ Retenez ce simple axiome : des muscles habitués à l'effort vous laisseront très rarement tomber. Par conséquent, incluez, si possible, la pratique d'un sport ou d'une activité physique dans votre hygiène de vie.

Attention !

Dans la plupart des cas, les douleurs musculaires ont une cause évidente : courbatures, crampes, grippe, etc. ; il est donc assez facile d'agir. Dans d'autres, les choses ne sont pas aussi simples. Divers facteurs peuvent entrer en ligne de compte. Dans le doute, par conséquent, mieux vaut consulter un médecin dès que possible.

Faiblesse musculaire

Causes	Symptômes associés			H
Claudication intermittente	Boiterie, douleurs dans le mollet lors de la marche, raideurs		✓	
Dermatomyosite	Douleurs musculaires, rougeurs cutanées (aux mains, doigts, genoux, coudes, paupières), visage enflé		✓	
Grippe	Brûlures dans les yeux, fièvre, frissons, gastro-entérite, maux de gorge, maux de tête, muscles douloureux, obstruction des fosses nasales avec écoulements, somnolence, sueurs nocturnes, toux sèche avec ou sans mucosités * : (en cas de complication)	✓	✓*	
Hyper-aldostéronisme primaire (syndrome de Conn)	Bourdonnements d'oreille, crampes, engourdissement, fourmillements, hypertension artérielle, miction fréquente et excessive, rythme cardiaque perturbé, soif excessive		✓	

Causes	Symptômes associés			H
Hyperthyroïdie	Amaigrissement (sans perte d'appétit), battements de cœur accélérés et irréguliers, bouffées de chaleur, crampes musculaires, démangeaisons oculaires, dérèglement du cycle menstruel (chez la femme), faiblesse générale, goitre (parfois), hyperactivité, larmoiement, nervosité, protubérance oculaire unilatérale ou bilatérale (il peut même y avoir une difficulté à fermer l'œil protubérant – ou les 2 yeux), sensibilité à la lumière, transpiration excessive, tremblement des doigts, vision floue, yeux cernés et/ou secs	✓	✓	
Inactivité physique	Variables	✓		
Mauvais équilibre hydroélectrolitique	Crampes musculaires, perte d'équilibre, rythme cardiaque irrégulier	✓		
Myasthénie	Chute de la paupière supérieure d'un œil ou des deux yeux, difficulté à mâcher, fatigue générale, respiration courte, vision dédoublée, voix anormale		✓	
Polymyosite	Difficulté à se lever, à marcher et à avaler, fièvre, douleurs articulaires et musculaires, hypertrophie des ganglions, inflammation des articulations, taches rouges (aux coudes, doigts, genoux, mains)		✓	
Sclérose en plaques	Douleurs faciales, engourdissement, fatigue, fourmillements, incontinence urinaire, mouvements incontrôlables des yeux, paralysie faciale, perte de libido ou frigidité/impuissance, pertes de mémoire, raideurs musculaires, troubles de coordination (perte d'équilibre, etc.), troubles émotifs, vertiges, vision floue/dédoublée (la faiblesse musculaire va en s'accentuant)	✓	✓	

Tous les chemins mènent... à la faiblesse musculaire

De fait, tout peut mener à un affaiblissement plus ou moins généralisé de la masse musculaire : une simple infection, un problème neurologique, une maladie auto-immune ou encore un mauvais dosage hormonal.

Si vous faites trop de sport ou à l'inverse pas assez, il en va exactement de même.

Voilà donc un symptôme qui peut se révéler difficile à cerner.

Mais en général, disons-le, la faiblesse musculaire est due à une chose : l'inactivité. Les muscles étant laissés à eux-mêmes, ils finissent inévitablement par s'atrophier, et donc par ne plus répondre de façon souhaitable aux injonctions du cerveau.

Ce que vous pouvez faire

Si vous avez des difficultés à exécuter des gestes aussi simples que tenir votre bol de café le matin ou rester debout plus de 5 minutes et que vous ignorez pourquoi, demandez un avis médical.

En dehors de certaines contingences évidentes (grippe, surmenage, longue période d'alitement), la faiblesse musculaire (souvent associée à la fonte musculaire) est un symptôme à prendre très au sérieux.

♦ S'il s'agit d'une claudication intermittente

Consultez la rubrique *Boiterie* dans ce lexique des symptômes articulaires.

♦ S'il s'agit de la dermatomyosite

Vous êtes victime d'une inflammation des muscles striés (ou muscles volontaires) et de la peau. Deux fois plus de femmes que d'hommes souffrent de ce type de problème, et l'âge moyen se situe entre 20 et 50 ans.

D'origine auto-immune (autrement dit, ce sont vos propres anticorps qui ont fabriqué la maladie), la dermatomyosite est parfois liée à un cancer d'un organe.

Son traitement est constitué à base de corticostéroïdes.

♦ S'il s'agit d'une grippe

Consultez la rubrique *Douleurs musculaires (en général)* dans ce lexique des symptômes articulaires.

♦ S'il s'agit de l'hyperaldostéronisme primaire (syndrome de Conn)

Cette maladie des glandes surrénales (elles coiffent les reins) est une pathologie rare à prédominance féminine, caractérisée par une hypersécrétion de l'adolstérone. Or, l'aldostérone est une hormone qui, entre autres choses, assure la régulation de la tension artérielle.

La plupart du temps, l'hyperaldostéronisme primaire est une tumeur bénigne logée sur l'une des glandes corticosurrénales (elles sont situées à la périphérie des glandes surrénales).

Son traitement est constitué à base d'anti-aldostérones.

♦ S'il s'agit d'une hyperthyroïdie

Consultez la rubrique *Crampes musculaires* dans ce lexique des symptômes articulaires.

♦ S'il s'agit d'inactivité physique

Les causes d'inactivité physique sont nombreuses : longue période d'alitement, usage prolongé du fauteuil roulant, membre dans le plâtre, dépression, obésité, sédentarité, etc.

Chacune de ces causes, il va sans dire, porte son remède.

Dans le cas de la sédentarité, cependant, la sentence est sans appel : ayez une activité physique suivie, peu importe laquelle, pourvu que vous puissiez vous raffermir sur le plan musculaire.

Si vous n'en faites rien, vous assisterez à la fonte lente mais graduelle de votre masse musculaire, et dès lors, des problèmes autrement plus sérieux vous assailliront.

♦ S'il s'agit d'un mauvais équilibre hydroélectrolytique

Consultez la rubrique *Crampes musculaires* dans ce lexique des symptômes articulaires.

♦ S'il s'agit de la myasthénie

Voilà une maladie très rare. D'origine auto-immune, elle se traduit par un important affaiblissement musculaire. Dans 75 % des cas, cependant, on observe une anomalie au niveau du thymus, la glande produisant les défenses de l'organisme (appelées aussi lymphocytes).

La myasthénie est une maladie évoluant par poussées. Lorsqu'elle s'étend aux muscles de la respiration, elle peut être mortelle.

Son traitement prévoit l'ablation du thymus s'il y a anomalie de ce côté, sinon on administre des médicaments stimulant l'action de l'acétylcholine, une substance naturelle qui intervient dans le contrôle des muscles.

♦ S'il s'agit de la polymyosite

C'est une inflammation des muscles striés (ou volontaires). Sa cause est inconnue. Les sujets atteints ont en moyenne entre 20 et 40 ans et sont surtout féminins.

Tout comme la dermatomyosite (voyez ci-dessus), la polymyosite est parfois associée à un cancer d'un organe.

Son traitement fait appel aux corticostéroïdes.

♦ S'il s'agit de la sclérose en plaques

Le symptôme le plus évident est sans conteste l'engourdissement. Il touche une ou plusieurs parties de votre corps, selon l'étendue de la maladie.

L'engourdissement signifie que la *myéline*, cette substance blanche qui entoure les fibres nerveuses à la manière d'une gaine protectrice, est atteinte. Elle s'est durcie (ou sclérosée) sous la forme de plaques.

La sclérose en plaques est une maladie qui peut être très invalidante. Dans certains cas, elle peut même confiner la victime à la chaise roulante.

Cette maladie évolue de différentes manières :

- par poussées suivies de périodes de rémission très variables (cas le plus fréquent) ;
- par poussées brutales laissant des séquelles irréversibles ;
- par poussées progressives et continues ;
- par petites poussées suivies de longues périodes de rémission, parfois même par la disparition de la maladie.

Dans la très grande majorité des cas, elle s'attaque aux personnes jeunes (entre 20 et 40 ans) et surtout aux femmes (60 % des cas).

Cette maladie est certes fort sérieuse, mais cela ne signifie pas pour autant que vous n'avez rien de mieux à faire que de baisser les bras. Tout indique en effet que si vous demeurez optimiste et que vous utilisez en plus certains moyens naturels, vous avez d'excellentes chances :

- d'éviter d'autres crises ;
- d'améliorer votre état au point de faire reculer votre mal et d'échapper à l'invalidité (parfois même, il ne s'agit pas d'une simple rémission, mais d'une guérison totale).

La grande clé du succès : prendre une part active dans votre traitement.

La cause de la SEP

Elle est inconnue. L'hypothèse retenue pour le moment veut qu'elle soit peut-être le résultat de plusieurs facteurs, sinon de l'un ou l'autre de ces facteurs : un virus, l'environnement, une origine auto-immune et l'hérédité.

En ce qui concerne l'environnement, on constate que la prévalence de la maladie est beaucoup plus forte dans les zones froides ou tempérées. On observe même que les personnes atteintes en dehors de ces zones sont souvent originaires de régions tempérées.

Le traitement conventionnel de la SEP

Il dépend des lésions causées, en d'autres termes, du niveau de gravité de votre cas.

- Dans les formes bénignes, on utilise l'*adrénocorticotrophine*, une substance qui stimule les glandes adrénalines et les forcent à produire des stéroïdes, hormones qui diminuent l'inflammation.
- Dans les cas plus sévères, plusieurs voies sont possibles : administration d'immunosuppresseurs, échanges plasmatiques, etc.

  Un traitement encore au stade expérimental : les anticorps monoclonaux. Sans effets secondaires (contrairement aux immunosuppresseurs, par exemple), ils s'attaquent directement aux cellules responsables de votre maladie. En quelque sorte, ils renforcent vos défenses immunitaires, agissant comme des lymphocytes.
- Dans les cas de nature progressive et continue, la corticothérapie est utilisée, mais aussi la radiation lymphoïde (encore qu'elle ne soit elle aussi qu'à l'étape expérimentale).
- Contre les symptômes de la maladie elle-même, les traitements sont plus avancés. Pour contrer l'incontinence urinaire, par exemple, on recourt au *ditropan*® ; contre la raideur musculaire, au *lioresal*® ; et contre les douleurs faciales, au *dilantin*®.

À vous de jouer... au naturel

Essayez d'abord de suivre les conseils suivants, ce qui devrait être en principe facile à mettre en pratique :

- Évitez la chaleur. Dans beaucoup de cas, en effet, elle exacerbe les symptômes.
- Pour diminuer les symptômes, prenez un bain – ou une douche – de préférence froide.
- Des exercices en eau froide sont aussi fortement recommandés.
- Évitez les excès émotionnels, qui ne font qu'aggraver ou précipiter les crises. Plus facile à dire qu'à faire ? Dans ce cas, pratiquez

régulièrement une méthode de relaxation pour conserver votre optimisme et stabiliser votre humeur. (À cet effet, voyez *S'il s'agit d'un stress excessif* à la rubrique *Douleur dans le bas du dos.)*

Un facteur négligé : l'alimentation

Diverses maladies, comme par exemple les troubles cardio-vasculaires ou le cancer du sein, sont moins répandues dans certaines sociétés que dans la nôtre. Les chercheurs ont même établi que l'alimentation – en l'occurence la question des graisses – avait beaucoup à y voir.

C'est le cas aussi avec la sclérose en plaques. Cette maladie semble en effet presque inexistante dans les communautés vivant surtout de la pêche – et qui consomment donc beaucoup plus d'huile de poisson, riche en oméga-3.

À l'inverse, des statistiques montrent que la prévalence de la sclérose en plaques est très élevée au sein des populations qui mangent beaucoup de graisses saturées et notamment celles qui proviennent des produits laitiers. (Ces études statistiques ont eu lieu sur plusieurs continents.)

Le lien est fort clair pour le Dr Roy Laver Swank, un neurologue de l'Oregon Health Sciences University à Portland (en Orégon) qui étudie la question depuis plus de 40 ans. Voici ce qu'il a pu observer chez les patients au cours de toutes ces années :

- Plus de 80 % (on parle même de 95 %) des malades qui ne consomment pas plus de 20 grammes de graisses saturées par jour, avant que l'invalidité ne s'installe, survivent 30 ans sans souffrir d'invalidité.
- À l'inverse, ceux qui ne restreignent pas leur consommation de graisses saturées deviennnent invalides et vivent moins de 20 ans.
- Ceux qui mangent moins de 15 grammes de graisses saturées par jour connaîtront une amélioration encore plus significative et rapide que ceux du premier groupe.
- Les graisses qui font le plus de ravages sont celles qui viennent des produits laitiers, suivies de celles de la viande.

Les 7 règles diététiques du Dr Swank

Les observations du Dr Swank l'ont conduit à publier un ouvrage sur le sujet – *The Multiple Sclerosis Diet Book*[1] –, dont voici les grandes lignes[2] :

1. Ne mangez pas de viande rouge pendant la première année.

   Ensuite, ne consommez pas plus de 85 grammes de viande rouge (aussi maigre que possible) par semaine.
2. N'utilisez pas de produits laitiers (fromage, yaourt, etc.) contenant 1 % ou plus de graisses. Pour le reste, vous pouvez en consommer sans problème.
3. Banissez tout aliment transformé contenant des graisses saturées.
4. Ne consommez pas plus de 15 grammes de graisses saturées par jour. Sachez par exemple que :
   - un verre de lait entier = 5 grammes ;
   - une cuillère à soupe de beurre = 7 grammes.
5. Prenez un minimum de 4 cuillerées à café – mais un maximum de 10 – de graisses insaturées sous la forme d'huile de : tournesol, olive, germe de blé, lin, arachide, maïs, sésame, soja. Choisissez des huiles d'excellente qualité, l'idéal étant d'en consommer plusieurs variétés par jour. (Voyez plus loin pour plus de précisions.)
6. Prenez une cuillère à café d'huile de foie de morue une fois par jour. (Voyez plus loin pour plus de précisions.)
7. Consommez aussi deux fois par semaine du poisson – ou, quotidiennement, environ 30 grammes de fruits de mer.

Pour plus de détails, vous pouvez commander le livre du Dr Swank en téléphonant aux États-Unis au numéro suivant : 00-1-503-520-1050.

Vous pouvez aussi visiter le site Internet du Dr Swank :

1 Swank (Dr Roy Laver) et Dugan (Barbara), *The Multiple Sclerosis Diet Book*, Doubleday, New York, 1987.

2 Tel que résumé par Jean Carper dans *Food – Your Miracle Medicine*, Harper-Collins, 1993, New York.

http://www.swank.org. Vous y trouverez notamment des indications concernant sa clinique.

Un problème de vitamines et de minéraux ?

Sur son site Internet, le Dr Soltan Rona, médecin et ex-président de la Canadian Holistic Medical Association, signale que “même si la cause définitive de la sclérose en plaques demeure inconnue, un nombre grandissant d’études scientifiques suggèrent que la nutrition joue peut-être un rôle important. Des thérapeutes travaillant avec la nutrition ont noté que les personnes qui en sont encore aux premiers stades de la sclérose en plaques verront leur état de santé s’améliorer en optimalisant leur apport nutritionnel.” (“Multiple Sclerosis & Natural Therapies”, http://www..wonline.com/rona/scleros.htm)

Le Dr Rona signale en particulier les éléments suivants : les acides gras essentiels, les acides aminés, des minéraux tels que le zinc et le magnésium, ainsi que les vitamines du complexe B, en particulier la vitamine B12 et l’acide folique.

Et il poursuit : “Dans ma pratique, j’ai pu observer des améliorations subjectives remarquables chez beaucoup de patients à la suite d’une série d’injections de vitamine B12 et d’acide folique. Non seulement ces patients avaient-ils beaucoup plus d’énergie après ce traitement, mais – d’un point de vue objectif – des études effectuées par des neurologues ont déterminé que la conductivité nerveuse était meilleure.” (Ibid)

Au dire du Dr Rona, l’hypothèse de la rémission spontanée est peu probable puisqu’il a été démontré que ces 2 vitamines affectent positivement le fonctionnement des cellules nerveuses. Il estime donc “vraiment possible que *certains* cas (c’est nous qui soulignons) de sclérose en plaques soient réellement des carences en vitamine B12 déguisées.” (Ibid)

Précisons cependant que cette opinion est loin de faire l’unanimité. D’une part, l’action positive des doses massives de vitamine B12 pourrait tout simplement s’expliquer par son effet stimulant bien connu et n’être donc que temporaire. D’autre part, il existe aussi un risque de confondre certains symptômes de la sclérose en plaques avec ceux de l'anémie pernicieuse, une maladie qui se caractérise avant tout par une carence en vitamine B12.

La question des huiles de poisson

Dans le cadre d'une étude récente, Ralph T. Holman, de l'Université du Minnesota, et le Dr Emre Kokmen, de la Clinique Mayo (États-Unis), ont observé des anormalités au niveau des acides gras du sang chez des personnes atteintes de sclérose en plaques. Plus précisément : une grave carence en acide gras oméga-3.

Pour Ralph T. Holman, ce phénomène s'expliquerait principalement par une métabolisation déficiente des graisses. Et il croit que ce trouble d'assimilation peut se corriger – en partie – en mangeant des huiles riches en oméga-3. À cet effet, les huiles végétales sont efficaces, mais pas autant que les huiles de poisson.

Fait encourageant, dans une étude britannique assez récente, l'usage des huiles de poisson avait permis de réduire la gravité ainsi que la fréquence des crises – et ce, durant une période de 3 ans.

(D'après Jean Carper dans *Food – Your Miracle Medicine*, Harper Collins, 1993, New York.)

Mais aussi...

☛ 2 choses : d'abord faites régulièrement de l'exercice (marche, natation, tennis, vélo, etc.) afin d'augmenter votre tonus musculaire. C'est essentiel dans votre condition.

Ensuite, nourrissez vos muscles.

Les glucides, à ce propos, fournissent aux muscles toute l'énergie (sous forme de glucose) dont ils ont normalement besoin.

Des glucides, il en existe 3 sortes : simples, doubles et complexes.

☛ Les **glucides simples** (monosaccharides) et les **glucides doubles** (disaccharides) sont des sucres d'assimilation rapide. Ils produisent rapidement de l'énergie sous forme de poussées brusques et vous permettent de fournir un effort intense mais bref, comme lors d'un sprint sur une courte distance.

En cas de chute momentanée de votre énergie lors d'un effort prolongé, les glucides simples peuvent donc vous "requinquer" presque immédiatement. Cependant, ils ne sont valables que si vous avez fait le plein en glucides *complexes* (voyez ci-après), qui constituent une source d'énergie plus stable.

Les principales sources de glucides simples (les "bons") sont le miel (75 %), les fruits (10 à 20 % de glucose), les fruits séchés (57 %) et les légumes (5 à 15 %).

Quant aux glucides doubles, vous en trouverez abondamment dans la canne et la betterave à sucre, le sirop, la mélasse, le malt, le chocolat, les confitures, les pâtisseries et les bonbons (le sucre industriel contient 99 % de glucose !).

On les désigne souvent sous le nom de "mauvais" sucres, car, étant disponibles très rapidement et en très hautes concentrations, ils perturbent le métabolisme glycémique normal. Sachez donc les utiliser avec modération quand vous avez besoin d'un petit coup de pouce énergétique. Voyez plutôt cet apport énergétique comme un "prêt d'énergie" qu'il faudra rembourser ou "consolider" avec des glucides complexes.

(Précisons que le *lactose* présent dans le lait est un sucre double qui ne contient que 4,9 % de glucose.)

☛ Les **glucides complexes**, eux, constituent votre plate-forme de base. Sans eux, par exemple, vous ne pourriez pas faire votre jogging le matin et, par la suite, mener de front toutes activités normales. En d'autres mots, ils pourvoient à vos besoins en énergie à long terme.

Des glucides complexes (90 % de glucose), vous en trouverez dans les pâtes alimentaires, bien sûr, mais également dans le pain, les légumes à tubercules et à racines, ainsi que dans le foie.

Remarque

Selon les diététiciens, toute bonne alimentation devrait comprendre 50 à 60 % de glucides. Mais respectez les proportions suivantes : 1/3 en glucides simples (surtout le matin, pour bien démarrer la journée) et 2/3 en glucides complexes.

Attention !

Il est normal, selon les périodes, de ressentir une certaine faiblesse musculaire. Mais celle-ci ne devrait en général pas dépasser le cap des 2 jours.

Si vous franchissez ce cap (en dehors des circonstances expliquées plus haut) et qu'en plus vos membres vous trahissent à tout moment, précipitez-vous chez votre médecin.

Inflammation des articulations

Causes	Symptômes associés			H
Arthrite infectieuse	Douleurs, gonflement		✓	
Arthrite juvénile (maladie de Still)	Douleurs musculaires, fatigue, fièvre, irritations cutanées. Parfois : inflammation des ganglions lymphatiques, uvéite		✓	

Causes	Symptômes associés			H
Arthrite psoriasique	Douleurs aux doigts et à la colonne vertébrale + *tous les symptômes du psoriasis :* apparition de taches rouges qui se transforment en plaques épaisses aux bordures bien délimitées, formation de squames blanches et détachables sous lesquelles une peau rouge et lisse laisse perler de fines gouttelettes de sang, ongles pâles et cassants qui ont tendance à se détacher, peu de démangeaisons (les zones les plus souvent atteintes sont le cuir chevelu, les coudes, les genoux et la région des reins mais toutes les parties du corps peuvent être affectées)	✓	✓	
Arthrose	Articulations rigides, craquements (parfois), déformations, excroissances osseuses aux articulations, gonflement (parfois), mouvements limités	✓	✓	
Goutte	Chaleur, douleurs articulaires, fièvre (parfois), gonflement, hypersensibilité, rougeur	✓	✓	
Infection virale	Douleurs articulaires, douleurs musculaires, fièvre	✓		
Lupus érythémateux disséminé	Alopécie ; anémie ; douleurs articulaires/musculaires intenses de nature arthritique ; éruptions cutanées prurigineuses en papillon sur les joues, les arêtes du nez ou ailleurs ; fièvre ; inflammation pulmonaire (douleurs intenses à la poitrine irradiant vers le cou ou l'abdomen et accentuées par la respiration et la toux, essoufflement marqué, toux) ; inflammation rénale (mal de tête, œdème de la face et des chevilles, perte d'appétit et de poids, urines peu abondantes et sanglantes, vomissements) et troubles cardiaques * : (en cas d'une évolution foudroyante de lupus érythémateux disséminé)	✓	✓	✓*

Causes	Symptômes associés			H
Maladie de Lyme	Douleurs musculaires, évanouissement, fièvre, maux de tête. Puis : éruptions cutanées, problèmes cardiaques (syncope, douleurs à la cage thoracique)		✓	
Polyarthrite rhumatoïde	Articulations rigides, déformation des doigts et des orteils, douleurs à la hanche, douleurs articulaires, douleurs au poignet, douleurs musculaires, douleurs nocturnes et matinales, engourdissement, extrémités froides, gonflement, raideurs, os qui se brisent	✓	✓	
Polymyosite	Difficulté à se lever, à marcher et à avaler, douleurs articulaires, faiblesse musculaire, fièvre, hypertrophie des ganglions, taches rouges (aux mains, doigts, genoux, coudes, paupières)		✓	
Pseudogoutte	Douleurs, gonflement	✓		
Rhumatisme articulaire aigu (ou fièvre rhumatismale)	Anémie, battements de cœur rapides, danse de Saint-Guy, éruptions cutanées avec taches rouges arrondies, douleurs abdominales, essoufflement, fatigue, fièvre, inflammation des articulations surtout aux coudes et aux genoux, malaise général, pâleur, perte d'appétit, retard de croissance (chez l'enfant), saignements du nez (parfois), transpiration excessive (la maladie affecte principalement les enfants de 4 à 15 ans)	✓	✓	
Spondylarthrite ankylosante	Douleurs matin et soir aux fesses, derrière les cuisses et à mi-dos, raideurs de la colonne vertébrale		✓	

L'arthrite, une maladie encore mystérieuse

Qui dit inflammation des articulations dit "arthrite". L'un ne va pas sans l'autre.

L'arthrite est une maladie protéiforme (il n'en existe pas moins de 115 sortes) et qui ne connaît pas d'âge : elle s'attaque à tout ce qui bouge, aussi bien aux jeunes qu'aux plus âgés. Sa cible préférée, toutefois, semble être la gent féminine, pour des raisons sans doute d'ordre hormonal. On compte en effet 3 femmes arthritiques pour 1 homme.

Son origine est inconnue. Certains chercheurs lui prêtent une forte composante psychologique, d'autres pensent qu'elle dériverait d'un certain type de comportement alimentaire (trop d'acidité et trop de matières grasses, entre autres).

Toutefois, rien n'est vraiment sûr. L'hypothèse la plus vraisemblable, du moins pour le moment, suggère qu'elle serait d'origine virale ou auto-immune. Mais encore là, cela reste à voir.

L'arthrite – sauf pour certaines de ses manifestations – n'est pas curable en soi. Vous en savez sûrement quelque chose. C'est une maladie en effet qui n'a pas encore livré tous ses secrets. Mais il est tout à fait possible de la tenir à distance – à distance même très respectueuse.

Ce que vous pouvez faire

Dans une première étape, nous vous recommandons fortement de consulter un médecin. Il importe d'abord de savoir si vous souffrez vraiment d'arthrite (et non d'une affection secondaire) et si oui, de quel type.

Si vous êtes atteint d'arthrite, vous devrez vous aussi passer à l'action. En d'autres mots, ne pas attendre uniquement après la médecine officielle pour vous tirer de votre mauvais pas.

Vous devrez, pour faire face à la maladie et même la vaincre, adopter certaines stratégies de vie.

Dans les pages qui suivent, nous allons aborder ces stratégies.

♦ S'il s'agit de l'arthrite infectieuse

Comme son nom l'indique, elle est liée à une infection d'origine virale ou bactérienne.

Le virus ou la bactérie en question (parfois aussi un champignon est en cause) pénètre l'organisme et, en suivant le flot de la circulation sanguine, va se loger dans les articulations. Il en résulte diverses manifestions, comme de la douleur, des rougeurs, un gonflement, une désagréable sensation de chaleur.

Souffrent généralement d'arthrite infectieuse les personnes dont l'organisme, pour une raison ou pour une autre, est déjà affaibli : alcooliques, anémiques, cancéreux, diabétiques, sidatiques, etc.

Le traitement de la maladie est simple : éliminer le virus, la bactérie ou le champignon responsable du problème à l'aide d'un médicament. Ce traitement est en général chose aisée, encore faut-il voir son médecin en priorité.

♦ S'il s'agit de l'arthrite juvénile (maladie de Still)

Maladie de l'adolescence (16 ans et moins), elle se présente en général sous l'une des 3 formes suivantes :

1. Oligoarticulaire (50 % des cas, avec atteinte d'un maximum de 4 articulations).
2. Polyarticulaire (30 % des cas).
3. Systémique (20 % des cas).

Si votre enfant souffre d'arthrite juvénile, vous savez que ce n'est pas une affection de tout repos. Sa vie de tous les jours en est considérablement affectée. Des gestes tout simples, comme se plier et ramasser un objet, deviennent par moments impossibles.

Le problème, c'est que, sauf sous sa forme oligoarticulaire, l'arthrite juvénile ne répond pas toujours favorablement aux traitements conventionnels. Loin de là même.

Il faut donc prendre d'autres moyens.

Comment soigner l'arthrite juvénile

➜ En cas de crise, mettez immédiatement votre enfant au repos.

➜ Faites-lui aussi des applications de glace (à raison de 3 fois par jour, 20 minutes par séance) sur les endroits douloureux, surtout s'ils sont enflés.

- S'il souffre surtout le matin, suivez ce conseil du Dr Ilya Rubinov de l'Arthritis Medical Center de Fort Lauderdale (Floride) : frottez-le avec un myorelaxant le soir avant qu'il ne se couche. L'action du produit se prolongera jusqu'au lendemain matin.
- Recommandation primordiale : évitez-lui toute forme de stress. Si vous voyez qu'il s'énerve, tâchez de le calmer. Le stress exerce un effet déclencheur sur l'arthrite.
- Le port d'une attelle ou d'un bandage orthopédique peut aussi contribuer, d'une façon très positive, à son soulagement. Parlez-en à votre médecin.
- Lorsqu'il ira mieux, poursuivez le traitement en lui faisant faire des exercices légers, de préférence dans l'eau.

N.B. L'exercice dans l'eau lui permettra de reprendre contact avec ses articulations d'une manière tout à fait naturelle et d'améliorer son tonus musculaire. Dites-vous que, dans son cas, des muscles en bon état pourront suppléer à une déficience temporaire de ses articulations.

- Maintenant que les douleurs se sont estompées, il faut remplacer les applications de glace par une thérapie à chaud. Entendons par là les bains et douches très chauds, de même que les compresses. Le chaud ayant un effet décontractant, les articulations peu à peu se dénoueront et les crises, par la force des choses, s'espaceront.
- Essayez les méthodes naturelles dont il est question un peu plus loin dans *S'il s'agit de la polyarthrite rhumatoïde* à l'intérieur de cette rubrique.

Prudence avec la cortisone !

Les anti-inflammatoires et les injections locales de cortisone calment la douleur. Mais chez de nombreuses personnes, ils peuvent avoir des effets secondaires sérieux : ulcères de la paroi stomacale, problèmes rénaux, carence osseuse, hirsutisme, rétention d'eau, etc.

Le mieux serait donc de pouvoir vous en passer. À moins que l'expérience d'une "aspirine végétale" ne vous tente...

Connaissez-vous l'"aspirine végétale" ?

Une expression étrange, direz-vous. Mais comme son nom l'indique, c'est une aspirine tirée du suc de certaines plantes ayant exactement les mêmes propriétés anti-inflammatoires que l'aspirine classique mais sans ses inconvénients.

Et ce n'est pas le choix qui manque :

- cassis (riche en silice) ;
- griffe du diable[1] ;
- marron d'Inde ;
- prêle (également riche en silice) ;
- saule blanc ;
- ulmaire et vergerette du Canada.

Toutes ces plantes sont disponibles dans le commerce sous formes de gélules ou de poudre. Renseignez-vous.

Soit dit en passant, le chimiste allemand Hoffmann, qui, le premier au siècle dernier, a synthétisé l'aspirine chimique, n'a fait, en réalité, que reprendre à son compte les expériences sur les plantes de deux de ses prédécesseurs, le Français Pierre-Joseph Leroux et le Suisse Löwig.

Bref, rien de bien nouveau sous le soleil.

♦ S'il s'agit de l'arthrite psoriasique

Son agent responsable est le psoriasis, cette maladie de la peau qui a parfois tendance à récidiver.

Tout comme l'arthrite infectieuse, l'arthrite psoriasique est cura-

1 Pour en savoir plus sur la griffe du diable, consultez *S'il s'agit de la polyarthrite rhumatoïde* à la rubrique *Inflammation des articulations* dans ce lexique des symptômes articulaires.

ble mais dans la mesure seulement où son vecteur, le psoriasis, est tenu sous contrôle.

Il revêt 2 formes : polyarthritique (plusieurs articulations sont attaquées avec, pour caractéristique, la déformation des doigts) et rhumatisme axial (atteinte des articulations de la colonne vertébrale).

Le patient type dépasse généralement la quarantaine ou la cinquantaine et souffre de psoriasis depuis quelques mois déjà ou quelques années.

Une maladie qui évolue

L'arthrite psoriasique n'en reste pas hélas qu'aux seules manifestations articulaires et cutanées. Ce serait trop beau (façon de parler, bien sûr). Avec le temps, si rien n'est fait, elle s'étend à certains organes (yeux, poumons, reins et cœur), et les choses, dès lors, se compliquent. Des symptômes d'insuffisance peuvent en effet apparaître, de même que de sévères problèmes aux yeux (risque de cécité, entre autres).

Le traitement

Il est assez complexe étant donné que 2 maladies sont en cause. Mais une chose est sûre : c'est d'abord au psoriasis que votre médecin s'intéressera. C'est lui en effet le grand responsable de tous vos problèmes.

Comment s'y prend-on ?

➜ **Lubrifiez bien votre peau**. Un des meilleurs moyens de réprimer les crises de psoriasis réside dans une bonne lubrification du corps.

Après la douche ou le bain, séchez-vous bien puis appliquez généreusement votre lotion lubrifiante sur toute la surface du corps et non pas uniquement sur les zones affectées.

Bien que toutes les crèmes ou lotions fassent l'affaire, celles qui contiennent de l'acide lactique sont les plus efficaces.

Sur les croûtes qui se fendillent, appliquez une bonne épaisseur de vaseline.

➔ **Un peu de soleil**. L'exposition aux rayons solaires atténue de manière significative les crises de psoriasis. On soupçonne que la vitamine D dispensée par le soleil y soit pour quelque chose.

➔ **Des bains thérapeutiques**. Pour aider à décoller les croûtes trop épaisses et pour hydrater votre peau, prenez fréquemment des bains prolongés dans une eau chaude. Vous y ajouterez – à votre guise – 5 gouttes d'huile essentielle de lavande officinale ou de carotte, préalablement diluées dans un peu de lait.

Pour le reste...

➔ Contre l'inflammation elle-même, les applications locales de glace vous aideront sûrement dans un premier temps.

➔ Lorsque l'inflammation ne sera plus que du passé, "dérouillez" vos articulations en faisant régulièrement de l'exercice. (Vous trouverez divers conseils à ce sujet dans la partie 4, *Comment vous soigner avec des exercices pour toutes les parties de votre corps*.) Sans exercice, en effet, vous vous ankyloserez lentement mais sûrement, et vous mettrez beaucoup plus de temps à récupérer.

➔ En cas de douleurs prononcées, vous pouvez bien sûr vous rabattre sur les anti-inflammatoires, mais faites attention de ne pas en abuser. Leur action, en effet, ne se limite pas qu'aux seules articulations. Ils s'attaquent aussi aux muqueuses, dont celle de l'estomac.

➔ Surveillez votre alimentation. Il est tout à fait possible, selon une nouvelle école de pensée appelée écologie clinique, que le fauteur de trouble, en ce qui vous concerne, soit un aliment ou un groupe d'aliments en particulier. Si vous êtes un gros mangeur de viande, par exemple, cela peut provoquer en vous, d'après le Dr Denis Phaneuf, microbiologiste au Centre hospitalier de l'Université de Montréal, des changements métaboliques, susceptibles de déclencher une poussée inflammatoire.

Pour en savoir davantage là-dessus, consultez *Les aliments qui vous guérissent ou qui vous empoisonnent* dans la partie 3 (*Comment vous soigner par l'alimentation*).

➔ Toujours à propos d'alimentation, pourquoi ne pas essayer les huiles de poisson ? Selon diverses études, elles contiennent des acides gras oméga-3, lesquels ont pour propriété de stopper le processus inflammatoire. Pour plus de détails sur ce point, consultez *Quelques précisions à propos de certains aliments* dans *Les aliments qui vous guérissent ou qui vous empoisonnent* (partie 3).

♦ S'il s'agit d'arthrose

Consultez la rubrique *Articulations rigides* dans ce lexique des symptômes articulaires.

♦ S'il s'agit de la goutte

Elle était jadis la maladie des grands seigneurs, très souvent amateurs – fort éclairés – de bonne chère et autres délices de la nature.

Aujourd'hui encore elle sévit : les amateurs de bonne chère n'ont bien sûr pas disparu dans la tourmente des siècles pour autant !

La goutte est la seule forme d'arthrite que la médecine officielle reconnaisse comme étant d'origine alimentaire. Elle est en effet due à un excès d'acide urique, une substance que l'on retrouve sous forme de purine principalement dans les abats, les jus de viande, certains poissons comme l'anchois, la sardine et le hareng, sans parler de l'alcool qui en contient une quantité non négligeable.

L'acide urique, une fois métabolisé dans l'organisme, se transforme en cristaux, qui vont ensuite se déposer dans les articulations : gros orteil, genoux, chevilles, poignets ou doigts.

Fort douloureuse, une attaque de goutte dure en moyenne de 4 à 7 jours et si elle n'est pas traitée, elle peut laisser d'importantes séquelles, notamment aux reins et aux articulations elles-mêmes.

Il faut donc s'en occuper.

La démarche à suivre

- ➜ Évitez d'abord autant que faire se peut tous les aliments contenant des purines : alcool, abats, jus de viande, etc.
- ➜ Parallèlement, buvez toujours beaucoup d'eau, afin d'empêcher la formation de cristaux d'acide urique dans vos reins.
- ➜ En cas de crise, faites des applications de glace. Cela n'est pas toujours possible étant donné la vive sensibilité de l'articulation atteinte, mais faites-en tout au moins l'essai. Vous en retirez un soulagement notable.
- ➜ Un bon truc (qui vous est sans doute familier du reste) pour calmer la douleur : tenez la partie endolorie surélevée. De la sorte, le sang refluera et la pression exercée sur l'articulation en sera atténuée.
- ➜ Si vous êtes un habitué des diurétiques (pour raisons médicales, entre autres), prenez garde. Ils peuvent être à l'origine d'une attaque de goutte, selon le Dr Edward Lally, de l'Université Brown à Providence, dans le Rhode Island.
- ➜ Même chose en ce qui concerne le jeûne : chez les personnes atteintes de la goutte, il peut avoir un effet néfaste. Le fait de ne pas s'alimenter pendant une certaine période, en effet, entraîne souvent une hausse du taux d'acide urique dans le sang.

  Pour plus de détails à ce propos, consultez *Le jeûne qui guérit* dans la partie 5 (*Les médecines douces à votre service*).

Connaissez-vous l'allopurinol ?

Il s'agit d'un médicament dont l'effet est universellement apprécié par les goutteux, et pour cause : il fait baisser le taux d'acide urique dans le sang. Si vous n'en avez pas encore fait l'essai, parlez-en à votre médecin.

♦ S'il s'agit d'une infection virale

Consultez la rubrique *Douleurs musculaires (en général)* dans ce lexique des symptômes articulaires.

♦ S'il s'agit du lupus érythémateux disséminé

On distingue 2 formes de lupus érythémateux. Le lupus érythémateux *discoïde*, plus inoffensif, n'affecte que la peau tandis que le lupus érythémateux *disséminé* s'en prend aussi aux organes vitaux – à savoir le cœur, les poumons, la rate et les reins.

Ce mal est d'origine auto-immune, c'est-à-dire provoqué par vos propres anticorps. 8 fois sur 10, il atteint les femmes entre 20 et 30 ans.

Il se caractérise surtout par des plaques sur la peau, mais il touche aussi – et c'est là que la maladie déploie tout son potentiel destructeur – des organes comme le cœur, les poumons, les reins et même le système nerveux.

Dans les premiers temps, le L.E.D. est souvent confondu avec l'arthrite rhumatoïde, à cause des similitudes au niveau de l'atteinte articulaire. Mais à la longue il s'en détache, affichant ses propres signes distinctifs.

Le traitement dépend de la forme et de la gravité de la maladie.

En général, toutefois, la mise au repos des articulations touchées est nécessaire. Vous devrez également éviter le soleil, son rayonnement étant néfaste pour votre peau.

Évitez le stress excessif, l'anxiété et le surmenage

Vous n'êtes pas sans savoir le rôle important que joue le stress sur votre système immunitaire. Plusieurs recherches ont démontré qu'en situation de stress, le taux de lymphocytes (globules blancs indispensables pour votre défense immunitaire) était sensiblement réduit.

Par conséquent, il n'est pas rare de voir survenir une maladie suite à une période éprouvante. C'est particulièrement le cas en ce qui concerne le lupus érythémateux qui, rappelons-le, est une maladie auto-immune.

Pour plus de détails sur la lutte anti-stress, voyez *S'il s'agit d'un stress excessif* à la rubrique *Douleur dans le bas du dos*.

Méfiez-vous des microbes !

Le lupus érythémateux de type disséminé vous rend très sensible aux infections. Autant que possible, évitez donc de vous exposer dans les milieux particulièrement à risque : hôpitaux, crèches, écoles, etc.

Autres précautions

➜ En cas d'inflammation, la recette classique s'applique : les applications locales de froid. Mine de rien, elles contribuent beaucoup au soulagement.

➜ Faites régulièrement de l'exercice pour ne pas laisser vos articulations se raidir.

➜ Évitez l'alcool et le tabac.

➜ Surveillez également votre alimentation. Le L.E.D., comme d'autres arthropathies, est souvent en bonne partie dû à une allergie à un aliment ou à certains aliments. Pour plus de détails sur ce point, consultez le chapitre 3.1 – *Les aliments qui vous guérissent ou qui vous empoisonnent* – dans la partie 3 (*Comment vous soigner par l'alimentation*).

  Dans cette même section, lisez aussi *Quelques précisions à propos de certains aliments*. Vous y trouverez aussi des suggestions à propos des acides gras oméga-3. Ces acides, comme vous le verrez, aident à stopper le processus inflammatoire. En ce qui vous concerne, ils pourraient donc être d'une précieuse aide.

➜ Côté médicaments, votre médecin vous prescrira sans doute la batterie usuelle, à savoir des antipaludéens de synthèse et des immunosuppresseurs. Très puissants, ces médicaments contribueront sans doute à améliorer votre état (du moins certaines personnes répondent-elles bien au traitement), mais gare à leurs effets secondaires indésirables.

♦ S'il s'agit de la maladie de Lyme

La première manifestation de cette maladie date de 1975. Elle s'est produite à Old Lyme, une petite ville du Connecticut.

D'abord confondante, on a vite fini par en trouver la cause : un spirochète nommé Borellia burgdoferi dont est porteuse une tique qui vit et prospère sur un animal familier de nos forêts, le daim.

La maladie de Lyme a une particularité : elle met des jours, voir des semaines à se déclarer chez les humains. Il est donc très important de la prévenir.

Une maladie évolutive

Si jamais vous faites connaissance avec la tique, entre 3 et 30 jours plus tard, une petite rougeur apparaîtra à l'endroit de la morsure. Cette rougeur ira grandissant, jusqu'à atteindre un diamètre de 15 cm.

Par la suite, les symptômes usuels se manifesteront : maux de tête, fièvre, douleurs articulaires, etc.

Si vous décidez de vous laisser porter, l'inflammation s'étendra. Elle atteindra le cœur (cardite), le cerveau (méningite) ou le système nerveux (paralysie de Bell). En outre, vos articulations vous feront de plus en plus mal.

Bref, ce ne sera pas la vie en rose.

Comment pouvons-nous attraper la maladie de Lyme ?

Nous ne sommes pas régulièrement en contact avec les daims, tant s'en faut. Par contre, si vous vivez à la campagne, votre chien ou votre chat, lui, peut l'être. Son pelage servant d'abri à la tique, il vous la transmettra tout aussitôt.

De même, si vous aimez vous promener à travers champs, sachez que la tique prend souvent ses aises sur les épis des hautes herbes.

Que faire si vous avez les symptômes de cette maladie ?

➜ Voyez bien sûr votre médecin. La maladie de Lyme, pour

embêtante qu'elle soit, est parfaitement curable. On utilise pour ce faire des antibiotiques.

Prévention

- ➜ Première étape, munissez votre chien et/ou votre chat d'un collier antipuces ou antitiques. Vous vous protégerez ainsi, vous et vos enfants, par le fait même.
- ➜ Évitez également les promenades à travers champs si vous n'êtes pas suffisamment vêtu.
- ➜ En cas de morsure par la tique (*Ixodes ricinusem*, tel est son nom), 2 choses : tout d'abord, ne cherchez pas à écraser l'insecte (vous empirerez ainsi les choses), tentez plutôt de l'extraire à l'aide d'une pince à cils ; ensuite, précipitez-vous à l'hôpital, où, après examen de la tique, on vous fera un traitement préventif.

♦ S'il s'agit de la polyarthrite rhumatoïde

C'est la forme d'arthrite la plus répandue. Elle touche en général les personnes entre 40 et 60 ans et de préférence les femmes (3 cas sur 4).

Comme son nom le suggère, elle frappe plusieurs articulations à la fois : mains, poignets, avant-pieds, etc.

La polyarthrite rhumatoïde est une maladie grave. Caractérisée par des déformations aux doigts et aux orteils, elle rend très souvent la vie quotidienne impossible à ses victimes. Chaque geste, chaque mouvement se mue en un véritable calvaire.

Elle doit donc être traitée et cela, soulignons-le, dans les plus brefs délais. Si vous hésitez trop, en effet, elle s'en prendra inévitablement à d'autres parties de votre corps : tendons, peau, poumons et vaisseaux sanguins.

Les facteurs de risque

On ne connaît pas la cause exacte de la polyarthrite rhumatoïde. Tout ce que l'on sait, c'est qu'elle est très probablement d'origine auto-immune, c'est-à-dire provoquée par vos propres anticorps (pour une raison non élucidée, ils ne reconnaissent plus vos tissus).

Elle frappe comme la foudre

Pourquoi faut-il intervenir très vite, lorsque les signes avant-coureurs de la P.R. se manifestent ?

Parce que la maladie a une caractéristique bien à elle : dans sa forme agressive, elle exerce la grande majorité de ses ravages dès les premières années.

Toutefois, on note certains facteurs de risque : l'appartenance au sexe féminin, l'hérédité, l'âge, le surmenage articulaire et une alimentation généralement riche en graisses.

Si vous êtes sujet aux infections de toutes sortes, vous entrez aussi dans la ligne de mire de la maladie.

Comment calmer l'inflammation dans l'immédiat ?

Première étape, mettez vos articulations souffrantes au repos. C'est la seule façon de ne pas exacerber le mal.

Pour résorber l'inflammation en tant que telle, faites des applications répétées de froid : compresses, glace, etc.

Dans le même temps, si vraiment vous avez très mal, prenez un analgésique : aspirine, paracétamol ou autre.

Quand vous irez mieux, au bout de quelques jours, faites de légers exercices, histoire d'éviter le raidissement, votre pire ennemi. Par légers exercices, entendez la marche, un peu de vélo, de natation, etc.

Il existe des solutions peu connues

Si vous décidez de suivre la voie de la rhumatologie classique (les médicaments), autant que vous soyez prévenu : elle n'est pas sans périls. Les médicaments généralement utilisés en effet pour contrer l'inflammation et la progression de la maladie, bien qu'efficaces, sont souvent très puissants et par conséquent susceptibles de générer des effets secondaires importants.

Un bon conseil, donc : prenez garde ! Avant de vous engager, totalement ou partiellement, dans cette voie, parlez-en d'abord avec votre médecin traitant. Évaluez avec lui le pour et le contre. Voyez si les avantages l'emportent vraiment sur les inconvénients, en ce qui vous concerne.

Si, en dernier ressort, vous estimez que les risques encourus sont trop élevés, sachez que vous ne serez pas à court de ressources. Les médecines naturelles vous offrent un certain nombre de solutions ayant fait leurs preuves et qui vous aideront très certainement.

Ces solutions, basées sur l'expérience, ont d'ailleurs un double avantage, par rapport à la rhumatologie classique : elles sont pour la plupart sans effets secondaires et elles ne coûtent pas cher. Qui plus est, elles modifient le comportement quotidien en général (vous apprenez à mieux manger, à faire de l'exercice, etc.), ce qui constitue donc un aspect positif.

Reste une chose : que vous décidiez de suivre nos recommandations ou d'utiliser des produits de synthèse, vous avez à coup sûr de bonnes chances d'améliorer votre situation car vous vous serez pris en main.

Quelles sont ces solutions ?

Commençons par l'alimentation, qui constitue souvent le point de départ de nombreuses pathologies.

Les meilleures stratégies alimentaires

Plusieurs recherches ont démontré que les maladies arthritiques pourraient s'expliquer, dans bien des cas, par des allergies alimentaires.

➜ Les aliments les plus souvent mis en cause sont les suivants : maïs, blé, porc, orange, lait, avoine, seigle, œufs, bœuf, café, fromage, pamplemousse, tomate, arachides, sucre, etc. (Pour une liste plus détaillée, consultez *Les aliments qui vous guérissent ou qui vous empoisonnent* dans la partie 3, *Comment vous soigner par l'alimentation*).

➜ Pour réduire l'inflammation, ce ne sont pas les possibilités qui manquent :

- Limitez votre consommation de graisses d'origine animale.
- Limitez votre consommation d'huiles polyinsaturées, particulièrement celles qui sont raffinées. (Attention aux huiles polyinsaturées "cachées" que l'on retrouve dans de nombreux produits commerciaux : madeleines, biscuits, craquelins et, bien sûr, margarine.)
- Pour les hommes en général et les femmes ménopausées : évitez les excès de fer, sous forme de suppléments (maximum de 4 mg par jour) ou d'abats d'origine animale. Le fer peut en effet contribuer à déclencher la douleur et l'inflammation.
- Augmentez votre consommation d'acides gras essentiels de type oméga-3. À ce sujet, voyez *Quelques précisions à propos de certains aliments* au chapitre 3.1 dans la partie 3 (*Les aliments qui vous guérissent ou qui vous empoisonnent*).
- Augmentez votre consommation d'aliments alcalinisants : vous en trouverez la liste détaillée encore une fois dans ce même chapitre 3.1.
- Consommez des aliments et épices aux propriétés anti-inflammatoires : gingembre, ail, oignon, ananas frais, luzerne, curcuma.

➜ Mettez plutôt l'accent sur un régime végétalien (c'est-à-dire excluant tous les produits d'origine animale y compris les œufs et les produits laitiers). Selon les responsables de l'Institut Hippocrates, en Floride, un tel type de régime est un atout précieux dans le traitement des maladies inflammatoires, telle la P.R. Il est souvent à l'origine de rémissions spectaculaires.

En outre, d'après le Dr Denis Phaneuf, microbiologiste au Centre hospitalier de l'université de Montréal, "cela fait des années déjà que l'on a découvert des superantigènes dans le sang des personnes qui mangent beaucoup de protéines, surtout des protéines animales. Ces superantigènes augmentent le pourcentage des lymphocytes T4 (une classe de globules blancs [responsables de l'inflammation]) de façon anormale".

- Consommez des aliments soufrés, utiles aux cartilages, aux os et aux tissus conjonctifs : légumes vert foncé, asperges, ail, oignon, etc.

  À ce propos, certains suppléments pourront vous être utiles, entre autres la bêche-de-mer, le cartilage de requin, la chondroïtine et le glucosamine. Vous trouverez tous les détails concernant ces produits dans *Essayez aussi les super-suppléments alimentaires* dans la partie 3 (*Comment vous soigner par l'alimentation*).

- Maintenez un poids équilibré. Il est prouvé que des kilos en trop surmènent les articulations.

Vos meilleures alliées chez les plantes

- En externe : appliquez de la teinture de **piment de Cayenne** (*Capsicum frutescens*). Beaucoup d'études ont montré que la *capsicine* – l'élément actif de la Cayenne – est le seul agent externe capable de réduire de façon significative la transmission de la douleur et d'améliorer la mobilité des articulations. (Pour plus de détails encore, consultez *Essayez aussi les super-suppléments alimentaires* dans la partie 3, *Comment vous soigner par l'alimentation.)*

- Toujours en externe, pour combattre l'inflammation et favoriser la régénération de l'articulation, vous pouvez aussi appliquer une lotion composée d'huile essentielle de **camomille allemande** (*Matricaria recutita*) diluée dans de l'huile macérée de millepertuis (*Hypericum perforatum*), à raison de 5 à 15 gouttes d'huile essentielle pour 30 ml d'huile de millepertuis.

- Autre merveille du monde végétal : la **griffe du diable** (*Harpagophytum procumbens*), une plante qui nous vient de la pharmacopée africaine. Des études ont prouvé que son action anti-inflammatoire se compare avantageusement à celle des médicaments de synthèse utilisés aux mêmes fins, mais sans leurs effets secondaires indésirables.

  Cette plante vous aidera donc si vous souffrez d'arthrite ou d'arthrose. Mais notez que le traitement, pour être efficace, doit s'étendre sur au moins 3 mois.

Vous trouverez dans les boutiques diététiques des extraits de la griffe du diable à teneur garantie.

Autres solutions

- ➜ Si vous avez des difficultés à vous servir de vos articulations, c'est-à-dire à introduire une clé dans le serrure, à boutonner votre chemisier, etc., voyez la partie 6 : *43 conseils à suivre pour déjouer les pièges de l'arthrite*. Vous trouverez là plusieurs petits trucs pour vous aider au fil des jours.
- ➜ Vous aimeriez bouger, faire quelque chose pour vous dégourdir un peu, mais vous ne savez pas par quel bout commencer ? Qu'à cela ne tienne ! Consultez la partie 4 (*Comment vous soigner avec des exercices pour toutes les parties de votre corps*). Comme vous le verrez, les exercices que vous y trouverez sont très faciles d'exécution et constituent une manière d'introduction à la pratique de certains sports jugés plus difficiles.
- ➜ Très important : apprenez à vous détendre. Beaucoup de gens souffrant de la P.R. ont tendance à se replier sur eux-mêmes et à nourrir leur stress, ce qui est loin d'être bon pour eux. Pour ne pas tomber dans ce piège, pourquoi ne pas pratiquer un peu de visualisation ?

  La visualisation, ça ne coûte pas cher du tout (ça ne coûte rien, même) et ça aide à s'en sortir.
- ➜ Autres médecines douces pouvant venir à votre rescousse : l'acupuncture et la magnétothérapie. La première ne vous apportera peut-être pas la guérison automatique, mais à tout le moins un soulagement certain qui vous aidera à vous passer des anti-inflammatoires.

  Quant à la seconde, des expériences réalisées en milieu hospitalier le prouvent, dans certains cas, elle peut calmer la douleur de manière très abrupte et tout cela, encore une fois, sans que vous ayez besoin d'anti-inflammatoires.

  Pour plus de détails sur ces 2 médecines douces, consultez les chapitres qui lui sont consacrées dans la partie 5 (*Les médecines douces à votre service*).

- ➜ Si vous avez besoin de conseils dans le domaine alimentaire, n'hésitez pas : consultez un naturopathe. Cela vous coûtera quelques francs, mais en retour vous profiterez d'une batterie de recommandations adaptées à votre état.
- ➜ La médecine ayurvédique vous dit-elle quelque chose ? La médecine ayurvédique, c'est en fait l'ancêtre de la naturopathie actuelle. Elle nous vient de l'Inde, où elle est pratiquée depuis des milliers d'années.

  La médecine ayurvédique, à la base, ce sont des conseils diététiques, l'usage de plantes médicinales, la pratique du yoga, etc. Chez nombre de personnes souffrant tout comme vous d'une maladie inflammatoire, elle donne de bons résultats.
- ➜ Autres suggestions de médecines douces : apithérapie, aromathérapie, homéopathie, magnétothérapie, etc. Vous trouverez une description de chacune d'elles encore une fois dans la partie 5 (*Les médecines douces à votre service*).

♦ S'il s'agit d'une polymyosite

Consultez la rubrique *Faiblesse musculaire* dans ce lexique des symptômes articulaires.

♦ S'il s'agit de la pseudogoutte

Tout comme sa consœur la goutte, la pseudogoutte appartient à la famille des arthrites microcristallines. Elle est caractérisée par des dépôts de cristaux de pyrophosphate de calcium dans les articulations.

Si vous avez plus de 60 ans, vous faites partie de sa clientèle cible. Elle s'attaque généralement aux genoux, mais aussi à l'occasion aux poignets et aux chevilles.

Beaucoup moins douloureuse que la goutte, la pseudogoutte n'en est pas moins par moments fort gênante.

Sa cause est inconnue. Mais on relève certains facteurs de risque : l'âge, évidemment, c'est-à-dire le vieillissement des tissus, l'hérédité et un traumatisme ancien.

Par ailleurs, la pseudogoutte peut être un symptôme de certaines maladies métaboliques, comme l'hyperparathyroïdie et l'hémochromatose.

Comment la traite-t-on ?

Il n'existe hélas pas de remède définitif contre la pseudogoutte. Et même en modifiant votre régime alimentaire vous n'arriverez pas à vous défaire totalement de la maladie.

Les anti-inflammatoires prescrits par votre médecin vous apporteront sans doute un net soulagement. Mais ils ne régleront pas votre problème pour autant. Ils ne feront que chasser la douleur temporairement.

Le mieux est encore de suivre une démarche naturelle :

- repos en cas de crise ;
- alternance de chaud/froid ;
- exercices légers, etc. ;
- prise régulière d'antioxydants pour prévenir le vieillissement des tissus (voyez à ce propos le chapitre *Essayez aussi les super-suppléments alimentaires* dans la partie 3, *Comment vous soigner par l'alimentation*).

Pour plus de détails sur tous ces points, voyez plus haut *S'il s'agit de l'arthrite juvénile*.

♦ S'il s'agit du rhumatisme articulaire aigu (ou fièvre rhumatismale)

Cette maladie s'attaque aux enfants de 4 à 15 ans. Elle fait en général suite à une pharyngite ou une amygdalite non traitée, c'est-à-dire une infection causée par une bactérie de la famille des streptocoques (du groupe B).

Le rhumatisme articulaire aigu, bien qu'en nette régression en Occident grâce aux antibiotiques, est la maladie grave la plus répandue chez les jeunes. Elle est très insidieuse. Elle peut prendre des années à se manifester et parfois même elle dégénère en *endocardite*, c'est-à-dire en inflammation de la tunique interne du cœur. (Pour plus de détails sur l'endocardite, voyez plus loin l'encadré intitulé *L'endocardite : une complication possible du rhumatisme articulaire aigu.*)

Au moment même où elle s'installe dans l'organisme, la bactérie responsable de la maladie est contagieuse. Mais rassurez-vous, elle perd de son caractère offensif dès qu'elle a évolué en fièvre rhumatismale.

Y a-t-il des enfants plus à risque que d'autres ?

Non. Mais on observe que ceux provenant des couches défavorisées sont en général plus susceptibles de développer la maladie. La raison en est simple : leurs parents n'ont pas toujours les moyens financiers de se procurer les antibiotiques nécessaires au traitement de la maladie de leurs enfants ou encore ne sont pas en état de le faire.

Quelle est la caractéristique majeure du R.A.A. ?

Outre la fièvre, ce sont les douleurs articulaires. Elles siègent le plus souvent aux genoux ou aux coudes et elles ont une forte tendance à migrer.

Le traitement du R.A.A.

➜ Le repos au lit est obligatoire.

➜ Il faut également prendre beaucoup de liquide et surveiller son alimentation. Celle-ci doit être le plus variée possible et à haute teneur protéinique. Si jamais votre enfant manifeste très peu d'appétit, donnez-lui des suppléments vitaminiques, afin qu'il ne manque de rien.

➜ Les antibiotiques sont aussi nécessaires pour faire passer l'infection. La plus couramment utilisée est la pénicilline ou, à défaut, l'érythromycine (pour les personnes allergiques à la pénicilline).

➜ Contre les douleurs articulaires, des corticostéroïdes seront prescrits. Mais attention : il faut suivre la posologie fournie par le médecin, faute de quoi des effets secondaires pas du tout désirables se manifesteront.

Y a-t-il un risque de récidive ?

Oui. Mais s'il survient, ce sera dans les 3 années qui suivent.

L'endocardite : une complication possible du rhumatisme articulaire aigu

L'endocardite est une maladie insidieuse qui atteint principalement les personnes âgées de 20 et 40 ans.

L'endocardite peut prendre deux formes distinctes :

- *l'endocardite lente* qui affecte surtout les patients déjà aux prises avec des problèmes de cardioplastie vasculaire (malformations cardiaques). À défaut d'un traitement médical approprié, la maladie peut entraîner un décès en quelques mois. Vous ne devez donc pas tarder pour consulter votre médecin.
- *l'endocardite aiguë,* une forme nettement plus rare mais également plus grave. L'endocardite aiguë est généralement précédée par une infection évidente (pneumonie, méningite, pyélonéphrite, etc.). Même un cœur en parfaite santé y est exposé.

Si vous souffrez de fièvre récurrente sans cause apparente et qu'à plus forte raison, celle-ci est intense, ne prenez pas de risques. Consultez rapidement.

Comme elle est d'origine infectieuse, l'endocardite se traite par des antibiotiques. Mais s'il y a risque d'insuffisance cardiaque, on recourt aussi à la chirurgie.

En cas d'endocardite aiguë, si vous recevez un traitement approprié dans les six semaines qui suivent le début de la maladie, vous avez 90 % de chances de vous en sortir indemne. Autrement, la maladie risque de laisser des séquelles menant à une insuffisance cardiaque.

♦ S'il s'agit d'une spondylarthrite ankylosante

Consultez la rubrique *Douleurs articulaires (en général)* dans ce lexique des symptômes articulaires.

Mais aussi...

☛ Il n'est de meilleur exercice pour les arthritiques que la marche. Elle n'a que des avantages : elle renforce les muscles autour des articulations, soulage la douleur, rend de meilleure humeur, favorise la concentration et, ce qui n'est pas un mince atout, elle endort.

Concernant ce dernier point, une étude réalisée à l'Université Standford (en Californie) auprès de personnes âgées entre 50 et 75 ans démontre bien qu'en plus de réduire les manifestations arthritiques, la marche (ou la bicyclette stationnaire) vous permettra : 1) de vous endormir deux fois plus rapidement et 2) d'arriver à dormir près d'une heure de plus ("Lève-toi et marche !", *L'Actualité*, mai 1997).

Si vous n'avez pas vraiment l'habitude de faire de l'exercice, commencez tout doucement (10 minutes par jour suffiront), puis petit à petit augmentez la durée. Vous verrez, très vite vous penserez moins à vos problèmes articulaires.

☛ Selon le Dr Isadore Rosenfeld, auteur de *Doctor, What Should I Eat ?*, les acides gras oméga-3 possèdent les mêmes propriétés que les anti-inflammatoires classiques, à savoir supprimer la douleur.

Beaucoup de ses patients, dit-il, après avoir pris l'habitude d'en consommer régulièrement, ont vu leurs crises s'espacer.

Pourquoi ne pas essayer ?

Les principales sources d'acides gras oméga-3 sont le flétan, le maquereau, la sardine, le saumon et le thon, bref, les poissons gras.

Si pour une raison ou pour une autre, vous ne pouvez consommer ces poissons, il vous reste la solution classique, à savoir les capsules d'huile de poisson.

Étant du reste plus concentrées, les capsules d'huile de poisson vous apporteront davantage d'acides gras oméga-3 que le poisson ordinaire.

- Au dire du Dr Jean-Marc Brunet, naturopathe renommé, les aliments acides sont des facteurs déclencheurs de l'arthrite. Il entend par aliments acides : le thé et le café, l'alcool, le sucre blanc raffiné, les viandes rouges, les charcuteries, les graisses animales en général et le vinaigre blanc.
- L'arthrite étant souvent la conséquence de l'âge, de nombreux spécialistes s'entendent pour recommander la prise quotidienne d'antioxydants.

  Les antioxydants ont une action unique, pour ne pas dire irremplaçable : ils empêchent ou tout au moins retardent le processus de vieillissement des cellules, cause de bien des maladies.

  Où trouve-t-on des antioxydants ? Dans les vitamines C et E, ainsi que dans le bêta-carotène et le sélénium. (Pour plus de détails, consultez *Essayez aussi les super-suppléments alimentaires* et *Les meilleurs vitamines, minéraux et oligoéléments pour vous* dans la partie 3 *Comment vous soigner par l'alimentation.*)
- Si vous craignez de prendre votre bain parce que vous aurez du mal ensuite à récurer la baignoire, voici un petit truc pour vous : mettez tout simplement quelques cuillerées à soupe de bicarbonate de soude dans l'eau de votre bain, et fini les traces !
- Autre truc : vous laver avec un gant de toilette vous est pénible ? Pourquoi ne pas le faire avec une brosse pour le dos ?
- Vous pouvez faire preuve de beaucoup d'ingéniosité ou de créativité quand il s'agit de trouver mille et un trucs du même ordre pour vous faciliter la vie. Et pensez à en faire profiter ceux qui sont confrontés au même genre de problème.

Voyez aussi du côté de votre alimentation

Beaucoup d'études tendent à démontrer que la consommation de graisses animales est un facteur de risque de l'arthrite.

L'une d'elles a été relatée par le *British Medical Journal* en 1981. Elle portait sur une femme de 38 ans atteinte de polyarthrite rhumatoïde et adepte des produits laitiers.

Dans le cadre de cette étude, on lui demanda de supprimer ces produits de son alimentation. Quatre mois plus tard, miracle, elle ne présentait plus de symptômes de sa maladie.

Se croyant délivrée, elle se remit d'elle-même à consommer ses chers produits laitiers. Mal lui en prit. Douleurs, raideurs, gonflements revinrent aussitôt hanter ses articulations.

Que faire ? se demanda-t-elle. N'ayant guère le choix, elle relégua aux oubliettes lait, fromages et autres délices laitiers, et depuis lors, très rares sont les crises.

Attention !

Si vous avez mal aux articulations et ce, depuis plus d'une semaine, consultez.

Ayez toujours à l'esprit que certaines formes d'arthrite évoluent très rapidement. Elles ne s'en prennent pas qu'aux articulations : elles gagnent les organes environnants et, par le fait même, vous handicapent d'autant plus.

Jambes tendues et douloureuses

Causes	Symptômes associés			H
Artériosclérose	Douleurs thoraciques, rythme cardiaque irrégulier (arythmie), vertiges	✓	✓	

Causes	Symptômes associés			H
Ostéomyélite	Détérioration de l'état général, douleurs à l'épaule (parfois), forte fièvre, gonflement, impotence, inflammation, os qui se brisent		✓	
Phlébite	Chaleur et rougeur locales, douleurs subites au mollet, gonflement de la jambe			✓
Sciatique	Boiterie, douleurs dans le bas du dos et au niveau du fessier avec irradiation dans la jambe, mouvements limités	✓	✓	
Tendinite de la jambe inférieure	Douleurs dans la partie inférieure de la jambe (pouvant aussi se manifester la nuit)	✓		

Un mal qui se soigne, heureusement

Mis à part les fractures, entorses et autres problèmes liés au squelette, on peut avoir mal aux jambes pour 2 raisons.

La première est d'ordre mécanique. Nous les avons trop sollicitées, tout simplement. Nous en avons usé et abusé, si bien qu'elles ont fini par atteindre un degré de tension par moments insupportable.

La deuxième est d'ordre vasculaire. Pour une raison ou pour une autre, un caillot s'est formé quelque part dans la jambe, qui provoque une douleur fulgurante immédiate.

Dans un cas comme dans l'autre, rassurez-vous, ces problèmes ont leur solution. Ils ne constituent pas en effet des défis insurmontables.

Mais comme toujours, il faut agir promptement, ne pas atermoyer, surtout lorsqu'il s'agit d'un problème de circulation sanguine.

Ce que vous pouvez faire

Si vous avez fait un peu trop de sport, dernièrement, ou encore si vous avez beaucoup travaillé physiquement, ne vous étonnez pas si vos jambes flanchent. Elles ne font que vous rendre la monnaie de votre pièce. Elles vous disent de les laisser tranquilles pour un moment.

Un peu de repos, donc, plus quelques soins appropriés (dont vous trouverez une liste ci-après), les remettront assez vite en l'état.

Mais il n'en va pas de même si vous soupçonnez un problème de circulation. En l'occurrence, il faut agir, et très vite, c'est-à-dire voir un médecin.

♦ S'il s'agit d'artériosclérose

L'artériosclérose est le processus par lequel des dépôts de graisses (lipides) se forment sur les parois des artères, empêchant ainsi la circulation sanguine de se faire normalement.

En Europe, l'artériosclérose est responsable de près de 1/3 des décès. Elle est à l'origine des maladies cardio-vasculaires, de problèmes cérébraux graves, de certains accidents neurologiques, ainsi que de l'hypertension et de l'insuffisance rénale.

Un adversaire redoutable, donc, qu'il vaut mieux avoir de son côté que dans le camp adverse.

Les facteurs de risque de l'artériosclérose sont bien connus : le tabagisme, d'une part, et une alimentation trop riche en graisses animales, d'autre part.

L'une des manifestations de cette pathologie est l'artérite des membres inférieurs. (Pour plus de détails concernant cette pathologie, consultez la rubrique *Crampes musculaires* dans ce lexique des symptômes articulaires.)

D'abord et avant tout une urgence médicale

En effet, en présence de symptômes d'artériosclérose, il faut consulter sans tarder. Votre médecin vous prescrira aussitôt des anticoagulants, qui permettront à votre sang de se fluidifier.

Pour le reste, vous devrez, pour votre bien, cesser de fumer et surtout diminuer, de manière très significative, votre consommation de graisses animales. Ce sont là les seules façons de contrer les effets désastreux de votre problème de circulation.

♦ S'il s'agit de l'ostéomyélite

Consultez la rubrique *Douleur à l'épaule* dans ce lexique des symptômes articulaires.

♦ S'il s'agit d'une phlébite

L'ancien président des États-Unis, Richard Nixon, en a souffert. C'est une maladie au caractère très brutal, qui s'explique du fait qu'un caillot s'est inopinément formé dans une veine de la jambe. La circulation locale étant interrompue, il en résulte une douleur aussi atroce que fulgurante.

On distingue 2 types de phlébite : superficielle et profonde.

La première est la moins grave, car elle ne touche que les veines de surface. La seconde, qui est aussi la plus fréquente, constitue une urgence médicale. Si on tarde à la traiter, en effet, le caillot risque de migrer jusque dans les artères du cœur et des poumons, pouvant ainsi provoquer une embolie.

Les facteurs de risque de la phlébite sont l'inactivité forcée (longue période d'alitement, par exemple), un traumatisme local ou encore une mauvaise circulation sanguine.

Les remèdes à la phlébite

Le premier de ces remèdes est un anticoagulant que vous prescrira votre médecin. Il a pour but de diluer le caillot de sang.

Par la suite, vous devrez porter une bande élastique dont la fonction première est d'empêcher la formation de varices.

Si votre phlébite est de type superficiel, il est très probable que des anti-inflammatoires suffiront à remettre les choses en place.

Comment prévenir la phlébite si vous êtes alité

Le moyen est simple : massez régulièrement vos jambes et faites-leur faire des contractions musculaires.

> **À ne pas confondre : crampe musculaire et crampe due à une phlébite**
>
> Cette dernière, en effet, frappe comme la foudre. Mais elle a une particularité qui vous permettra de la distinguer d'une simple crampe : à l'endroit où cela fait mal, elle laisse une trace rougeâtre, signe que la veine est sérieusement enflammée.

♦ S'il s'agit d'une sciatique

Consultez la rubrique *Boiterie* dans ce lexique des symptômes articulaires.

♦ S'il s'agit d'une tendinite de la jambe inférieure

Si vous héritez de ce problème, vous êtes soit très sportif, soit un grand marcheur.

Pour souffrir d'une tendinite de la jambe inférieure, en effet, il faut, c'est le cas de le dire, courir après.

La douleur s'attaque au muscle jambier, ce muscle qui entoure le tibia. Elle n'est pas intolérable, tant s'en faut, mais elle est suffisante, par moments, pour vous déstabiliser.

Les causes sont multiples : au premier chef, la sur-utilisation des muscles de la jambe qui à leur tour entraînent l'usure des tendons, viennent ensuite une surface d'entraînement trop dure, des chaussures mal adaptées et, ce qui est très souvent le cas, l'oubli des exercices d'échauffement.

Le syndrome des joueurs de foot

On l'observe souvent : habitués à jouer sur l'herbe, certains joueurs de foot se révèlent absolument incapables d'affronter une surface dure. Très rapidement ils ont mal aux jambes, et leur rendement diminue. Il leur suffit de se retrouver sur "le plancher des vaches" pour se sentir mieux.

Comment vous en sortir

➜ Pour commencer, réduisez de façon notable vos activités sportives ou de marcheur.

➜ Dans le même temps, faites des applications régulières de glace, en moyenne 3 fois par jour, à raison de 20 minutes par séance.

➜ Lorsque la douleur aura diminué, essayez la chaleur, elle détendra vos muscles. Si vous constatez qu'il n'en est rien, recommencez les applications de glace.

➜ Ne reprenez vos activités régulières que progressivement. Attendez d'avoir recouvré tous vos moyens.

➜ Le port d'une bande réchauffante ou d'une jambière pourra aussi beaucoup vous aider. Faites-en l'essai, si ce n'est déjà fait.

➜ Procédez à l'examen de vos chaussures : suffisent-elles à la tâche ? Rencontrent-elles tous les critères d'entraînement ? Bien souvent, l'origine d'une tendinite de la jambe inférieure se trouve sous la plante des pieds.

➜ Faites-vous toujours vos exercices d'échauffement avant de vous lancer dans la mêlée ? Si vous avez tendance à les oublier, songez qu'ils pourraient vous éviter bien des déboires et bien des désagréments.

Mais aussi...

- Évitez autant que faire se peut les mouvements répétitifs des jambes. Variez, variez toujours, pour ne pas donner de mauvaises habitudes à vos muscles et articulations.
- Dans la même veine : ménagez et vos articulations et vos tendons. C'est leur sur-utilisation qui est à l'origine de bien des problèmes.
- En cas de crampes durant un entraînement, buvez aussitôt un peu d'eau. Celle-ci, grâce aux sels minéraux qu'elle contient, rétablira l'équilibre hydroélectrolytique au sein de vos tissus. En même temps, si c'est possible, posez de la glace à l'endroit douloureux.

Attention !

Certaines douleurs à la jambe, certaines tensions sont annonciatrices de problèmes sérieux. Ainsi, voyez sans faute votre médecin si :

- la douleur dure depuis plus de 3 jours ;
- vous notez une sensation d'engourdissement et/ou de froid dans la jambe ;
- la douleur atteint toute la jambe.

Pourquoi pas de petits aimants ?

Pourquoi pas, en effet ? Les petits aimants font partie du traitement proposé en magnétothérapie. (Pour plus de détails, consultez *La magnétothérapie ou comment chasser la douleur avec des aimants* dans la partie 5, *Les médecines douces à votre service*.)

Vous les appliquez face sud sur l'endroit douloureux (2 ou 3 suffiront) et vous les gardez en place pendant environ 1 semaine.

Selon une étude effectuée par le Dr Masson, cette thérapie est efficace dans près de 80 % des cas.

Pourquoi ?

Parce que les aimants provoquent la vasoconstriction, c'est-à-dire qu'ils aident à la résorption de l'inflammation.

Os qui se brisent

Causes	Symptômes associés			H
Maladie osseuse de Paget	Parfois aucun. Déformations osseuses, douleurs, insuffisance cardiaque (rare)		✓	
Ostéomalacie	Déformations osseuses (vertèbres et membres inférieurs), douleurs articulaires aux hanches et aux épaules		✓	
Ostéomyélite	Détérioration de l'état général, douleurs à l'épaule (parfois), forte fièvre, gonflement, impotence, jambes tendues et douloureuses, inflammation des articulations		✓	

Causes	Symptômes associés			H
Ostéoporose	Asymétrie des membres inférieurs (parfois), difficulté à lever un poids, douleurs dans le bas du dos, douleurs à l'aine et à la hanche (surtout après une chute), risque accru de fractures	✓	✓	
Polyarthrite rhumatoïde	Articulations rigides, déformation des doigts et des orteils, douleurs à la hanche, douleurs articulaires, douleurs au poignet, douleurs musculaires, douleurs nocturnes et matinales, engourdissement, extrémités froides, inflammation des articulations, gonflement, raideurs	✓	✓	
Usure des os	Douleurs, raideurs	✓		

Les 3 principaux facteurs explicatifs

L'âge arrive souvent en 1ère position, parmi les facteurs déterminants. Rien de plus normal, en un sens : les os, le temps passant, perdent de leur masse, de leur densité, et deviennent par la force des choses plus fragiles.

Mais les carences alimentaires (en calcium et en magnésium, surtout) entrent aussi en ligne de compte. Elles sont hélas beaucoup plus fréquentes qu'on ne le croit, surtout chez les personnes âgées.

L'inactivité, forcée ou non, enfin, est une autre cause de perte de densité osseuse. Une cause également très répandue, que l'on retrouve encore une fois beaucoup chez les personnes prenant de l'âge.

Ce que vous pouvez faire

Des os qui se brisent ou que vous sentez devenir de plus en plus fragiles, pour ne pas dire friables, constituent une urgence médicale absolue.

Il faut donc consulter. Et ce, d'autant plus rapidement que vous devrez à tout prix éviter le risque de fracture que représente souvent un problème tel que le vôtre.

Suite à quoi, vous pourrez entreprendre, s'il y a lieu, un programme de réfection de vos os. Il est possible en effet, mais à condition d'avoir agi promptement, de réparer une bonne partie des dégâts causés par le temps, un régime alimentaire déficient, etc.

♦ S'il s'agit de la maladie osseuse de Paget

Elle est caractérisée par une véritable hyperactivité de la masse osseuse.

Dans la maladie osseuse de Paget, en effet, les os se détruisent et se reconstruisent beaucoup trop vite : de 2 à 10 fois la vitesse moyenne. Il en résulte une masse osseuse d'une bonne épaisseur mais d'une résistance et d'une qualité moindres.

La maladie osseuse de Paget touche en grande majorité les personnes âgées (60 ans et plus). D'origine inconnue, elle peut s'attaquer à un seul os mais parfois aussi à tout le squelette. Elle progresse au rythme annuel de 1 cm.

Étant donné qu'elle se manifeste rarement par des douleurs ou des symptômes d'un caractère évident, il n'existe qu'une seule façon de la détecter : la radiographie.

La maladie se traite-t-elle bien ? Oui, malgré le fait qu'elle peut avoir des conséquences très graves.

Les moyens de la traiter

Il s'agit ici de contrer le taux trop élevé d'ostéocalcine et de phosphatases alcalines que contient votre sang.

Pour ce faire, 2 médicaments sont habituellement prescrits : la calcitonine et les diphosphonates.

Le premier est administré par voie d'injection et le deuxième également par voie d'injection mais aussi par voie orale.

Dans certains cas, toutefois, lorsque la prolifération osseuse a pris une tournure exagérée, il faut intervenir de manière chirurgicale sur le ou les os trop long(s).

♦ S'il s'agit de l'ostéomalacie

Vos os lentement mais progressivement se décalcifient. Ils n'ont plus de résistance. Les premiers attaqués sont ceux des articulations (vertèbres, épaules, bassin).

La raison de votre état est simple : soit vous manquez de vitamine D, soit votre taux de phosphore est trop bas.

Dans un cas comme dans l'autre, il faut refaire le plein.

Si vous manquez de vitamine D

Peut-être votre alimentation régulière n'en contient-elle pas assez ou encore peut-être est-ce votre organisme qui l'absorbe mal ?

Quoi qu'il en soit, votre médecin vous aura sans doute dit ce qu'il en est exactement de ce côté et vous aura prescrit de fortes doses de cette vitamine.

De la vitamine D, vous en trouverez aussi, et en bonne quantité, dans les huiles de poisson, les poissons gras, les produits laitiers, les jaunes d'œufs et le foie.

Mais le principal et grand dispensateur reste et demeure... l'astre du jour. Rien ne vaut en effet le pouvoir régénérateur de la lumière du soleil pour les os et la peau.

Si vous manquez de phosphore

Plusieurs raisons peuvent être à l'origine d'un pareil manque : une mauvaise alimentation, une demande trop forte, un défaut d'absorption de la part de l'organisme ou encore un recours trop fréquent aux antiacides.

Une chose est sûre : il faut rétablir l'équilibre, et vite.

Votre médecin vous aura probablement déjà prescrit des suppléments de phosphore sous forme de sel. Mais vous pouvez évidemment compléter le traitement en consommant en bonne quantité les aliments suivants : céréales à grains entiers, viandes maigres, poissons et œufs. (Pour une liste exhaustive, consultez la rubrique *Phosphore* dans *Les meilleurs vitamines, minéraux et oligo-éléments pour vous* (partie 3, *Comment vous soigner par l'alimentation*). Par la même occasion, jetez un coup d'œil aux rubriques *Calcium* et *Vitamine D.*

♦ S'il s'agit de l'ostéomyélite

Consultez la rubrique *Douleur à l'épaule* dans ce lexique des symptômes articulaires.

♦ S'il s'agit d'ostéoporose

Ses principales victimes sont les femmes ménopausées, de préférences maigres et fumeuses.

Mais d'autres facteurs de risque existent : le sédentarité, le manque de calcium et de protéines, le manque de soleil (c'est-à-dire de vitamine D) et les traitements prolongés aux corticostéroïdes.

La maladie en elle-même, vous l'avez appris à vos dépens, consiste en une usure progressive des os. Ceux-ci perdent en volume et en densité, et deviennent par le fait même poreux.

Qui plus est, le risque de fracture spontanée est nettement accru.

Vous n'avez donc pas vraiment le choix, vous devez recourir aux grands moyens.

Le traitement à suivre

Tout dépend de la cause de la maladie, bien sûr.

➜ Si vous êtes ménopausée, la carence d'œstrogènes est principalement en cause. Le traitement de base reposera donc sur la prise de cette hormone, qui a entre autres pour particularité d'empêcher la destruction du calcium sur les os.

À ce propos, vous avez le choix entre les hormones synthétiques et les hormones provenant de plantes.

Les premières sont bien sûr très efficaces, mais elles coûtent cher et ne sont pas sans effets secondaires : maux de tête, risque du cancer du sein, etc.

Les secondes mettent plus de temps à agir, mais elles n'ont aucun des inconvénients liés aux hormones synthétiques. En outre, elles sont bien absorbées par l'organisme.

De ce côté, une plante à signaler en particulier : l'actée à grappes (*Cimicifuga racemosa*). Surnommée par les Amérindiens "racine de squaw", l'actée à grappes stimule la production d'œstrogènes. Posologie : 25 gouttes de teinture mère diluées dans un peu d'eau, 3 fois par jour. (Pour connaître le mode de préparation d'une teinture mère, consultez *La phytothérapie ou comment vous soigner avec les plantes* dans la partie 5 *Les médecines douces à votre service*.)

Utilisée en association avec le millepertuis, l'actée à grappes aide aussi à soulager certains troubles de la ménopause, dont les bouffées de chaleur et la perte de la libido.

- ➜ Si vous fumez, vous feriez bien de cesser car le tabac est un autre facteur de risque, en ce qui concerne l'ostéoporose.
- ➜ Mettez toutes les chances de votre côté en adoptant une alimentation riche en calcium et en magnésium. Ces 2 minéraux ont un formidable effet régénérateur sur les os. Pour connaître les meilleures sources alimentaires de calcium et de magnésium, consultez *Les meilleurs vitamines, minéraux et oligo-éléments pour vous* dans la partie 3 (*Comment vous soigner par l'alimentation*).
- ➜ Si votre problème est dû à un taux trop élevé de corticostéroïdes dans le sang (exclusion faite de la ménopause), il s'agira bien évidemment d'établir une proportion plus équilibrée de ce type d'hormone synthétique. Une visite chez le médecin s'impose donc.
- ➜ Côté médicaments, sont habituellement prescrits, dans un cas semblable, la calcitonine, le fluor, la vitamine D et le calcium. Ils font du bien, c'est évident, mais le mieux, c'est encore de prévenir.

Les moyens de prévention

Ils sont simples :

- ➜ Ayez une alimentation équilibrée et surtout très riche en calcium et en magnésium. En moyenne, nous ne prenons quotidiennement que 500 mg de calcium alors que notre organisme en requiert 1 500.
- ➜ Faites de l'exercice et encore de l'exercice car il ne faut pas perdre de vue que la sédentarité entraîne un déficit osseux important.

➜ Exposez-vous – modérément – aux rayons du soleil, source importante de vitamine D, laquelle est essentielle à la santé des os.
➜ Cessez la consommation du tabac et, si possible, celle de l'alcool.

> ***Pourquoi y a-t-il tant de cas d'ostéoporose chez la femme ?***
>
> Tout d'abord, il faut savoir que 99 % du calcium présent dans le corps se retrouve sur les os.
> Chez la femme, une hormone permet au calcium de se déposer sur les os. Il s'agit de l'œstrogène.
> Or, celle-ci, à la ménopause, n'est plus produite. Résultat, les os se désagrègent.

♦ S'il s'agit de la polyarthrite rhumatoïde

Consultez la rubrique *Inflammation des articulations* dans ce lexique des symptômes articulaires.

♦ S'il s'agit d'une usure des os

Il ne faut surtout pas confondre usure des os et ostéoporose. Cette dernière est une maladie dégénérative des os alors que l'autre est simplement la conséquence d'une trop grande utilisation des articulations.

Une simple analogie vous fera mieux comprendre.

Mettez 2 clous côte à côte. Le premier est rouillé, le deuxième simplement un peu tordu.

Le premier représente l'ostéoporose (il est en effet complètement déminéralisé). Le deuxième, bien sûr, figure l'usure des ans (solide, mais voilà, à force de s'être fait taper dessus, il a pris une mauvaise courbure).

Comment vous pouvez contrer l'usure des os

Voici 3 bons moyens simples comme tout :

- Une bonne alimentation, surtout très riche en minéraux divers (calcium et magnésium) et en protéines ;
- La pratique fréquente d'exercices permettant de maintenir votre tonus musculaire et d'éviter le raidissement de vos articulations ;
- Des heures de sommeil régulières.

Mais aussi...

- ☛ Évitez autant que possible thé, café et alcool. Ce sont des déminéralisants.
- ☛ Les comprimés à base de poudre d'os et de dolomite sont un supplément intéressant. Le Dr Jean-Marc Brunet, naturopathe renommé, recommande d'en prendre 2 avant chaque repas. À vous de voir si cela vous convient.
- ☛ Si vous prenez des corticostéroïdes, soyez toujours très prudent. À la longue, ils entraînent une perte osseuse significative.
- ☛ Un conseil à suivre en tout temps : avant de vous mettre à pratiquer un sport qui risque d'être exigeant pour votre squelette, voyez votre médecin. Demandez-lui si vos vertèbres, vos hanches ou tout simplement vos articulations sont en mesure de subir l'épreuve. Beaucoup de tassements de la colonne vertébrale sont tout simplement dus à des joggeurs imprudents et un peu trop enthousiastes.

Attention !

À la longue votre squelette perd de sa masse, cela est tout à fait naturel et normal. Mais tout de même, faites-vous examiner régulièrement. Demandez un bilan sur l'état de santé de vos os. Souvenez-vous qu'ils soutiennent tout l'édifice de votre corps et que, par conséquent, ils doivent être en bon état.

À méditer : un beau corps sur une structure corrodée ne vaut pas grand-chose.

PARTIE 3

COMMENT VOUS SOIGNER PAR L'ALIMENTATION OU LES SUPPLÉMENTS

Vous connaissez peut-être la formule : “*Dis-moi ce que tu manges et je te dirai ce que tu as*”.

Est-elle exagérée ?

Pas vraiment. De plus en plus d’études le démontrent : ce que nous avalons est loin d’être étranger aux maladies dont nous souffrons. C’est notamment le cas avec les affections inflammatoires chroniques.

Celles-ci, et cela semble de plus en plus clair, sont dues non pas à une quelconque fatalité confondant encore la science officielle mais bel et bien à une alimentation inadaptée à nos besoins.

C’est du moins l’hypothèse soutenue par les naturopathes et de nombreux chercheurs s’interrogeant sur le rôle de l’alimentation, dans l’apparition de certaines maladies.

Selon tout ce beau monde, en effet, les maladies inflammatoires chroniques (au rang desquelles on retrouve l’arthrite) sont en bonne partie d’origine alimentaire. Elles viendraient d’une sur-réaction du système immunitaire en présence de certains aliments, sur-réaction se traduisant par une poussée inflammatoire.

Bref, si vous souffrez d’arthrite ou d’une maladie qui s’y apparente, c’est que vous êtes tout probablement allergique à un certain type d’aliments.

Chapitre 3.1

Les aliments qui vous guérissent ou qui vous empoisonnent

Quels sont les aliments allergènes ?

Tous les experts en nutrition s'entendent sur ce point : l'abus des graisses animales est le responsable n° 1 de l'inflammation.

Les graisses animales, en effet, sont riches en éléments acides, lesquels, en se décomposant, vont se déposer et dans les muscles et dans les articulations, où ils exercent un effet d'érosion.

Les graisses animales, en outre, surchargent le foie et celui-ci, pour les métaboliser, sécrète davantage d'acidité, d'où l'éternel retour de flamme.

Autres responsables : les aliments azotés. Ceux-ci contiennent généralement beaucoup de protéines. Parmi eux, on retrouve, outre les viandes, une kyrielle de produits, dont les légumineuses.

Or, qui dit protéines, dit nécessairement acide – acide urique, surtout.

L'acide urique, dit André Passebecq, un naturopathe français bien connu, n'explique pas que les crises de goutte, comme on le croit communément. Il est à l'origine, dit-il, des arthropathies en général. La cause en est, selon lui, que l'organisme humain possède une capacité très limitée d'éliminer l'acide urique, les reins n'étant pas adaptés en conséquence.

Résultat, en nous nourrissant de ce type d'aliments, nous nous rongeons nous-mêmes à petit feu.

Alors, que devez-vous manger ?

La réponse coule de source : privilégiez les aliments non-acidifiants... et évitez ceux qui vous font du tort.

Attention : ce ne sont pas tous les aliments acidifiants qui vous font du tort. Chez certaines personnes, par exemple, ce peut être les produits laitiers et leurs dérivés, chez d'autres uniquement les légumineuses.

Un bon truc pour vous y retrouver : bannissez pendant quelque temps tous les aliments pouvant potentiellement vous créer des ennuis (voyez la liste plus loin), puis petit à petit réintroduisez-les. Par la suite, vous verrez comment votre organisme réagit.

Ou encore, et c'est ce que font beaucoup de personnes, observez une période de jeûne de quelques jours, histoire de vous désintoxiquer, puis, au moment de la ré-alimentation, faites de même : testez tour à tour tout ce qui est à risque. (Pour plus de détails sur le jeûne, voyez *Le jeûne qui guérit* dans la partie 5, *Les médecines douces à votre service*.)

Les aliments qui vous aident

Ce sont :

- la pomme de terre, de préférence avec sa pelure[1] ;
- la volaille mais sans la peau ;
- le lait : il doit être très faible en matières grasses ;
- le miel : entre autres propriétés, il favorise le métabolisme de certains minéraux, dont le calcium (voyez plus loin *Quelques précisions à propos de certains aliments*) ;
- le vinaigre de cidre de pomme : il contient des minéraux permettant l'assimilation du calcium (voyez ce qui est dit plus loin sur le calcium au chapitre 3.5 : *Les meilleurs vitamines, minéraux et oligo-éléments pour vous*) ;
- le yaourt : l'un des aliments les plus riches qui soient en calcium ;
- les céréales (à consommer avec modération, selon André Passebecq) ;
- les légumes contenant peu d'hydrates de carbone : artichaut, betterave, carotte, céleri-rave, crosne, navet, salsifis, topinambour ;
- les fruits farineux (avec modération) : châtaigne et marron ;
- les fruits secs (à consommer aussi avec modération) ;
- les huiles exprimées à froid : arachide, olive et tournesol ;
- les légumes verts sans amidon : chou, haricot vert, salade ;
- les oléagineux non grillés : amande, noisette, noix, pistache ;
- les poissons : ils contiennent des acides gras oméga-3, qui inhibent les prostaglandines, responsables de l'inflammation

1 Les avis divergent, concernant la pomme de terre. D'aucuns la tiennent pour suspecte, au motif qu'elle peut déclencher des allergies, d'autres estiment qu'on peut la consommer sans danger.
Une chose est sûre : c'est un excellent légume, très polyvalent et riche de surcroît en vitamine C et en vitamines du complexe B (lorsqu'elle est cuite avec sa pelure). Cependant, bien que cela n'ait pas été prouvé hors de tout doute, il semble que, chez certaines personnes, elle provoque des réactions inflammatoires.

(voyez encore *Quelques précisions à propos de certains aliments*) ;
- tous les fruits frais et aqueux : agrumes[1], banane, datte, figue, melon, melon d'eau, pêche, poire, pomme.

Les 44 aliments-poisons dont vous devez vous méfier à tout prix

Ils sont nombreux :
- l'alcool en général, exception faite du vin (c'est un antioxydant : voyez plus loin *Essayez aussi les super-suppléments alimentaires)* ;
- les amidons : avoine, farine blanche et riz blanc ;
- le sel : il exerce un effet corrosif sur les os, en éliminant le calcium (voyez plus bas *Quelques précisions à propos de certains aliments*) ;
- le sucre raffiné (optez pour le sucre brut) ;
- les abats : ils regorgent de purine, une substance qui, en se décomposant, produit de l'acide urique, lequel se dépose dans les articulations et provoque la douleur ;
- les aliments préparés contenant des additifs et des préservatifs ;
- les bouillons de viandes ;
- les charcuteries ;
- les coquillages et les crustacés ;
- les épices et les condiments en général : préférez-leur les herbes du potager ;
- les fruits acides : agrumes[1], ananas, cerise, fraise, prune ;

1 Les naturopathes ne sont pas tous d'accord entre eux, dès qu'il s'agit des agrumes. Yvan Labelle, pour sa part, dans son livre *L'Arthrite, une souffrance inutile*, les déconseille vivement, les jugeant trop acides ; Paavo O. Airole, un auteur finlandais, soutient, lui, que ce sont au contraire de très bons aliments, mais qu'il faut les choisir bien mûrs ; André Passebecq, enfin, reconnaît leur valeur alimentaire mais, étant donné leur contenu en acidité, suggère de les consommer avec modération. Bref, à vous de voir, d'après votre expérience.

- les graisses animales : beurre, fritures, sauces grasses ;
- les légumineuses ;
- les produits contenant de la caféine : café, chocolat, colas, thé ;
- les produits laitiers et leurs dérivés (sauf le yaourt, que l'organisme humain absorbe sans difficulté) ;
- les solanacées : aubergine, piment, pomme de terre (à moins que vous ne conserviez sa pelure, riche en vitamine C), poivron ;
- les végétaux riches en acide oxalique : asperge, champignon, épinard, oseille, tomate et jus de tomate ;
- les viandes faisandées et gélatineuses ;
- les viandes grasses : agneau, bœuf, mouton, porc (à moins que vous ne choisissiez une coupe très maigre).

En résumé...

Sans tomber dans les excès, il s'agit tout simplement pour vous de surveiller votre alimentation. C'est-à-dire :

- Consommez moins de graisses animales et de sucre raffiné.
- Mangez plus de fruits et de légumes (tout en faisant attention à ceux qui pourraient vous être néfastes).
- Remplacez la viande rouge par la volaille et le poisson.
- Buvez plus de liquide.
- Accordez une plus large place aux fibres.
- Apprenez à reconnaître les aliments allergènes.

Pour sa part, André Passebecq croit qu'une bonne alimentation devrait se composer des éléments suivants :

- 60 % d'aliments alcalinisants : fruits et légumes, en particulier ;
- 20 % d'aliments protidiques (exception faite, bien sûr, de ceux auxquels vous êtes allergique) : produits laitiers, viandes maigres, légumineuses, oléagineux ;
- et 20 % de glucides (ou farineux) : pain, pâtes, pomme de terre, riz, châtaigne, céréales, miel, huiles.

Quelques précisions à propos de certains aliments

Selon diverses sources, mélasse brute, miel, poissons gras et vinaigre de cidre seraient tout indiqués dans les cas de douleurs articulaires.

En effet, ces aliments ralentiraient le processus inflammatoire et, dans certains cas (celui du vinaigre de cidre, surtout) ils élimineraient les dépôts d'acide dans les articulations. En d'autres termes, ils combattraient la manifestation la plus directe des arthropathies en général.

Tout cela est-il fondé ?

C'est ce que nous allons voir.

La mélasse brute, aliment miraculeux ?

Elle est riche en fer et en vitamines du complexe B, sans lesquelles votre système nerveux serait en piteux état. Elle possède également d'indéniables propriétés laxatives et surtout, selon les naturopathes en général, elle aide l'organisme à se débarrasser de ses excédents d'acidité. En clair, elle contribue au soulagement des douleurs articulaires.

Est-ce vraiment le cas ?

Beaucoup de gens en doutent, à commencer par l'Arthritis Foundation, un organisme américain qui pourtant reconnaît qu'il existe des correspondances entre l'arthrite et l'alimentation.

Selon l'A.F., en effet, aucun aliment ou groupe d'aliments ne peut suffire à lui seul à vaincre une maladie aussi complexe que l'arthrite. Il faut beaucoup plus que cela, dit-elle.

Malgré tout, certaines personnes prétendent se sentir beaucoup mieux, depuis qu'elles consomment régulièrement de la mélasse brute (par opposition à la mélasse commerciale, laquelle a perdu une bonne partie de ses minéraux, au cours du raffinage).

C'est le cas, entre autres, de Margaret Hills, une infirmière britannique ayant souffert pendant 16 ans de l'arthrose et de l'arthrite rhumatoïde, et qui dirige maintenant sa propre clinique pour arthritiques à Coventry. Dans son livre, *Curing Arthritis*, elle soutient que le simple fait de prendre 1 cuillère à café de mélasse brute diluée dans un peu d'eau chaude, 3 fois par jour, l'a délivrée à tout jamais de ses douleurs.

Non seulement, ajoute-t-elle, elle n'a plus mal aux articulations, mais en plus elle ne souffre plus de maux d'estomac, phénomène fréquent chez les arthritiques.

Alors ?

Tout dépend de vous, bien sûr. Si vous désirez tenter l'expérience, pourquoi pas ? Qui sait même : peut-être obtiendrez-vous les mêmes résultats que Mme Hills.

Le miel, un aliment très polyvalent

De fait, cet aliment tant vanté par les Grecs de l'Antiquité possède de multiples propriétés. En plus de sucrer les aliments, c'est un antibactérien reconnu, un calmant pour les nerfs (si vous êtes anxieux, stressé, vous en prenez quelques cuillères et hop ! vous vous sentez mieux) et un excellent médicament pour l'ostéoporose.

Selon Forrest H. Nielsen, en effet, un chercheur au USDA Human Nutrition Research Center (Dakota du Nord), le miel regorge de bore, un oligo-élément entrant dans le métabolisme du calcium – sans lequel, comme vous le savez, impossible d'avoir de bons os.

Outre le bore, le miel contient une foule de bons minéraux (azote, calcium, fer, magnésium, manganèse, soufre, phosphore et sodium) et il constitue une source appréciable de vitamine C et de vitamines du complexe B. Il est aussi très facile à digérer et c'est l'aliment le moins allergisant qui soit.

Bref, une perle à tout point de vue.

Mais cela en fait-il pour autant un élément important dans la lutte contre les douleurs articulaires ?

Encore une fois, les avis divergent.

Les naturopathes, pour leur part, soutiennent, témoignages à l'appui, qu'il donne de très bons résultats, surtout pris en association avec le vinaigre de cidre (voyez l'encadré ci-après), alors que Sobel et Klein, quant à eux, qui ont mené une enquête sur le sujet, prétendent qu'il n'est pas plus efficace qu'une simple "pilule de sucre".

Une chose est sûre : beaucoup de gens y croient, dont des médecins comme D.C. Jarvis, auteur de *Arthritis and Folk Medicine*, et les naturopathes en général. Tous affirment qu'en plus de soulager les douleurs articulaires, le miel n'a pas son pareil pour calmer les états nerveux (insomnie, anxiété, etc.), liés très souvent à la présence de l'arthrite.

Miel et vinaigre de cidre : la preuve que les contraires s'attirent

On ne saurait en effet imaginer mariage plus disparate. Pourtant, pris ensemble, ils font la paire : le premier est un calmant incomparable, le second carrément un dissolvant de l'acide urique.

Margaret Hills, auteur de *Curing Arthritis*, suggère la recette suivante : 2 cuillères à café de miel non pasteurisé (très important) et 2 cuillères à café de vinaigre de cidre (très important aussi, les autres types de vinaigre n'ayant pas les mêmes propriétés), le tout dilué dans un peu d'eau chaude. À prendre à chaque repas.

Les poissons gras

Par poissons gras, entendons, par ordre d'importance, le maquereau, l'anchois, le hareng, le saumon, la sardine, l'esturgeon noir et le thon.

Qu'ont-ils de spécial ? Ils contiennent des acides gras oméga-3, une substance, c'est maintenant un fait reconnu, qui agit comme anti-inflammatoire.

Plus concrètement, les acides gras oméga-3 inhibent la synthèse des prostaglandines, ces hormones responsables de l'inflammation.

En un mot, contre l'arthrite et les maladies inflammatoires en général, rien de mieux.

Des études cliniques prouvent d'ailleurs leur efficacité. L'une d'elles, parue dans le *Journal of Clinical Epidemiology* en novembre 1995, démontre qu'ils contribuent à diminuer, dans une proportion très appréciable, la raideur matinale et les douleurs articulaires.

Reste une chose : pour obtenir un soulagement qui vaille la peine, il faut consommer beaucoup de poissons gras – l'équivalent de 300 grammes quotidiennement. Un exploit très difficile à réaliser, bien sûr, à moins d'être en proie à une monomanie alimentaire. C'est pourquoi les spécialistes en nutrition, en général, suggèrent de se rabattre sur les suppléments ou, si vous préférez, les huiles : c'est beaucoup moins cher et surtout beaucoup moins lassant pour l'estomac. La quantité qu'ils recommandent est de 3 à 5 grammes quotidiennement.

Autres avantages des poissons gras

Outre qu'ils font la vie dure aux prostaglandines, les poissons gras liquéfient le sang, assouplissent les artères et font baisser la tension artérielle. En un mot comme en cent, ils diminuent la fréquence des maladies cardiaques.

En plus, ils atténuent une foule de symptômes : ceux de la colite ulcéreuse, du psoriasis, de la sclérose en plaques, de l'asthme et de la migraine.

Enfin, ils livrent une lutte de chaque instant aux graisses polyinsaturées oméga-6 qui constituent en quelque sorte la nourriture de toutes les maladies que nous venons de citer.

Une devinette...

Quel est le peuple au monde ayant le plus bas taux d'arthrite ?

Les Esquimaux. Comme par hasard, grands consommateurs de poissons devant l'Éternel.

Le vinaigre de cidre, un décapant très efficace

Selon ce médecin du Vermont dont nous avons déjà parlé, le Dr D.C. Jarvis, le vinaigre de cidre est littéralement une panacée. Non seulement il est bon pour la santé en général, mais en plus il guérit la plupart des maladies, dont l'arthrite.

En ce qui concerne l'arthrite, il est efficace pour la raison que nous avons déjà mentionnée : il dissout les dépôts d'acide urique présents dans les articulations et les élimine par la voie des reins. En d'autres termes, il enraye la douleur et donc la maladie.

Un allié très précieux, par conséquent.

Chapitre 3.2

Essayez aussi les super-suppléments alimentaires

Notre alimentation, il faut le dire, a subi de nombreuses modifications depuis le début du siècle. Par la force des choses, nous mangeons moins naturel et pas toujours ce qu'il faudrait. Et avec la manie galopante des régimes amaigrissants, la situation, assurément, ne s'améliore pas.

Résultat, nous manquons souvent de minéraux et d'autres éléments nutritifs qui autrefois faisaient partie intégrante de toute bonne alimentation. Parfois même, c'est la maladie qui nous attend au détour du chemin.

Pas étonnant, donc, si après cela nous nous précipitons sur le moindre supplément dont on nous vante les mérites. Nous espérons qu'à travers lui nous nous rachèterons et que de la sorte nous pourrons tenir notre problème, réel ou appréhendé, en échec.

Mais la prudence est de rigueur : il y a toujours le risque de s'auto-illusionner ! Car certains suppléments, ne nous gênons pas pour le dire, sont carrément inutiles. Ou à tout le moins, bons seulement à délivrer nos poches des quelques francs qui iront enrichir les marchands du temple de la santé.

D'autres, par contre, sont fort intéressants. Pensons à l'acide gamma-linolénique, à la capsacine, au glucosamine et autres, dont nous allons parler dans les prochaines pages.

Possédant d'indéniables propriétés curatives, ces suppléments méritent assurément que l'on s'y attarde.

L'acide gamma-linolénique

Ce nom vous fait sourciller ? N'ayez crainte : l'acide gamma-linolénique est un produit tout à fait naturel. Dans le commerce, on le retrouve sous forme d'huile que l'on extrait de la bourrache (*Borago officinalis*), de l'onagre (*Oenethera biennis*) ou encore de la primevère officinale (*Primula veris*).

L'acide gamma-linolénique (ou AGL, comme on l'appelle plus communément) est déjà sur le marché depuis quelques années. Et selon certaines études (voyez l'encadré plus loin), il donne d'excellents résultats, entre autres et surtout dans le traitement de l'arthrite et des maladies inflammatoires en général.

Pourquoi ? – Parce que l'AGL, en liaison avec le magnésium, le zinc et la vitamine B6 (voyez plus loin *Les meilleurs vitamines, minéraux et oligo-éléments pour vous*), est un précurseur des prostaglandines. Ou, si vous aimez mieux, il calme la douleur, agissant comme anti-inflammatoire au même titre que les corticostéroïdes et les médicaments chimiques (mais sans les effets secondaires désagréables de ceux-ci).

L'AGL est normalement synthétisé dans l'organisme. Mais avec l'âge, souvent, des manques surviennent, qu'il faut bien sûr combler.

Si vous décidez d'en faire l'essai, que vous fassiez appel à l'huile de bourrache ou à l'huile d'onagre, les doses journalières sont de 1 à 2 grammes. Les effets secondaires sont rares, mais ils se produisent généralement au terme d'un usage prolongé ou abusif : diarrhée, selles molles ou calculs biliaires.

Une huile aux nombreuses vertus

L'AGL n'est pas utilisé seulement dans le cadre des douleurs articulaires. Comme il produit des acides gras oméga-3, il a également des effets vasodilatateurs, antiagrégants (en d'autres termes, il prévient la formation des caillots sanguins) et hypocholestéromiant. Bref, il est excellent pour le cœur.

Des études démontrent aussi qu'il se révèle efficace dans le cas des douleurs au sein, des douleurs prémenstruelles, des affections de la peau et même dans le traitement de l'asthme et de la sclérose en plaques.

Un très bon achat, donc.

L'acide gamma-linolénique : pourquoi ne pas en faire l'essai ?

Vous pourriez sans doute y gagner au change. C'est du moins la conclusion que l'on peut tirer des résultats d'une étude parue dans *Annals of Internal Medicine*, en novembre 1993.

Dans le cadeau de cette étude, effectuée en double aveugle, on avait divisé un contingent de 26 patients atteints de polyarthrite rhumatoïde en 2 groupes. Au premier (14 personnes), on avait prescrit 1,4 gramme d'acide gamma-linolénique à prendre quotidiennement au second, un simple placebo.

24 semaines plus tard, les résultats étaient les suivants : la moitié des patients du premier groupe disaient avoir vu leur état s'améliorer dans une proportion de 30 à 45 % (moins de douleurs matinales, moins d'enflure, etc.), contre 1 seul pour les patients du second groupe.

Les antioxydants

Des antioxydants, tout le monde en a entendu parler mais peu savent à quoi ils servent exactement.

Les antioxydants, en quelques mots, sont des substances organiques freinant le processus de vieillissement normal des tissus.

Ce vieillissement est causé par un gaz que nous connaissons tous et sans lequel d'ailleurs nous ne pourrions vivre : l'oxygène.

L'oxygène, chose surprenante, ne fait pas que nous maintenir en vie en nous fournissant la substance de base dont nous avons besoin. Il exerce aussi une action corrosive sur tous les organismes avec lesquels il entre en contact. En d'autres termes, à plus ou moins longue échéance, il provoque leur perte.

Nous n'échappons pas à cette règle. Nous aussi, nous nous "corrodons". Comme le dit Helmut Sies, directeur du département de chimie physiologique de la faculté de médecine de l'Université de Düsseldorf et grand spécialiste de la question : "*Plus on vieillit, plus l'organisme s'oxyde*".

Il s'oxyde par un moyen en particulier : les radicaux libres.

Le rôle des radicaux libres dans le processus du vieillissement

La radicaux libres sont des molécules ayant perdu un électron au contact de l'oxygène (au moment de la respiration, par exemple). Cherchant à tout prix à récupérer celui-ci, pour retrouver leur équilibre, ils s'attaquent donc à tout ce qui bouge, en particulier aux cellules saines.

En dépouillant les cellules saines de leurs électrons, les radicaux libres créent d'autres radicaux libres, d'où l'effet d'enchainement qui s'ensuit et qui culmine avec l'apparition de la maladie.

Une conclusion donc s'impose : pour stopper la maladie, il faut bloquer l'action délétère des radicaux libres. Comment ? – En ayant recours aux antioxydants.

Où trouver des antioxydants ?

Des antioxydants, on en retrouve principalement dans les vitamines A, C et E, le bêta-carotène et le sélénium.

En en prenant régulièrement (voyez aussi plus bas *Les aliments riches en antioxydants*), et certaines recherches tendent à le démontrer, vous empêcherez différents phénomènes : l'obstruction des artères (donc, les maladies cardiaques), la cancérisation des cellules, les désordres nerveux et le relâchement des articulations.

Sur ce dernier point, une étude effectuée en Finlande auprès de 1.419 volontaires ayant donné chacun un échantillon de sang est très révélatrice.

Suite à l'analyse de tous ces échantillons, les chercheurs, en effet, se sont aperçus que les personnes ayant souffert d'arthrite dans les 20 dernières années étaient celles dont les taux d'antioxydants étaient les plus bas. De même, celles qui affichaient un taux inférieur sans être arthritiques étaient 8 fois plus à risque que d'autres, statistiquement, de développer la maladie.

Les aliments riches en antioxydants

Il en existe une pléiade, mais voici les principaux :

- l'ail cru ;
- l'huile d'olive extra-vierge (voyez l'encadré page suivante) ;
- l'oignon rouge et l'oignon jaune (beaucoup plus que l'oignon blanc) ;
- la carotte, la citrouille, la patate douce, le raisin rouge (les antioxydants, ici, sont immédiatement sous la pelure) ;
- les agrumes (surtout bien mûrs) ;
- les légumes au feuillage très vert et tous les légumes de la famille du chou.

Les mérites de l'huile d'olive

Une étude réalisée dernièrement (janvier 1998) à l'Université d'Oxford, en Angleterre, auprès de 2 groupes d'hommes d'âge moyen souffrant d'arthrite, tend à démontrer les mérites de l'huile d'olive.

Dans le cadre de cette étude, le premier de ces groupes suivait une diète où l'huile d'olive était utilisée sur une grande échelle ; le second mangeait de façon normale.

Au bout de 2 mois, les hommes du premier groupe avaient un taux moindre d'une hormone appelée ICAM-1, que l'on soupçonne être à l'origine du processus inflammatoire, dans le cas de douleurs rhumatismales, alors que chez ceux du second, rien de nouveau ne s'était produit.

La bêche-de-mer

La bêche-de-mer, c'est ce que les anglophones appellent le *sea cucumber* et les habitants d'Extrême-Orient, le *tripang*. Il s'agit en fait d'une grosse holothurie, animal marin très proche de l'étoile de mer.

La bêche-de-mer est bien connue des Chinois et des Japonais et ce, depuis des millénaires. Ceux-ci l'utilisent non seulement en cuisine (dans les soupes et les hors-d'œuvre, notamment), mais aussi comme remède pour soigner les douleurs articulaires en général.

La bêche-de-mer contient pour tout dire des mucopolysaccharides, un constituant entre autres du tissu conjonctif et du cartilage des os.

Son utilisation à des fins thérapeutiques est assez récente. Elle est due principalement aux Australiens, qui l'ont commercialisée sous forme de poudre mise en capsule. Elle est surtout recommandée dans les cas d'arthrose, de polyarthrite rhumatoïde et de spondylarthrite ankylosante.

Selon le Dr Donald J. Carrow, médecin en Floride, elle donne des résultats inespérés. Après l'avoir lui-même prescrite à ses patients atteints d'arthrose ("*Je dois avouer qu'au début j'étais quelque peu sceptique quant à l'usage que l'on m'en proposait*", dit-il), il a constaté une nette amélioration chez 65 à 75 % de ceux-ci.

Où trouver de la bêche-de-mer ?

N'étant pas réglementée, elle est normalement disponible dans les boutiques diététiques, sous forme de capsules.

À noter : comme il s'agit d'un reconstituant du cartilage, les fabricants la proposent de plus en plus en formule comprenant sulfate de chondroïtine et sulfate de glucosamine (voyez un peu plus bas, dans ce même chapitre). Bref, vous pourriez faire d'une pierre... trois coups.

La capsicine

La capsicine est le principe actif du piment de Cayenne (Capsicum annuum ou C. frutescens). C'est un puissant analgésique que les médecins d'ailleurs n'hésitent plus à recommander dans les cas de douleurs articulaires et musculaires de tous ordres.

Selon le Dr Irwin Ziment, de la faculté de médecine de l'Université de Californie, à Los Angeles, tout le secret de la capsicine réside dans le fait qu'elle favorise la libération des endorphines, ces substances bien connues que le cerveau produit spontanément pour contrer la douleur.

La capsicine, si vous ne vous sentez pas l'âme d'un herboriste, est disponible dans le commerce sous forme de baume ou de crème que l'on applique localement (voyez l'encadré page suivante).

Autrement, si vous réussissez à mettre la main sur suffisamment de piments, vous pouvez, bien sûr, faire votre propre crème ou onguent. Ce n'est pas très difficile et l'effet, n'ayez crainte, sera le même.

(Sur la façon de faire une crème ou un onguent, voyez *La phytothérapie ou comment vous soigner avec les plantes* dans la partie 5, *Les médecines douces à votre service*.)

Autres applications de la capsicine

La capsicine ne sert pas seulement à faire taire des articulations ou des muscles douloureux. On l'utilise également dans le traitement des engelures et, en interne, dans celui de l'asthme, des coliques, des diarrhées, des maux de dents et des refroidissements.

C'est aussi un puissant stimulant gastro-intestinal (si vous avez du mal à digérer, n'hésitez pas : prenez-en quelques gouttes sous forme de teinture), de même qu'un remède efficace dans le cas de certaines affections de la peau (névralgie post-herpétique, neuropathie diabétique, etc.).

Vos mains et vos pieds sont-ils souvent froids, entre autres parce que vous souffrez de la maladie de Raynaud ?

Encore dans ce cas, la capsicine, en onguent ou en crème, peut vous soulager. Une autre de ses propriétés, en effet, est de stimuler la circulation sanguine.

Deux petites précautions : si vous l'employez en externe, évitez d'en appliquer :

1) sur les seins durant la période d'allaitement,

2) sur les lésions de la peau (sinon, vous vous en souviendrez pendant longtemps !).

La capsicine dans le commerce

En France, la capsicine est présente dans 2 produits : le *Baume Kamol® crème* et *Algipan® baume.*

Les contre-indications mentionnées par les fabricants sont les suivantes :

- allergie aux salicylés (aspirine et médicaments de la même famille) ;
- présence d'une dermatose ou d'une lésion cutanée.

Ils font également cette mise en garde :

- évitez de l'appliquer sur le pourtour des yeux et les muqueuses.

Enfin, ils indiquent les réactions secondaires possibles suivantes :

- allergie locale (l'arrêt du traitement est dès lors obligatoire) ;
- érythème local (tout à fait normal car passager) ;
- agitation (chez les sujets âgés ayant recours à de fortes doses) ;
- confusion mentale (les dérivés terpéniques présents dans le baume Kamol® en seraient la cause, mais uniquement chez les sujets âgés outrepassant la dose prescrite).

Le cartilage qui renforce votre cartilage

Peu de gens en ont entendu parler. Pourtant, si l'on se fie à ses partisans, c'est un produit qui gagne à être connu.

Le cartilage de requin aurait comme propriété d'inhiber l'angiogenèse. En d'autres termes, il empêche la formation de nouveaux vaisseaux sanguins, un phénomène toujours suspect lorsqu'il survient passé l'adolescence.

Lorsque de nouveaux vaisseaux sanguins se forment chez un adulte, en effet, cela indique la présence, ni plus ni moins, d'une tumeur ou d'une maladie inflammatoire (comme l'arthrite). Ces nouveaux vaisseaux remplissent alors une fonction précise : nourrir la tumeur (ou la maladie) par voie sanguine.

Mais pourquoi le cartilage de requin a-t-il cette propriété ?

Parce qu'un cartilage, qu'il soit de requin ou de tout autre animal, par définition, n'est pas vascularisé. Il est donc à l'abri de nombreuses maladies, dont le cancer et, bien sûr, les pathologies de type inflammatoire. Selon certains chercheurs d'ailleurs, l'immunité proverbiale dont jouit le requin viendrait de sa structure anatomique particulière : au lieu d'un squelette, il a un cartilage.

Quelques voix discordantes

Bien entendu, dès qu'il s'agit d'un produit comme le cartilage de requin, qui n'a pas reçu l'aval des autorités scientifiques, tout le monde n'est pas d'accord. Certains, en effet, comme Stephen Barrett et Victor Herbert, deux médecins américains ayant enquêté sur le sujet, prétendent qu'il n'est pas vraiment efficace – qu'à la limite même, il ne sert à rien.

Quoi qu'il en soit, il semble donner de bons résultats, si l'on s'en remet à J. William Lane, un autre médecin américain qui, lui, consacre une bonne partie de ses efforts à promouvoir ce produit.

Selon ce médecin, qui cite de nombreuses expériences, le cartilage de requin peut être très efficace dans le traitement non seulement du cancer mais également des pathologies inflammatoires.

C'est aussi, dit-il, un bon supplément alimentaire car il contient du calcium et du phosphore, deux minéraux essentiels à la bonne santé des os.

Bref, à retenir.

Pour mémoire, on le retrouve sous 3 formes : poudre, capsule et comprimé.

Le chondroïtine et le glucosamine

Ces 2 produits, très souvent vendus et utilisés en association sous forme de sulfates, sont bien connus en Europe, où depuis plusieurs années médecins et spécialistes n'hésitent plus à les prescrire dans les cas d'arthrose et d'arthrite en général.

Il faut dire qu'ils donnent de bons résultats, si l'on se fie aux diverses études dont ils ont fait l'objet, ainsi qu'aux témoignages qu'ils ont suscités.

Qu'en est-il exactement ?

Tout d'abord, il faut le préciser, chondroïtine et glucosamine sont 2 substances que nous produisons naturellement.

Le chondroïtine est un constituant des protéoglycanes, qui forment, avec les chondrocytes et les fibres de collagène, la substance même du cartilage.

C'est aussi un anti-inflammatoire naturel qui, à ce titre, inhibe le travail des prostaglandines, de même que celui des 2 enzymes responsables de la destruction du cartilage osseux : l'élastase et l'hyaluronidase.

Lorsqu'il est en quantité suffisante dans l'organisme, le chondroïtine exerce d'autres fonctions : accélérer l'activité des chondrocytes, ces cellules chargées de réparer le cartilage abîmé et, tel un aimant, attirer les liquides nutritifs à l'intérieur du tissu osseux.

Le glucosamine, lui, est plutôt un précurseur : il stimule la fabrication du collagène, c'est-à-dire la substance fibreuse qui retient les articulations ensemble. En d'autres mots, c'est une "colle" biologique sans laquelle la structuration du tissu cartilagineux serait impossible.

Hélas...

Avec le temps, le corps cesse de produire le chondroïtine et le glucosamine en quantité suffisante. C'est ce qui explique sans doute pourquoi certaines arthropathies, telle l'arthrose, apparaissent tard dans la vie.

À cette défaillance naturelle il faut donc suppléer. Comment ? En ayant recours, comme de bien entendu, à ces produits de substitution que sont le sulfate de chondroïtine et le sulfate de glucosamine (auxquels on ajoute aussi souvent de l'extrait de bêche-de-mer : voyez plus haut), tous les deux d'origine animale.

Ils soulagent et régénèrent

Ces 2 produits, que vous avez peut-être déjà adoptés, sont habituellement vendus sous forme de comprimés. Selon encore une fois les plus que nombreuses études et articles qui leur ont été consacrés, non seulement ils permettent la régénération du tissu cartilagineux mais en plus ils soulagent les douleurs articulaires de façon très durable.

Une seule chose, cependant : leur action tarde à se manifester. En général, il vous faudra compter 3 à 4 semaines avant de ressentir un quelconque effet.

Les avantages du chondroïtine et du glucosamine en formule

Il est toujours préférable, en effet, d'utiliser ces 2 produits en formule. Pourquoi ? Parce qu'ils se complètent, bien sûr. Ou, comme on dit en termes médicaux, parce qu'ils donnent un effet de synergie.

En l'occurrence, ils stimulent la fabrication du cartilage, inhibent les enzymes destructrices et favorisent la synthèse de l'acide hyaluronique, cette substance qui donne à la synovie son aspect visqueux et lui permet donc de jouer son rôle d'agent lubrifiant.

Chapitre 3.3

Pourquoi vous êtes peut-être carencé sans le savoir

Après avoir lu le chapitre qui précède, sans doute vous semble-t-il désormais fort utile – et logique – de faire appel à des suppléments alimentaires comme l'extrait de cartilage de requin. Voilà qui est loin de faire partie de notre alimentation de tous les jours !

Mais à quoi bon prendre des suppléments de vitamines ou de minéraux que vous retrouvez dans les aliments que vous consommez tous les jours ?

Certains sont plus importants que d'autres

Soyons clair : tous les micronutriments sont bons pour la santé. Vous ne devez donc en négliger aucun.

D'un autre côté, certains, comme les vitamines A, C, E, etc., vous feront plus de bien que d'autres.

Pourquoi ? Parce qu'ils ont un impact direct sur l'appareil locomoteur.

Ce sont des micronutriments qui, en quelque sorte, vous permettront, sinon de vous refaire une santé, tout au moins d'avoir de meilleurs os, de meilleures articulations, de meilleurs muscles, bref, de pouvoir affronter la maladie avec plus de forces et, qui sait, de l'éloigner pour de bon.

Dans le chapitre 3.5 (*Les meilleurs vitamines, minéraux et oligo-éléments pour vous*) qui suit, vous aurez donc droit à toute la nomenclature sur le sujet.

Mais d'abord, réglons cette question qui revient souvent, lorsqu'on parle des micronutriments : est-il nécessaire d'en prendre sous forme de suppléments ?

Une question épineuse

Beaucoup croient qu'il n'y a aucun danger à consommer raisonnablement des suppléments de vitamines ou de minéraux et que même ils peuvent aider à prévenir diverses maladies. Mais il est vrai également, comme le pense notamment le Conseil supérieur d'hygiène publique de France, qu'ils ne sont pas toujours aussi inoffensifs qu'on le croit. Certains (la vitamine A, par exemple) peuvent avoir des effets secondaires très graves si vous en prenez des doses très élevées sous la forme de rétinol.

Selon Serge Hecberg, chercheur à l'Institut scientifique et technique de la Nutrition et de l'Alimentation et coordinateur national d'une vaste enquête toujours en cours sur la supplémentation en vitamines et en minéraux (voyez l'encadré à la fin de ce chapitre), la meilleure attitude à observer reste la prudence.

Sa suggestion ? C'est celle de la communauté scientifique en général : plutôt que dépenser des fortunes en suppléments, l'idéal est de manger de tout, sans excès.

Il n'en reste pas moins que "manger de tout" n'est pas toujours facile dans le contexte de la vie moderne, et il devient donc souvent indispensable de suppléer aux carences liées à nos mauvaises habitudes alimentaires.

Heureusement, il existe un juste milieu entre l'"idéal" et la "réalité". Donc, voici nos suggestions :

- De façon générale, prenez régulièrement des formules qui incluent l'ensemble des vitamines, minéraux et oligo-éléments les plus utiles. Voyez-là une sorte d'assurance-santé qui couvre l'ensemble de vos carences potentielles. Dans les phases plus difficiles de votre maladie, augmentez la dose habituelle – mais sans exagérer.
- Si vous soupçonnez une carence spécifique ou si vous pensez que le recours à des mégadoses d'une vitamine ou d'un minéral en particulier – ou encore la prise d'oligo-éléments – pourrait vous être utile, il vaut toujours mieux consulter un naturopathe ou un médecin ouvert à l'usage de la supplémentation pour le traitement des troubles articulaires. Et il en existe ! (Une analyse de sang pourrait aussi valoir la peine pour clarifier la situation.)
- Si vous décidez d'utiliser un supplément spécifique sans consulter un spécialiste, prenez au moins le temps de lire attentivement le chapitre 3.5 (*Les meilleurs vitamines, minéraux et oligo-éléments pour vous*). Vous y trouverez toutes les données concernant les doses recommandées et le seuil de toxicité.

18 raisons qui expliquent pourquoi vous devez peut-être prendre des suppléments alimentaires

Diverses circonstances ou causes physiques génèrent des carences qui – et ce n'est pas rare ! – peuvent se révéler très sérieuses. En voici les plus importantes :

1. Il se pourrait que vous souffriez d'un trouble d'assimilation pour certains aliments. Ce phénomène est particulièrement répandu chez les personnes du troisième âge.

2. Vous êtes un sportif ou un travailleur manuel et vous dépensez beaucoup d'énergie physique tous les jours, au moins une heure par jour ? Dans ce cas, vous avez des besoins qui peuvent s'élever à plus du double de la ration d'un sédentaire.

3. Vos adolescents ont des besoins supérieurs en micronutriments pendant leur période de croissance. Étant donné que les troubles rhumatismaux peuvent même affecter les jeunes, c'est là un point important à considérer. Et ce, d'autant plus qu'il est fréquent à cet âge d'avoir de mauvaises habitudes alimentaires.

4. Si vous êtes enceinte ou que vous venez d'accoucher, vous devez augmenter – et de beaucoup – votre consommation de micronutriments. Tant pour vous que pour l'enfant que vous allaitez.
5. Vous avez subi une opération chirurgicale assez importante ? Vous avez de sérieuses carences à combler. Surtout si vous avez perdu beaucoup de sang !
6. Vous souffrez d'une autre maladie parallèlement à vos troubles articulaires ? Notez que toutes les maladies sérieuses entraînent des carences : diabète, hypothyroïdie ou hyperthyroïdie, cancer, etc.
7. Vous utilisez régulièrement des laxatifs ou des purgatifs ? Sachez qu'ils peuvent abaisser dangereusement vos réserves de sodium, de potassium et de chlore. (Voyez la rubrique consacrée au potassium dans le chapitre 3.5.)
8. Vous fumez ? Vous souffrez alors peut-être de troubles d'assimilation des nutriments et la gravité de ceux-ci sont bien sûr directement proportionnel à votre niveau de consommation.

   Par exemple, une cigarette détruit 25 mg de vitamine C.
9. Vous "buvez" beaucoup ? Ici encore, des carences sont à craindre pour les alcooliques. Pour les vitamines : B1, B2, B3 (surtout), B6, B7, B9, B12, B15, C et E. Pour les minéraux : calcium, chrome, magnésium, manganèse, phosphore et zinc.

   Plusieurs de ces micronutriments sont particulièrement importants si vous souffrez d'un trouble articulaire. Ce sont notamment : les vitamines B3, B6, B15, C ainsi que le calcium, le magnésium, le manganèse, le phosphore et le zinc. Pour plus de détails sur ces substances, voyez ce qu'on en dit plus loin dans le chapitre 3.5 (*Les meilleurs vitamines, minéraux et oligo-éléments pour vous*).
10. Consommez-vous beaucoup de café ? À l'instar des fumeurs et des gros buveurs, vous risquez d'avoir certaines carences en vitamines ou en minéraux. Comme vous l'avez remarqué, le café est fortement diurétique. Et de par le fait même, il provo-

que l'excrétion de plusieurs éléments essentiels – en particulier le calcium, qui joue un rôle essentiel dans la prévention de l'ostéoporose.

Pour plus de détails sur ce mal, consultez la rubrique *Os qui se brisent* dans la partie 2.

En ce qui concerne le calcium, voyez ce qu'on en dit dans le chapitre qui suit, *Les meilleurs vitamines, minéraux et oligo-éléments pour vous.*

11. Vous êtes végétarien ou végétalien[1] ? Votre façon de vous alimenter a bien des avantages mais représente aussi un risque sérieux de carences nutritionnelles. Adelle Davis, une célèbre nutritionniste américaine, va même jusqu'à affirmer ceci : "*Certains des plus célèbres sportifs et des savants connus mondialement ont été végétariens. Mais, à moins d'être très versé en nutrition, un végétarien devient généralement un malade.*" (in *Les vitamines ont leurs secrets*, d'Adelle Davis, Ed. Tchou, France, 1977)

Si vous tenez à continuer dans la voie du végétarisme, consultez un naturopathe ou un nutritionniste pour éviter toute carence potentielle. Peut-être devrez-vous prendre certains suppléments alimentaires – notamment pour ce qui est du calcium, dont on connaît toute l'importance pour la santé des os.

12. Votre profession vous expose-t-elle à un stress permanent ? Dans ce cas, vous risquez notamment d'être carencé en vitamine A et en vitamines du complexe B. Pour plus de détails sur l'importance de ces vitamines pour vos articulations, voyez le chapitre 3.5 *Les meilleurs vitamines, minéraux et oligo-éléments pour vous.*

13. Travaillez-vous la nuit ? Êtes-vous êtes fréquemment soumis à des changements d'horaire ou au décalage horaire de par votre profession ? Là encore, voilà qui aggrave les carences déjà créées par le stress professionnel.

1 En d'autres termes : qui ne mangent aucune forme de produits animaux, y compris le beurre, le lait et le fromage.

14. Travaillez-vous toute la journée devant un écran ? Vous êtes peut-être carencé en vitamine A.

15. La vie urbaine contribue également à créer diverses carences. Peu importe que vous fumiez ou non : vous inhalez de nombreuses substances toxiques qui épuisent vos réserves de nutriments essentiels.

16. Autre problème : la prise régulière de certains médicaments. Si vous utilisez une pilule anticonceptionnelle, des antibiotiques, des diurétiques ou de l'aspirine – beaucoup de rhumatisants en avalent des quantités astronomiques – ces médicaments détruisent les vitamines, ou encore perturbent ou empêchent leur assimilation.

Par exemple :

- la pilule anticonceptionnelle interfère avec la métabolisation des vitamines B6, B9 et B12 ;
- la consommation régulière d'aspirine détruit la vitamine C ;
- les diurétiques prescrits aux femmes souffrant d'œdème, éliminent le sodium, le potassium et les vitamines B.

(Rappelons que les vitamines B3, B6, B15 et C, de même que le potassium, jouent un rôle critique dans la santé de vos articulations et sont donc abordées en détails dans le chapitre 3.5.)

17. Vous avez l'habitude de faire de suivre des régimes amaigrissants ? Vouloir maigrir est fort louable : l'excès de poids taxe durement vos articulations. Cependant, les régimes à répétition génèrent à la longue d'importantes carences alimentaires, ce qui ne peut qu'aggraver vos troubles articulaires. C'est donc là un cercle vicieux.

Pour plus de détails sur la question de l'obésité, consultez la rubrique *Douleur dans le bas du dos* dans la partie 2 (*Apprenez à reconnaître les symptômes des troubles articulaires pour mieux les soigner ou les éviter*).

18. Finalement, l'une des causes majeures des carences alimentaires est constitué par le fait de manger souvent dans les restaurants ou de manger un sandwich ou autre entre deux rendez-vous.

Même si vous évitez de fréquenter les fast-food, vous n'êtes pas pour autant en lieu sûr. La nourriture des restaurants est souvent trop cuite (il faut faire vite !) ou réchauffée, ce qui l'appauvrit nécessairement. Les ingrédients choisis ne sont pas toujours non plus de la plus haute qualité, économie oblige.

Une vaste enquête sur les suppléments en cours

Très bientôt, nous devrions en savoir plus sur les suppléments. Soit en... 2002. C'est à cette date en effet que les responsables de l'étude SU.VI.MAX (acronyme pour Supplémentation en vitamines et minéraux antioxydants) feront part des résultats obtenus.

SU.VI.MAX est en marche depuis 1994. Sous la responsabilité de Serge Hecberg, il rassemble 15.000 volontaires français âgés, côté femmes, de 35 à 60 ans et, côté hommes, de 45 à 60 ans.

Ces volontaires, sans profil particulier hormis leur âge, ont été divisés en 2 groupes : le premier prend, sans le savoir, un placebo ; le second, un cocktail composé de bêta-carotène, des vitamines C et E, de zinc et de sélénium, le tout dépassant 2 fois les AJR.

Le but de cette étude, c'est de connaître l'incidence des suppléments vitaminés sur le cancer, les maladies coronariennes, la cataracte, les infections et la mortalité globale.

Chapitre 3.4

5 conseils pour mieux profiter des suppléments de vitamines, minéraux ou oligo-éléments

Si vous considérez bien tous les facteurs énoncés dans le chapitre précédent, il n'est donc pas si facile d'avoir une alimentation sans carences ! Surtout si votre mode de vie accéléré ne vous laisse pas vraiment le temps de manger et encore moins de faire la cuisine.

C'est pourquoi, la prise de suppléments alimentaires peut s'avérer cruciale dans bien des cas. Mais certaines précautions ou mesures s'imposent pour en tirer vraiment profit.

1. N'abusez pas de la supplémentation – tant du point de vue de la quantité que de la durée – sous peine de complications diverses

Il faut dire que les fabricants nous maintiennent dans nos illusions. Chaque année, en effet, ils dépensent des milliards en frais publicitaires pour nous vendre leurs produits. Et bien souvent, ça marche.

Hypnotisé par les promesses des fabricants, beaucoup de gens font de l'auto-prescription sauvage. Or, un abus de vitamines peut vous mener à l'hypervitaminose. Quant à la consommation exagérée de minéraux – comme le fer – elle peut également avoir de sérieuses répercussions.

Par conséquent, restez toujours conscient des points suivants :

➜ Ne commettez pas l'erreur que font beaucoup de "drogués" des suppléments en se disant : "*Puisque de petites doses me font du bien, de grosses doses me feront encore plus de bien*".

  Il est vrai que la plupart de ces substances vendues sans prescription ont en général nettement moins d'effets secondaires que nombre de médicaments couramment prescrits par les médecins. Reste qu'il y a des risques si vous n'observez pas la posologie recommandée.

  Faites donc comme si les suppléments de vitamines ou de minéraux étaient des médicaments au sens strict.

  (Voyez le chapitre suivant : les doses recommandées et les doses toxiques sont indiquées pour chacune des substances recensées.)

➜ Les différents problèmes de santé qui peuvent survenir en cas d'abus sont souvent aussi difficiles à détecter que ceux liés aux carences alimentaires.

➜ Les vitamines, minéraux ou oligo-éléments vendus en comprimés ne sont pas identiques aux substances naturelles présentes dans les aliments. Ces suppléments ne pourront donc jamais remplacer complètement une alimentation saine car ce ne sont pas des "produits naturels" au sens strict.

➜ Si vous devez combler un besoin nutritionnel, c'est qu'il y a une carence, souvent liée à votre mode de vie. Prendre des suppléments traitera les effets ou les symptômes de votre problème mais non sa cause.

Par exemple, si votre mauvaise alimentation ou votre stress professionnel sont responsables de vos carences, vous devrez tôt ou tard corriger la situation.

2. Répartissez la prise de vos doses quotidiennes

Selon le cas, les suppléments alimentaires des divers suppléments sont stockés ou non dans votre organisme.

La vitamine C est un bon exemple de supplément qu'il est inutile de consommer en trop grandes quantités d'un seul coup. Tout le surplus non assimilé est immédiatement évacué "vers la sortie".

À quoi bon donc payer si cher cette vitamine – ou toute autre – pour simplement produire un "pipi de luxe", selon l'expression un peu crue déjà employée par un spécialiste ?

Voici quelques chiffres. Lorsque vous prenez 100 mg de vitamine C à la fois, vous en absorbez 90 %. Par contre, avec une dose unique de 1.000 mg, votre organisme n'en assimile qu'environ 50 % !

L'idéal est donc de consommer vos suppléments par petites doses afin d'en maximiser l'action.

Si vous ne disposez que de maxidoses, coupez vos comprimés en 2 et prenez chaque moitié à quelques heures d'intervalle.

Notez enfin que, peu importe le type de supplément utilisé, le mieux est de le prendre au moment des repas. En se liant à la nourriture, les vitamines et minéraux pris sous forme de suppléments ont le temps d'être mieux absorbés durant le passage dans les temps.

3. Utilisez de préférence des produits à absorption lente

Peu importe que vous utilisiez des minidoses ou des maxidoses, l'idéal est d'avoir recours à des vitamines *à absorption lente*.

Même si vous faites usage de minidoses, l'absorption prolongée favorise une assimilation plus complète.

4. N'arrêtez pas la supplémentation d'un seul coup

À l'instar de bien des médicaments, plusieurs suppléments risquent d'engendrer une forme d'accoutumance si vous en consommez quotidiennement des mégadoses ou peut-être même simplement des doses assez importantes.

Dans ce cas, l'idéal est de ne pas en arrêter l'usage d'un seul coup mais assez progressivement.

5. Documentez-vous à fond sur les produits que vous comptez utiliser

Les choses évoluent rapidement dans le domaine des suppléments alimentaires. Tenez-vous à jour autant que possible.

Beaucoup d'articles ne cessent d'être publiés tant dans la presse scientifique que dans la presse populaire. Ce n'est pas la lecture qui vous manquera !

S'il est important de consulter un spécialiste, il est tout aussi souhaitable de contrevérifier ses propos.

Chapitre 3.5

Les meilleurs vitamines, minéraux et oligo-éléments pour vous

Comme vous avez pu le constater précédemment, dans nombre de situations, il peut s'avérer indispensable de prendre des suppléments alimentaires.

Dans ce chapitre, vous trouverez essentiellement les vitamines, minéraux et oligo-éléments dont l'action est la plus liée aux troubles articulaires ou para-articulaires.

Selon le cas, il s'agira :

- de *combler une carence* en mangeant plus de certains aliments ou encore, en consommant un supplément vitaminique ou minéral – soit à des fins préventives, soit à titre de traitement adjuvant à long terme – ;
- ou, au contraire, d'*utiliser l'action thérapeutique d'un produit* –

des suppléments de vitamine B3, par exemple – pour combattre de manière spécifique et rapide un problème de santé existant (dans le cas de la B3, c'est l'inflammation liée à l'arthrose et à l'arthrite).

Enfin, rappelons que si vous envisagez de prendre des maxidoses (comme dans le cas de la vitamine B3, par exemple), il demeure important de consulter un naturopathe ou un médecin ouvert à l'usage des suppléments.

1. Les vitamines qui marchent

N'essayez pas de vous en passer, car vous le prendriez très mal. Les vitamines, en effet, sont indispensables à la vie. C'est grâce à elles surtout si une foule de phénomènes biologiques sont possibles.

Vous n'avez donc pas le choix : vous devez en emmagasiner, et cela d'autant plus qu'exception faite des vitamines B6, B8, D et K, votre corps ne peut pas les synthétiser lui-même.

Elles se divisent en 2 groupes : les vitamines *hydrosolubles* (solubles dans l'eau) et les vitamines *liposolubles* (solubles dans les corps gras).

Parmi le premier groupe, on retrouve les vitamines du complexe B et la vitamine C ; dans le second, les vitamines A, D, E et K.

Les vitamines du premier groupe ont pour caractéristique d'être généralement éliminées dans les urines.

Ce sont donc des vitamines sans véritables effets secondaires.

Celles du second groupe ont tendance par contre à s'accumuler dans l'organisme et peuvent donc être responsables d'intoxications lorsque l'on en abuse.

Des vitamines, comme nous le disions, nous en avons tous besoin, mais plus particulièrement certaines personnes : les malades, celles qui prennent des médicaments, les fumeurs, les alcooliques et celles qui suivent un régime alimentaire très strict.

La vitamine A

Dans la nature, vous retrouvez la vitamine :

- sous la forme de *rétinol* dans des sources animales ;
- sous la forme de *carotène* dans des sources végétales.

Cette vitamine est essentielle à une quantité de choses : au maintien d'une bonne vision (surtout nocturne), à la constitution de la peau et des muqueuses, à la croissance (chez l'enfant), à la synthèse des protéines et, enfin, *à la bonne santé des os*.

Stockée principalement dans le foie (à 90 %), c'est aussi un puissant antioxydant. C'est-à-dire un bon outil pour lutter contre certaines maladies comme le cancer, l'athérosclérose, la cataracte, etc.

Son absorption, qui se fait surtout dans l'intestin grêle, peut être gênée par certains irritants. Par exemple :

- la prise régulière d'alcool ;
- une déficience en vitamine E ;
- l'usage des corticostéroïdes ;
- l'abus d'huile minérale ;
- la prise trop fréquente d'aliments contenant beaucoup de fer.

En tant que telle, la vitamine A est très sensible à la lumière, à l'air et aux fortes températures. Elle n'apprécie pas non plus les batteries de cuisine en fer ou en cuivre, car elle a tendance dès lors à se volatiliser.

Les précurseurs de la vitamine A

Tous les carotènes *Alpha*, *Bêta* et *Gamma* sont ce que l'on appelle des précurseurs de la vitamine A. En d'autres termes, une fois dans le foie ou l'intestin (parfois aussi lors de la cuisson), ils se convertissent en vitamine A. Le plus puissant d'entre eux est le bêta-carotène.

Les carotènes ont un avantage par rapport à la vitamine A à l'état pur : même à fortes doses ils ne provoquent aucun symptôme de toxicité (sauf si vous buvez un peu trop de jus de carotte : votre peau deviendra alors jaune, mais cet état est sans danger et tout à fait réversible, rassurez-vous). Vous pouvez donc en prendre sans trop craindre pour votre foie et vos autres organes.

Les meilleures sources alimentaires de vitamine A
(en Unité Internationale ou UI par 100 g – sauf indication contraire)

100 g	U.I.
Source en Rétinol	
- Foie de porc ou de veau	16 500
- Une cuillère à café d'huile de foie de morue	15 000
- Beurre (durant l'été)	3 300
- Jaunes d'œuf de poule (100 g)	3 300
- Œuf de poule entier (50 g)	1 100
- Lait (un grand verre)	500
Source en bêta-carotène	
- Épinards et chou	12 000
- Algues spiruline (5 g)	8 500
- Carotte, patate douce, brocoli et pois mange-tout	5 000
En règle générale, tous les fruits et légumes à pigments colorés (verts, jaunes et oranges) sont une bonne source de vitamine A ou, si vous préférez, de bêta-carotène.	

Les apports journaliers recommandés (AJR)

Ce sont pour :

◇ la femme : 2 650 UI ;
◇ l'homme : 3 300 UI ;
◇ la femme enceinte : 4 000 UI ;
◇ la femme qui allaite : 4 600 UI.

Attention : la vitamine A – et non le bêta-carotène – peut être très toxique si vous en abusez. Les symptômes de toxicité sont des maux de tête, des nausées, la perte d'appétit, la perte de cheveux, des vomissements et certains troubles cutanés comme la sécheresse et les démangeaisons.

Par abus, entendons des doses dépassant 10 fois les AJR prises sur de longues périodes.

Quand commence la toxicité avec les suppléments ?

- La vitamine A sous forme de rétinol devient très toxique à forte dose.

  Chez l'adulte, des signes d'intoxication se manifestent par de la somnolence, de l'irritabilité, des céphalées, de l'anémie et de la goutte articulaire. Une personne bien portante ne devrait donc jamais dépasser des doses quotidiennes de 20 000 UI de vitamine A.
- Le bêta-carotène est, quant à lui, sans danger.

Les vitamines B

En fait, il n'y a pas de vitamine B proprement dite. On parle plutôt de vitamines appartenant au complexe B ; on en dénombre plus de 10, chacune comblant un besoin ou une série de besoins en particulier.

Dans votre cas, 4 vitamines du complexe B sont à retenir : les vitamines B3, B5, B6 et B15.

Vitamine B3

C'est bien prouvé : la vitamine B3 – sous forme de *niacine* – sert au traitement de la pellagre, une grave maladie qui cause la diarrhée, des éruptions cutanées, voire la démence.

Cependant, il a également été montré qu'une autre forme de la vitamine B3, la niacinamide, pourrait aussi soulager vos douleurs liées à l'arthrose.

Cette vitamine hyposoluble est la plus stable des vitamines. Ni la lumière, ni l'air, ni la chaleur ne l'affectent.

Votre organisme la synthétise à partir du tryptophane lorsque votre alimentation est riche en vitamines B2 et B6 ainsi qu'en protéines animales.

Les carences en vitamine B3 se manifestent avant tout au niveau de l'équilibre psychologique : mauvaise humeur, peur ou confusion mentale pouvant conduire dans les carences plus graves à la dépression.

Cette vitamine est essentielle à la respiration cellulaire et à la production d'énergie. Elle améliore aussi la circulation sanguine et fait baisser le taux de cholestérol, en plus de jouer un rôle dans la synthèse de l'ADN.

Pour avoir plus de détails sur son action anti-douleur dans le cas de l'arthrose, voyez l'encadré *Une solution originale : la niacinamide* dans *S'il s'agit d'arthrose* sous la rubrique *Articulations rigides* (partie 2).

Les meilleures sources alimentaires de vitamine B3
(en mg par 100 g)

100 g	mg
- Levure de bière	46
- Foie de veau	17
- Cacahuètes	16
- Foie de bœuf	13
- Lapin	11
- Thon en conserve	10
- Noix du Brésil	7,7
- Saumon frais	6,5
- Champignons	6
- Germe de blé	5
- Canard	5
- Viande de bœuf	4
- Noisettes-Amandes	4
- Blé-riz complet	4

Les apports journaliers recommandés (AJR)

Ce sont pour :

◇ la femme : 15 mg ;
◇ l'homme : 15 mg ;
◇ la femme enceinte : 18 mg ;
◇ la femme qui allaite : 18 mg

Quand commence la toxicité avec les suppléments ?

À partir de 2.000 mg. Les doses excessives peuvent entraîner des troubles gastro-intestinaux et, parfois, une grave intoxication du foie.

Les femmes enceintes et les gens souffrant de diabète, d'ulcères gastriques et de la goutte devraient éviter des dosages élevés.

La vitamine B5

Elle porte un autre nom : acide pantothénique. Celle-ci joue un rôle capital dans la production de l'énergie musculaire. Elle permet en effet la dégradation des glucides et des lipides, sans lesquels vous ne pourriez fournir aucun effort.

Elle participe aussi à la synthèse du cholestérol et de certaines hormones.

Dans les suppléments vitaminiques, on trouve l'acide pantothénique sous une forme particulière le pantothénate de calcium.

Selon Léonard Mervyn, auteur du Dictionnaire des vitamines, *de fortes doses de pantothénate de calcium donnent de très bons résultats dans le traitement de la polyarthrite rhumatoïde.*

Les meilleures sources alimentaires de vitamine B5
(en mg par 100 g)

100 g	mg
- Jaune d'œuf de poule	5
- Foie de veau	8,5
- Foie de porc	7
- Langue de mouton	4,3
- Foie de poulet	4,1
- Langue de bœuf	4
- Rognon de veau	3,8
- Lait de vache en poudre demi-gras et sucré	3,5
- Beurre d'arachide	2,5
- Arachide grillée	2,14
- Pois sec entier	2,1
- Germe de blé	2,1

100 g	mg
- Champignon de couche frais	2,1
- Cervelle de bœuf	2
- Cœur de bœuf	2
- Culotte de bœuf	1,8
- Lentille	1,5
- Fève de soja	1,6
- Fève de Lima	1,3
- Homard	1,3
- Farine de sarrasin	1,2
- Flocon d'avoine	1,2

Les apports journaliers recommandés (AJR)

Ce sont pour :

◇ la femme : 10 mg ;
◇ l'homme : 10 mg ;
◇ la femme enceinte : 10 mg ;
◇ la femme qui allaite : 10 mg.

Quand commence la toxicité avec les suppléments ?

Il n'y a pas de dose toxique avec cette vitamine.

La vitamine B6

Elle est plus connue sous le nom de pyridoxine. C'est la vitamine dite antidépression. Une carence en pyridoxine, en effet, entraîne un amaigrissement, de l'irritabilité et divers troubles neurologiques.

Mais la pyridoxine c'est aussi une vitamine permettant, entre autres, la transmission de l'influx nerveux, car elle intervient au niveau des neurotransmetteurs. *Elle est donc indispensable à l'appareil locomoteur.*

Les meilleures sources alimentaires de vitamine B6 *(en mg par 100 g)*	
100 g	**mg**
- Levure de bière séchée	4,2
- Son	1,38
- Extrait de levure	1,3
- Germe de blé	0,92
- Flocons d'avoine	0,75
- Foie de porc	0,68
- Farine de soja	0,57
- Banane	0,51
Viandes, poissons gras et légumineuses constituent également de bonnes sources.	

Les apports journaliers recommandés (AJR)

Ce sont pour :

◇ la femme : 2 mg ;
◇ l'homme : 2,5 mg ;
◇ la femme enceinte : 2,5 mg ;
◇ la femme qui allaite : 2,5 mg.

À noter : si vous dépassez cette recommandation, il n'y a pas lieu de vous inquiéter. L'hypervitaminose, dans le cas de la pyridoxine, ne survient que si vous dépassez les AJR de 50 fois.

Quand commence la toxicité avec les suppléments ?

À partir de 2.000 mg.

La vitamine B15

La controverse règne encore autour de cette vitamine plus généralement appelée acide pangamique. En est-ce vraiment une ?

Est-elle, comme toute vitamine, essentielle à la croissance et au bon fonctionnement du corps ?

Une chose est sûre : aucune carence en B15 n'a encore été observée chez l'être humain. Ce qui signifie donc qu'elle n'est pas absolument indispensable, autrement l'on noterait des symptômes de déficience.

Cela dit, si vous avez besoin d'une poussée d'énergie ou encore *si vous êtes sujet aux crampes musculaires*, la vitamine B15 est tout indiquée pour vous.

La vitamine B15 (surnommée la "vitamine du sportif"), en effet, assure le transport de l'oxygène des poumons au sang et de là, aux muscles, et elle stimule la production d'hormones antistress. En d'autres termes, elle réduit la production d'acide lactique (responsable des crampes) dans les muscles et elle augmente par conséquent la résistance musculaire.

Les meilleures sources alimentaires de vitamine B15
(en microgrammes par 100 g)

100 g	mcg
- Écorce du riz	200
- Maïs	150
- Levure de bière séchée	128
- Flocons d'avoine	106
- Germe de blé	70
- Amande d'abricot	65
- Son de blé	31
À noter : la vitamine B15 est complètement détruite lors de la cuisson.	

Les apports journaliers recommandés (AJR)

Comme il n'existe pas de norme officielle, il serait difficile de vous faire une suggestion sérieuse.

Par contre, si vous désirez profiter de ses effets pour les raisons précédemment mentionnées, suivez la recommandation du Dr Elson M. Haas, un médecin américain prodiguant des conseils sur Internet (HealthWorld OnLine) : prenez-en 50 à 100 mcg, 2 fois par jour, au moment des repas.

Quand commence la toxicité avec les suppléments ?

Ne vous inquiétez pas pour les effets toxiques de cette vitamine : on n'en a encore constaté aucun, si ce n'est une légère rougeur de la peau, sans gravité, et qui survient uniquement suite à des mégadoses : plus de 300 microgrammes.

La vitamine C

Si la vitamine B15 n'est pas absolument nécessaire au corps humain, la vitamine C, elle, l'est. Sans elle, une quantité de fonctions organiques seraient impossibles.

La vitamine C est responsable, entre autres, de la résistance aux infections et aux oxydants, de l'absorption du fer, du métabolisme de plusieurs substances (acide folique, collagène, glucose, certains acides aminés) et *de la formation ainsi que du maintien de la bonne santé des os*.

Contrairement aux animaux (sauf le singe), l'homme n'arrive pas à synthétiser cette vitamine. Il lui faut donc compter sur des apports extérieurs. Et ceux-ci doivent être d'autant plus fournis que la vitamine C est hydrosoluble, c'est-à-dire très instable.

Les déficiences en vitamine C, sous nos latitudes, sont rares ; habituellement, une personne se nourrissant de façon convenable réussit à combler tous ses besoins.

Toutefois, si vous prenez certains médicaments (aspirine, barbituriques, corticostéroïdes), fumez, êtes un grand consommateur d'alcool ou encore êtes abonné au stress, sachez que vous dépensez beaucoup de vitamine C. Pour éviter la “pénurie”, vous devez en consommer un peu plus que la normale (qui est de 100 mg/jour).

Enfin, signalons aussi l'usage particulier que Norman Cousins fit de la vitamine C pour se guérir de la spondylarthrite ankylosante. Pour plus de détails, voyez *S'il s'agit de la spondylarthrite ankylosante* sous la rubrique *Douleurs articulaires (en général)* dans la partie 2.

Les meilleures sources alimentaires de vitamine C
(en mg par 100 g)

100 g	mg
- Jus de cerise-acérola	3.390
- Cassis	200
- Persil	150
- Chou	150
- Brocoli (tête)	110
- Chou de Bruxelles	90
- Citron	80
- Chou-fleur	60
Plus généralement, fruits et légumes crus sont de bonnes sources de vitamine C.	

Les apports journaliers recommandés (AJR)

Ce sont pour :

- ◇ la femme : 80 mg ;
- ◇ l'homme : 80 mg ;
- ◇ la femme enceinte : 90 mg ;
- ◇ la femme qui allaite : 90 mg.

Ils sont donc peu élevés. Toutefois, étant donné les exigences de la vie moderne, de l'environnement souvent pollué, surtout dans les villes, et peut-être aussi de votre condition physique particulière, il serait préférable d'en prendre davantage pour faire face, en quelque sorte, à une éventuelle carence.

Combien ? Sur ce sujet, les opinions varient beaucoup. Mais en règle générale, les autorités médicales s'entendent pour dire que 500 mg/jour constituent une bonne dose de départ.

Si vous fumez, vos besoins en vitamine C doublent.

Quand commence la toxicité avec les suppléments ?

Aucune toxicité. Le surplus est éliminé rapidement. D'où l'importance de répartir la prise quotidienne de vitamine C en plusieurs fois.

La vitamine D

C'est la vitamine antirachitique par excellence. Sans elle, en effet, pas de bons os, pas de bonnes dents.

Pour une raison toute simple : elle entre dans le métabolisme du calcium et du phosphore, les 2 minéraux essentiels[1] à la formation des os et des dents, ainsi qu'à leur maintien. Bref, un incontournable.

Beaucoup de gens toutefois n'en consomment pas assez. Que se passe-t-il alors ?

Le calcium et le phosphore étant insuffisamment métabolisés (ou absorbés, si vous préférez), l'organisme, pour assurer d'autres fonctions essentielles (rythme cardiaque, coagulation, etc.), va puiser ce dont il a besoin sur les os, ce qui entraîne leur déminéralisation et explique certaines maladies comme l'ostéomalacie et – en partie – l'ostéoporose.

C'est donc un bon outil pour lutter contre la dégénérescence osseuse.

Les meilleures sources alimentaires de vitamine D
(en Unité Internationale ou UI par 100 g – sauf indication contraire)

100 g	U.I.
- Huile de foie de morue	8.500
- Saumon frais	6.400
- Sardines (en conserve dans l'huile)	2.400
- Œuf de poule entier (50 g)	1.600
- Lait (un grand verre)	180
- Foie de poulet	50

Le soleil, c'est bien connu, est également un bon dispensateur de vitamine D (de vitamine D3, pour être plus précis), mais, bien sûr, il ne faut pas en abuser.

Autre source : le lait industriel. Il en contient à présent d'impor-

1 Voyez plus loin la sous-section *Les minéraux les plus utiles*.

tantes quantités, dans le but d'éviter ce problème jadis assez fréquent, le rachitisme.

Les apports journaliers recommandés (AJR)

Ce sont pour :

◇ la femme : 400 UI ;
◇ l'homme : 400 UI ;
◇ la femme enceinte : 800 UI ;
◇ la femme qui allaite : 600 UI.

Notez que chez l'adulte, l'exposition au soleil suffit en principe.

Quand commence la toxicité avec les suppléments ?

Faites très attention avec la vitamine D. À doses massives, en effet, elle peut provoquer différents malaises : maux de tête, vomissements, perte d'appétit, douleurs ostéoarticulaires, crampes, déshydratation, etc. Respectez donc scrupuleusement les quantités prescrites.

La toxicité dépend de la sensibilité de chacun.

À long terme, la dose toxique est établie à :

- 2.000 UI par jour pour l'enfant ;
- 50.000 UI par jour pour l'adulte.

Notez bien que la vitamine D synthétique est beaucoup plus toxique. Par conséquent, évitez donc d'en utiliser.

La vitamine E

Avec la vitamine C, la vitamine E est le plus actif des antioxydants (voyez plus loin la section *Les vitamines qui marchent* dans le chapitre suivant, *Les meilleurs vitamines, minéraux et oligo-éléments pour vous*). En d'autres termes, elle ralentit le vieillissement des tissus, phénomène que l'on doit en partie aux substances parfois nocives que nous respirons et à la qualité, pas toujours adéquate, de notre alimentation.

Mais elle est aussi indispensable à l'activité neuromusculaire et, cela est prouvé par de nombreuses études, elle aide à prévenir les maladies coronariennes. Plus précisément, elle modifie et stabilise les acides gras, de telle sorte que les artères et le cœur lui-même sont davantage protégés.

Autres bienfaits : elle permet – et c'est peut-être là le sujet qui vous intéresse – à vos articulations de rester intactes, ou à tout le moins de traverser le temps sans trop de perte et fracas, car, comme nous l'avons dit, elle agit contre le vieillissement.

Pour les femmes, enfin, elle est très utile. Selon le Dr Elson M. Haas, médecin dont nous avons déjà parlé, prise régulièrement (sous forme synthétique) :

- elle soulage les douleurs menstruelles et les douleurs aux seins, de même que tous les symptômes liés à la ménopause en général : soit, maux de tête, bouffées de chaleur, démangeaisons vaginales, etc. ;
- chez la femme suivant une hormonothérapie de remplacement, elle permet de contrer le phénomène de déperdition (les œstrogènes, on le sait, détruisent en partie la vitamine E) ;
- chez celle, enfin, prenant la pilule, elle s'érige en rempart contre les effets secondaires de celle-ci.

Les meilleures sources alimentaires de vitamine E
(en Unité Internationale ou UI par 100 g – sauf indication contraire)

100 g	U.I.
- Huile de germe de blé	150-500
- Huile de soja	140
- Germe de blé	27
- Noix du Brésil	22
- Huile d'olive	10-20
- Noisettes	17
- Amandes	15
- Beurre	2,5
- Chou	2,5
- Foie de veau	1,4
- Œuf de poule entier (50 g)	1
- Banane	0,5

Les apports journaliers recommandés (AJR)

Ce sont pour :

◇ la femme : 12 UI ;
◇ l'homme : 15 UI ;
◇ la femme enceinte : 15 UI ;
◇ la femme qui allaite : 15 UI.

À titre préventif toutefois, ou thérapeutique, rien ne vous interdit d'en prendre davantage, entre autres si vous décidez de recourir à la forme synthétique. La suggestion du Dr Haas, à ce propos, est de 400 à 600 UI par jour, pour les usages préventifs, et de 800 à 1.600 UI par jour, pour les usages thérapeutiques.

Quand commence la toxicité avec les suppléments ?

Quoique la consommation de vitamine E soit sans danger, des dosages de 1.200 UI/jour et plus ne devraient être utilisés que sur de courtes périodes.

D'autre part, les diabétiques et ceux souffrant de rhumatisme cardiaque ne devraient pas utiliser de doses élevées.

La vitamine K

Sans elle, votre sang aurait la même densité que l'eau du robinet. La vitamine K, en effet, et c'est là son principal rôle, active la thrombine, une enzyme absolument nécessaire à la coagulation sanguine.

Mais elle fait bien d'autres choses. Par exemple, elle participe au métabolisme de certaines protéines et, détail très utile en ce qui vous concerne, à la fixation du calcium sur les os.

Sur le plan clinique, la vitamine K (abréviation pour "Koagulations - vitamine") connaît de nombreuses utilisations. Ainsi, on l'administre aux personnes souffrant de troubles de la coagulation, aux patients sur le point de subir une chirurgie, aux femmes ayant des règles trop abondantes accompagnées de douleurs et, point intéressant, aux arthritiques.

Il semble en effet que la vitamine K aide à réduire l'inflammation à l'intérieur de la membrane synoviale.

La vitamine K provient essentiellement de 2 sources : de l'intestin, où elle est synthétisée grâce à l'activité de la flore bactérienne, et de l'alimentation.

Les meilleures sources alimentaires de vitamine K
(en mcg par 100 g)

100 g	mcg
- Chou-fleur	3. 600
- Chou de Bruxelles	800
- Brocoli	800
- Laitue	700
- Épinard	600
- Foie de porc	600
- Chou	400
- Tomate	400
- Haricot vert	290
- Foie de bœuf	200

Notez bien :

- La vitamine K est très sensible à la lumière, et notamment aux rayons ultraviolets (émis par le soleil). Il faudrait donc éviter de trop exposer les aliments qui en contiennent.
- Elle n'aime pas non plus le contact avec l'air, ni se trouver en milieu alcalin.
- Lors de la congélation, quelques pertes surviennent.
- Par contre, elle est très stable à la chaleur, ce qui signifie que durant la cuisson la vitamine ne sera pas détruite.

Les apports journaliers recommandés (AJR)

On parle de 85 mcg. Mais en fait, il est difficile de vraiment quantifier l'AJR, étant donné qu'elle est déjà en partie synthétisée dans l'intestin et qu'une alimentation normale pourvoit à tous nos besoins.

Quand commence la toxicité avec les suppléments ?

La consommation de mégadoses de vitamine K par une femme enceinte et ce, au cours des dernières semaines de la grossesse, peut entraîner des réactions toxiques chez son bébé après qu'il soit venu au monde. La vitamine K risque de s'accumuler et de provoquer rougissements et transpiration.

2. Les minéraux les plus utiles

Ils représentent 4 % de votre poids. Ce sont des corps inorganiques qui ne fournissent aucune énergie mais qui sont par ailleurs indispensables à la vie. Lorsque vous en manquez, vous savez ce qui se passe : certains rythmes biologiques changent, avec pour résultat l'arrivée de la maladie.

Il faut donc toujours veiller à assurer leur équilibre au sein de l'organisme. Et cela d'autant plus que les reins en éliminent quotidiennement une bonne partie.

Parmi les minéraux surtout actifs au niveau de l'appareil locomoteur se trouvent le calcium, le magnésium, le phosphore et le potassium.

Le calcium

Votre corps en contient environ 1 kg, dont la majeure partie (99 %) se retrouve dans les os (dents, tissus et sang se partagent le reste).

C'est donc un constituant majeur du squelette et des articulations, mais il a aussi son mot à dire à d'autres niveaux. Il est indispensable, par exemple, à la transmission de l'influx nerveux et de la tonicité musculaire. De plus, en liaison avec la vitamine K, il intervient dans la coagulation du sang, la pression artérielle et le rythme cardiaque.

C'est également un minéral essentiel dans la prévention – et le traitement – de certaines maladies, dont l'ostéoporose et l'ostéomalacie. On l'utilise aussi pour contrer les phénomènes désagréables liés aux règles (douleurs, crampes, anxiété...), de même que pour accélérer la guérison des affections buccales. Sans compter qu'on l'emploie régulièrement, combiné au magnésium, dans les cas d'irrégularité cardiaque.

Bref, s'il y avait un minéral auquel il faudrait décerner la palme de l'utilité, ce serait très probablement à lui.

Attention toutefois : si vous ne prenez pas suffisamment de vitamine D, vous aurez beau vous gaver de toutes les sources possibles de calcium, rien n'y fera. Pour être absorbé et mis à profit, en effet, le calcium a besoin de la vitamine D.

Pour connaître les aliments qui contiennent le plus de vitamine D, voyez plus haut ce qui est dit à son sujet dans le chapitre *(Les meilleurs vitamines, minéraux et oligo-éléments pour vous).*

Les meilleures sources alimentaires de calcium	
- Yaourt faible en graisse (225 g)	415 mg
- Parmesan (28 g)	390 mg
- Lait faible en matières grasses (1 verre)	350 mg
- Yaourt normal (225 g)	275 mg
- Amandes (100 g)	250 mg
- Saumon en conserve (100 g)	210 mg
- Fromage suisse (28 g)	205 mg
- Noix du Brésil (100 g)	190 mg
- Tofu (100 g)	130 mg
- Figues sèches (100 g)	120 mg
- Brocoli cuit (1 tasse ordinaire)	90 mg

Les apports journaliers recommandés (AJR)

Ils varient selon les âges de la vie :

◇ nourrisson (de la naissance à 1 an) : 360 à 540 mg ;
◇ enfant (1 an à 10 ans) : 800 mg ;
◇ enfant/adolescent (11 ans à 18 ans) : 1.000 mg ;
◇ adulte : 800 mg ;
◇ pendant la grossesse et l'allaitement : 1.200 à 1.600 mg ;
◇ femme postménopausée ne prenant pas d'hormones de remplacement : 1.200 mg.

Quand commence la toxicité avec les suppléments ?

En principe, ce minéral n'exerce pas d'action toxique. Toutefois, des doses élevées (2.500 mg et plus/jour) prises sur de longues périodes peuvent interférer avec l'absorption du fer et du zinc.

Il y a risque, également, de formation de calculs rénaux (oxalate de calcium) chez certains individus.

Très important : équilibrez la prise de calcium avec celle de phosphore. Voyez plus loin *Quand commence la toxicité avec les suppléments ?* à la rubrique consacrée au calcium.

Le magnésium

Il est essentiel à l'activité de vos muscles. En association avec le calcium, en effet, il participe à la transmission de l'influx nerveux et à la contractilité musculaire. C'est également lui qui assure le transport du calcium jusqu'aux os.

Du magnésium, votre corps en contient environ 30 g, qui se répartissent de la façon suivante : 65 % dans les os et les dents, 25 % dans les muscles, le reste allant au cœur, au foie, aux reins, dans le système digestif et le plasma.

Le magnésium est considéré comme le minéral antistress. Il exerce un effet calmant sur l'organisme, en particulier l'appareil locomoteur. Selon certaines études, il aide également à prévenir les maladies coronariennes.

Pour accomplir toutes ses fonctions (qui incluent de nombreuses autres réactions physiologiques), le magnésium doit être en équilibre avec les autres minéraux (calcium, chlorure de sodium, phosphore, potassium). Si son taux est trop bas, par exemple, le calcium risque d'affluer dans les vaisseaux sanguins irriguant les muscles et dès lors, certains problèmes surviendront, dont une montée de la pression artérielle.

Les meilleures sources alimentaires de magnésium	
- Céréales entières (1/3 tasse ordinaire)	180 mg
- Fèves de soja cuites (1 tasse ordinaire)	148 mg
- Céréales au son de blé (1/3 tasse ordinaire)	122 mg
- Haricots noirs cuits (1 tasse ordinaire)	121 mg
- Tofu (1/2 tasse ordinaire)	118 mg
- Graines de tournesol (28 g)	100 mg
- Germe de blé rôti (1/4 tasse ordinaire)	84 mg
- Fèves de Lima cuites (1 tasse ordinaire)	82 mg
- Haricots nains (1 tasse ordinaire)	80 mg
- Pois chiche (1 tasse ordinaire)	78 mg
- Artichaut (moyen)	72 mg

Les apports journaliers recommandés (AJR)

Ce sont pour :

◇ la femme : 350 mg ;
◇ l'homme : 430 mg ;
◇ la femme enceinte : 480 mg ;
◇ la femme qui allaite : 480 mg.

Vous pouvez aussi le calculer en fonction de votre poids corporel, à savoir 5 mg par kilo. Exemple : si vous pesez 60 kilos, il vous en faut donc 300 mg.

Quand commence la toxicité avec les suppléments ?

À partir de 9.000 mg.

Le phosphore

Avec le calcium, c'est le minéral le plus abondant dans votre corps. Vous en avez environ 700 grammes.

À la différence toutefois du calcium, il est présent dans tous les tissus, mais principalement dans les os et les dents (à 85 %).

Le phosphore, c'est l'indispensable compagnon du calcium. À eux deux ils assurent une multitude de fonctions physiologiques, mais dans la mesure, bien sûr, où ils sont en équilibre l'un par rapport à l'autre. Autrement, c'est la mésentente, qui peut se traduire par différentes maladies : hypo ou hypercalcémie, troubles de la croissance chez l'enfant, déminéralisation osseuse, problèmes respiratoires ou cardiaques, douleurs articulaires et la liste n'est pas exhaustive.

Physiologiquement, le phosphore est impliqué dans la formation des os, le fonctionnement des reins, l'équilibre acido-basique, la contractilité musculaire et le rythme cardiaque. C'est donc un puissant allié.

Beaucoup de choses peuvent venir interférer dans son équilibre, mais la principale reste l'alimentation déficiente. Une enquête effectuée dans le Val de Marne en 1991 le révèle : la majorité des Français souffrent de carences en minéraux, tout simplement parce qu'ils ne mangent pas ce qu'il faut. Pourquoi alors ne pas vous mettre à table ?

Les meilleures sources alimentaires de phosphore	
- Foie d'agneau braisé (100 g)	420 mg
- Foie de bœuf braisé (100 g)	404 mg
- Céréales au son de blé (1/2 tasse ordinaire)	354 mg
- Foie de poulet (100 g)	312 mg
- Yaourt faible en matières grasses (1 tasse ordinaire)	306 mg
- Fromage cottage 1 % m.g.* (1 tasse ordinaire)	302 mg
- Lait écrémé (1 verre)	247 mg
- Foie d'oie (100 g)	245 mg
- Lait 1 % m.g.* (1 verre)	235 mg

Les apports journaliers recommandés (AJR)

Ils sont les mêmes que dans le cas du calcium et varient selon les âges de la vie :

◇ nourrisson (de la naissance à 1 an) : 360 à 540 mg ;
◇ enfant (1 an à 10 ans) : 800 mg ;
◇ enfant/adolescent (11 ans à 18 ans) : 1.000 mg ;
◇ adulte : 800 mg ;

* Ces statistiques sont américaines. En France, ce serait à peu près l'équivalent de 0 % de matière grasse.

◇ pendant la grossesse et l'allaitement : 1.200 à 1 600 mg ;
◇ femme postménopausée ne prenant pas d'hormones de remplacement : 1.200 mg.

Quand commence la toxicité avec les suppléments ?

Toute consommation excessive de phosphore nuit à l'absorption du calcium. Idéalement, le rapport calcium-phosphore devra donc s'établir entre 1 et 2. Par exemple : 500 mg de calcium pour un maximum de 1.000 mg de phosphore.

Notez que le lait et les fromages sont des aliments très bien équilibrés puisqu'ils offrent un rapport C/P variant entre 1,2 et 1,4.

En revanche, l'alimentation de type américaine – en particulier les aliments provenant de la restauration rapide – fournit en moyenne 10 fois trop de phosphore.

Le potassium

On le retrouve principalement dans les cellules musculaires, où il agit comme électrolyte (substance chimique conductrice d'électricité).

C'est donc en partie grâce à lui si vos muscles réagissent et produisent de l'énergie.

Il active également la synthèse du tissu osseux et participe au métabolisme du glucose en glycogène, de même qu'à la régulation du rythme cardiaque.

Le potassium (que le corps absorbe à partir de l'intestin grêle) est l'un des minéraux les plus solubles qui soient. Lors de la cuisson des aliments, par exemple, on en perd beaucoup, tandis que reins et glandes sudoripares, de leur côté, surtout chez les personnes prenant des diurétiques, en éliminent d'importantes quantités dans le courant de la journée. Pour compenser les pertes, il faut donc boire souvent et, bien sûr, ne pas se priver des aliments qui en contiennent.

Les meilleures sources alimentaires de potassium
(en mg par 100 g)

100 g	mg
Algues marines	7.500
Fèves de soja	1.865
Levure de bière	1.805
Cacao en poudre	1.600
Olives vertes fraîches	1.520
Miel naturel	1.350
Abricots séchés	1.650
Purée de tomate en conserve	1.160
Haricots blancs secs	1.160
Lait de vache en poudre entier et non sucré	1.120
Pignons frais	1.150
Pois secs entiers	905
Châtaignes séchées	910
Figues sèches	882
Persil cru	840
Lentille sèche	810
Datte séchée	790
Germe de blé	780
Fève de Lima	680
Farine de sarrasin	680
Bette	500
Ail frais	515
Chanterelle	507
Datte fraîche	650
Champignon de couche frais	460

Les apports journaliers recommandés (AJR)

Bien qu'il n'existe aucune recommandation spécifique sur ce point, certaines autorités estiment que 2 à 2,5 grammes (2.000 à 2.500 mg) suffisent amplement à couvrir nos besoins.

Fait à noter : le potassium étant un minéral très soluble, surtout dans l'eau de cuisson et quand il est mis en présence de sel, nous vous suggérons de faire plutôt cuire vos aliments à la vapeur, si cela vous est possible, sinon ne dépassez pas le temps de cuisson et mettez moins de sel.

Quand commence la toxicité avec les suppléments ?

Notez que certains suppléments en fournissent des concentrations élevées qui peuvent s'avérer toxiques. Des troubles cardiaques ou neuromusculaires, similaires à ceux provoqués par une déficience en potassium, risquent alors de survenir. La toxicité est évaluée à 25 grammes.

Le potassium pour contrer les AVC ?

C'est du moins ce que laisse entendre une étude des régimes alimentaires menée auprès de 859 Américains âgés de plus de 50 ans. Selon cette étude, les personnes se contentant des AJR (environ 2 grammes) avaient plus de risque (2,6 pour les hommes et 4,8 pour les femmes) de subir un accident vasculaire cérébral (AVC) que celles qui en consommaient plus de 3,5 g par jour.

De plus, selon les auteurs de cette étude, il semble que le simple fait d'ajouter 400 mg de plus à sa ration quotidienne de potassium suffise à diminuer le risque d'AVC de 40 % !

Voilà donc une autre bonne raison pour consommer régulièrement des aliments riches en potassium. Bref, prenez d'assaut vos armoires et vos casseroles !

3. Les oligo-éléments

Ce ne sont pas eux qui influenceront les aiguilles de votre balance : ils ne représentent au plus que 1 % de votre poids corporel ! Mais tout comme les vitamines et les minéraux, ils jouent un rôle déterminant dans l'organisme, encore que celui-ci soit en partie mal connu.

Techniquement, les oligo-éléments sont des minéraux que l'on retrouve entre autres dans les enzymes et les hormones. On ignore à quoi ils sont utiles exactement, par contre l'on sait qu'ils servent souvent d'activants et qu'ils favorisent la synthèse de nombreux phénomènes biologiques.

Certains d'entre eux ont un impact direct sur l'appareil locomoteur. Ce sont le cuivre, le manganèse, le sélénium et le zinc. Voyons-les de plus près.

Le cuivre

Votre corps abrite environ 300 mg de cuivre. Le premier tiers se trouve dans le foie et le cerveau, le second dans les muscles et le dernier, dans les autres tissus du corps.

C'est un minéral que l'on pourrait qualifier de multifonctionnel. Tout d'abord c'est un antioxydant reconnu ou, si vous préférez, il ralentit l'oxydation naturelle, c'est-à-dire le vieillissement. Ensuite, il joue un rôle essentiel dans la formation de l'hémoglobine et le transport de l'oxygène dans les tissus.

C'est également un activant de la vitamine C (indispensable à la bonne santé des os, rappelons-le) et il aide à contrôler les niveaux d'histamine, une substance qui intervient dans le phénomène des allergies.

Qui plus est, il est présent dans plusieurs enzymes, dont la superoxyde dismutase. À ce propos, justement, une étude danoise réalisée auprès de patients atteints d'arthrite et ayant reçu des injections de superoxyde dismutase, conclut que celle-ci peut être très efficace.

Tous les patients, en effet, suite à ces injections, ont vu leurs symptômes diminuer en intensité : moins de douleurs, moins d'enflure, moins de raideur matinale, etc.

<u>Fait à noter</u> : zinc et cuivre se livrent une âpre compétition dans l'organisme, l'un cherchant à prendre le dessus sur l'autre. C'est pourquoi il est très important de ne pas abuser du premier élément, autrement c'est le second qui manquera à l'appel.

Une carence en cuivre peut entraîner l'un ou l'autre (ou quelques-uns) de ces phénomènes : fatigue, pâleur, douleurs cutanées, apparition d'œdèmes, chute de cheveux, anorexie, diarrhée et dermatites.

Les meilleures sources alimentaires de cuivre
(en mg par 100 g)

100 g	mg
- Foie	3,7
- Germe de blé	2,9
- Thym	2,4
- Mélasse noire	2,2
- Miel	1,7
- Noisettes	1,4
- Mélasse régulière	1,2
- Noix du Brésil	1,1
- Noix	0,9
- Algues	0,8
- Saumon	0,8
- Noix de cajou	0,76
- Ginseng	0,75
- Avoine	0,74
- Lentilles	0,71
- Orge	0,7
À noter : huîtres et fruits de mer en général sont aussi de très bonnes sources de cuivre.	

Les apports journaliers recommandés (AJR)

Chez l'adulte, ils sont de 2 à 3 mg, chez l'enfant de 1 à 2 mg et chez le nourrisson de 0,5 à 1 mg.

Cela dit, nombreuses sont les personnes ayant une carence en cuivre, sans qu'elles en souffrent en apparence pour autant. C'est le cas entre autres d'une bonne partie de la population américaine.

Que faire dès lors ? Il faut bien sûr consommer plus d'aliments riches en cuivre, mais il faut surtout être conscient de l'importance capitale de ce minéral dans l'organisme. Sans lui, rappelez-vous, une foule de phénomènes biologiques sont au ralenti, sans parler que c'est un activateur de la vitamine C : vous pourriez prendre de celle-ci ad nauseam, en effet, si vous négligez le cuivre, rien n'y fera.

Le cuivre, un antidouleur ?

C'est ce que pense James G. Penland, un psychologue américain. Celui-ci, après avoir analysé les régimes alimentaires pauvres en sels minéraux de personnes qui s'y soumettaient à des fins expérimentales, en est venu à cette conclusion : que les sujets manquant particulièrement de cuivre demandaient deux fois plus souvent des analgésiques que lorsqu'ils mangeaient de façon normale.

D'après lui, le cuivre prévient certains phénomènes, telle la vasodilatation, responsable, comme on le sait, des maux de tête et de douleurs diverses.

Les conclusions de ce psychologue rejoignent d'ailleurs celles de certains chercheurs du Ministère de l'agriculture des États-Unis, selon lesquels les aliments riches en cuivre aident à combattre la douleur.

Quand commence la toxicité avec les suppléments ?

L'ingestion excessive de cuivre se manifeste immédiatement par des nausées, des vomissements et des étourdissements. Dans de telles circonstances, un surdosage demeure donc très peu probable. Néanmoins, la toxicité possible du cuivre à long terme a soulevé beaucoup de controverses ces dernières années dans le milieu scientifique. Il aurait été ainsi estimé que le cuivre peut être toxique à partir de 10 mg. Cependant, un dosage de 10 mg pris occasionnellement demeure sans danger.

Le manganèse

Vous n'en avez que 75 mg environ répartis dans les os, le foie et les reins. Une présence modeste, donc. Malgré tout, vous ne pourriez vous en passer. Le manganèse intervient en effet à plusieurs niveaux : *la synthèse du collagène (une protéine présente dans tous les tissus du corps humain)*, *la construction des os et des articulations*, le métabolisme des glucides et des stéroïdes et pour ne citer que les principaux.

Ce précieux minéral n'ayant pas encore livré tous ses secrets, on étudie même son rôle dans certains autres phénomènes biologiques, telles la lactation, la production de la thyroxine, une hormone sécrétée par la thyroïde, la sexualité, la reproduction, etc. Comme vous le voyez, il ne faut surtout pas le négliger.

Cela étant, c'est un minéral sensible, dont l'équilibre, au sein de l'organisme, peut beaucoup fluctuer. Si vous consommez beaucoup de calcium et de phosphore, par exemple, sous forme de suppléments, vous réduisez par le fait même son absorption.

Un bon conseil, donc : faites très attention, avec les suppléments, surtout de type minéral. En prenant trop de l'un, vous créez fatalement un déséquilibre dont vous serez bien sûr le premier à souffrir.

Plutôt que de vous en remettre uniquement à des suppléments dans l'espoir de combler de supposées carences, l'idéal est de bien manger... de tout. C'est d'ailleurs la recommandation de tous les experts nutritionnistes.

Et s'il doit y avoir supplémentation, elle doit se faire de préférence sous la surveillance d'un médecin nutritionniste ou d'un naturopathe.

Les meilleures sources alimentaires de manganèse
(en mg par 100 g)

100 g	mg
- Feuilles de thé	28,0
- Clou de girofle	26,0

100 g	mg
- Gingembre	8,7
- Sarrasin	5,1
- Avoine	4,9
- Noisettes	4,2
- Marrons	3,7
- Blé entier	3,6
- Noix de pécan	3,5
- Orge	3,2
- Noix du Brésil	2,8

En résumé, noix, légumineuses, céréales complètes, fruits et légumes frais contiennent généralement du manganèse.

À titre particulier, mentionnons l'ananas. Selon Jeanne Freeland-Graves, professeur de nutrition à l'Université du Texas à Austin, voilà un fruit que devrait privilégier toute personne soucieuse de son capital osseux.

L'ananas, frais ou en jus, regorge en effet de manganèse, sous une forme facile à absorber pour l'organisme (70 mg !).

Les apports journaliers recommandés (AJR)

Ils sont peu élevés : de l'ordre de 4 à 5 mg pour tout le monde.

Toutefois, si pour une raison ou pour une autre vous devez prendre des suppléments de calcium et/ou de phosphore, n'hésitez pas à ajouter un peu plus de manganèse à votre régime, pour éviter le déséquilibre.

Quand commence la toxicité avec les suppléments ?

Seul le manganèse provenant d'une source industrielle polluante pourrait affecter votre santé. Autrement, aucune toxicité n'a été observée sous sa forme organique. Notez, toutefois, que le manganèse n'est pas recommandé en cas d'ictère cholestatique.

Le sélénium

Il est passé par bien des avatars. Longtemps tenu pour suspect (on le croyait même toxique), on lui prête aujourd'hui mille et une vertus.

Pour commencer, *c'est un antioxydant très efficace* (voyez le chapitre 3.2 sur les super-suppléments alimentaires). Il aide en effet à combattre les radicaux libres (molécules responsables de l'oxydation des tissus) en agissant sur le glutathion (substance protectrice servant au transport de l'hydrogène).

Sans trop que l'on sache pourquoi ni comment, il semble également qu'il stimule la formation d'anticorps suite à un vaccin, qu'il offre une protection contre les maladies cardio-vasculaires et le cancer, qu'il nous protège contre les effets toxiques des métaux lourds, qu'il améliore la production et la motilité du sperme et enfin qu'il participe à la synthèse de certaines protéines.

Bref, un minéral fort occupé.

Seul bémol : comme il n'est pas synthétisé par le corps, il faut donc consommer des aliments qui en contiennent. À ce propos, il faut ajouter qu'en France et en Belgique notamment, les sols sont pauvres en sélénium. Autrement dit, les produits de la terre en renferment assez peu.

Les meilleures sources alimentaires de sélénium
(en mg par 100 g)

100 g	mg
- Noix du Brésil	2,96
- Blé soufflé	0,123
- Thon pâle en conserve	0,076
- Thon blanc en conserve	0,060
- Graines de tournesol rôties	0,078
- Huîtres cuites	0,078
- Foie de poulet	0,072
- Farine de blé entier	0,071
- Palourdes en conserve	0,049

Les apports journaliers recommandés (AJR)

Il n'existe pas de norme précise concernant le sélénium. Certains auteurs suggèrent 25 mcg (quoiqu'en association avec de la vitamine E), d'autres 70, d'autres encore de 100 à 200.

Chose certaine, les aliments en général, même ceux qui sont censés en contenir beaucoup, sont assez pauvres en sélénium. Dans ce cas précis, il vaudrait donc la peine de recourir à des suppléments, seule façon, sans doute, d'obtenir la ration qu'il vous faut.

Quelle ration, au fait ? Difficile de se prononcer, encore une fois, étant donné le flou entourant la consommation de ce minéral. Mais un bon conseil : optez pour la voie médiane que recommandent les médecins.

Autrement dit, les DJR sont pour :

◇ la femme : 55 mcg ;
◇ l'homme : 70 mcg ;
◇ la femme enceinte : 65 mcg ;
◇ la femme qui allaite : 75 mcg.

En ce qui concerne le sélénium lui-même, on le vend soit séparément, soit en formule avec d'autres antioxydants.

Quand commence la toxicité avec les suppléments ?

Des doses élevées peuvent s'avérer fort toxiques.

Le zinc

Votre corps en contient fort peu, soit 2,5 grammes, disséminés ça et là dans l'organisme mais en particulier dans la prostate et le sperme ; ce qui, soit dit en passant, laisse croire à certains chercheurs, sans que cela soit vraiment prouvé, que les fonctions sexuelles masculines sont liées au taux de zinc.

Le zinc, cet oligo-élément de plus en plus rare dans nos sols, est surtout reconnu pour entrer dans la synthèse de certaines protéines. Mais on sait qu'il fait beaucoup d'autres choses : qu'il aide le foie à se débarrasser de ses résidus toxiques (entre autres, de l'alcool), qu'il contribue au maintien du taux de vitamine A et à la santé de la peau, qu'il renforce l'émail des dents et, enfin, qu'*il réduit les symptômes de la polyarthrite rhumatoïde.*

On sait également qu'*il est un cofacteur des phosphatases alcalines, autrement dit, qu'il est très important dans la structuration du tissu osseux.* Les phosphatases alcalines sont des enzymes (substances accélérant les réactions chimiques) présentes dans de très nombreux tissus et organes du corps humain.

Enfin, selon certaines recherches dues entre autres à Nora H. Spector, du National Institute of Health, sa consommation régulière "*pourrait mettre un frein à la détérioration rapide des fonctions immunologiques chez les personnes de plus de 60 ans*" (Jean Carper, in *Les Aliments et leurs vertus*).

Sur le plan thérapeutique, le zinc est très employé dans le traitement des affections de la peau. Rien de mieux, en effet, qu'une bonne pommade à base de zinc pour soigner érythèmes fessiers, petites brûlures, herpès et acné (à condition qu'elle soit légère).

Les meilleures sources alimentaires de zinc
(en mg par 100 g)

100 g	**mg**
- Huîtres (6)	76,4
- Agneau en cubes	6,58
- Gigot d'agneau	4,85
- Veau braisé	4,03
- Veau grillé	3,87
- Homard	2,48
- Dinde	2,36
- Moules	2,27
- Longe de porc	2,23
- Poulet rôti sans la peau	2,1

En résumé, sont surtout riches en zinc les viandes et les crustacés, de même que les coquillages. Les fruits et les légumes en contiennent également mais en quantités relativement minimes : en moyenne de 0,2 à 0,5 mg.

En d'autres termes, si vous êtes végétarien, il vous faudra aller chercher ailleurs (dans les suppléments) le zinc qui vous manque.

Les apports journaliers recommandés (AJR)

L'échelle est la suivante :

- ◇ nourrisson (0 à 1 an) : 3 à 5 mg ;
- ◇ enfants âgés de 1 à 10 ans : 10 mg ;
- ◇ de 11 ans et plus : 15 mg ;
- ◇ la femme enceinte : 20 à 25 mg ;
- ◇ la femme qui allaite : 25 à 30 mg.

Quand commence la toxicité avec les suppléments ?

Si vous prenez des doses quotidiennes supérieures à 100 mg, cela risque de diminuer votre réponse immunitaire et d'augmenter votre taux de mauvais cholestérol sanguin.

Des excès sont également susceptibles de provoquer des nausées.

PARTIE 4

COMMENT VOUS SOIGNER AVEC DES EXERCICES POUR TOUTES LES PARTIES DE VOTRE CORPS

Des exercices, nous devons tous en faire, c'est une évidence, mais plus particulièrement les personnes souffrant des articulations.

Ces personnes en effet, parce qu'elles ont mal, parce qu'elles sentent leurs membres se raidir ou pour tout autre raison relevant de leur état, très souvent sont portées à la sédentarité, d'où l'espèce de cercle infernal dans lequel elles s'enferment sans trop le vouloir.

Il faut bien sûr sortir de ce cercle. Dans ce but, nous avons réuni quelques exercices dont l'objet est d'améliorer à la fois votre flexibilité, votre force et votre endurance.

Une seule chose : pour que ces exercices – tous faciles d'exécution – donnent des résultats, il serait préférable de les pratiquer tous les jours, à raison de 5 minutes dans les 2 premières semaines, puis de 15.

Autres conseils à mettre en pratique :

➜ Avant de commencer votre période d'exercices, prenez toujours quelques minutes pour vous échauffer. Par exemple, faites de légers étirements ou des rotations. Cela vous mettra en train et vous permettra d'affronter la douleur, si elle se présente.

➜ Durant vos exercices, évitez les gestes brusques. Allez-y doucement, sans vous presser, et respirez normalement.

➜ Si un exercice en particulier provoque des douleurs, mettez-le de côté pendant quelque temps.

➜ Faites en sorte de ne pas avoir trop souvent à vous lever et à vous coucher. Pour éviter cela, regroupez, par exemple, tous les exercices couchés, puis passez aux autres.

Pendant les premières semaines, n'en faites pas trop. Attendez plutôt d'avoir acquis suffisamment d'aisance et de force, après quoi vous pourrez augmenter la cadence, s'il y a lieu.

Chapitre 4.1

Comment travailler vos membres supérieurs

Exercices pour le cou

1. Vous n'en croyez pas vos oreilles

   Vous pouvez faire cet exercice n'importe où, en voiture, devant la télé, au supermarché, assis à votre bureau, en lisant, en cousant, etc. Il est très simple : rentrez le menton et tenez la position quelques secondes, tout en regardant droit devant vous.

   Si malgré tout vous avez du mal à faire cet exercice, un conseil : mettez le doigt sur le nez et poussez vers l'arrière. Cela facilitera les choses.

2. À gauche, à droite

   Tournez lentement la tête vers la droite et regardez droit devant vous, par-dessus votre épaule. Tenez quelques secondes et inversez la position.

   Une variante : tel un pendule, penchez la tête à droite, puis à gauche, alternativement.

   Si vous vous en sentez la force, vous pouvez compléter par cet autre exercice : posez la main droite sur le côté gauche de la tête, par-derrière, et doucement ramenez-la vers la droite. Faites de même avec la main gauche.

3. L'oreiller

   Couché sur le dos dans votre lit, pressez la tête dans l'oreiller et tenez la position pendant quelques secondes. Si vous êtes incapable d'exécuter ce mouvement, mettez une main sur le front et poussez.

   Si tout se passe bien, complétez l'exercice en redressant la tête, sans soulever les épaules.

4. Toujours pour le cou mais avec les épaules

   Couché encore une fois dans le lit, haussez autant de fois que vous le pourrez l'épaule droite, puis l'épaule gauche.

5. Vers le ciel

   Cet exercice-ci est un peu plus difficile que les autres. Ne le faites que si vous avez acquis suffisamment de souplesse... et d'assurance.

   Posez la paume de la main sur le front et poussez vers l'arrière, de façon à ce que votre regard se porte à la verticale. Restez ainsi pendant quelques secondes et répétez.

Exercices pour les épaules

1. Celui qui ne sait pas

   Haussez une épaule à la fois, puis les deux ensemble.

   Vous pouvez faire cet exercice assis, debout ou couché.

2. Roulez les mécaniques

   Les mains le long du corps, imprimez un mouvement circulaire à votre épaule gauche ou à votre épaule droite, en allant d'abord de l'arrière vers l'avant, puis de l'avant vers l'arrière. Changez d'épaule.

3. Bonjour, soleil !

   En position assise, les deux mains croisées entre les jambes, pouces vers le bas, respirez doucement puis soulevez les bras, comme pour saluer le soleil. Répétez 4 ou 5 fois.

4. Toujours plus haut

Vous pouvez faire ce mouvement dans la position de votre choix : assis, debout ou couché.

Les mains le long du corps, pliez le coude et ramenez la main droite vers l'épaule droite. Laissez en place pendant quelques secondes, puis doucement dressez la main vers le plafond. Répétez avec l'autre bras.

5. L'art de se gratter le dos

Portez la main droite entre les omoplates, comme pour vous gratter, et la main gauche derrière le dos.

Le but, ici, est de faire en sorte que main droite et main gauche se rejoignent. Vous n'y arrivez pas ? Ce n'est pas grave. Répétez maintenant en inversant la position.

6. Haut les mains !

Rentrez d'abord le menton (Cou, exercice n° 1) puis, un peu à la manière d'un grand primate, redressez les coudes à l'horizontale, mains pointées vers le bas.

Tenez quelques secondes.

À présent, inversez le mouvement, à savoir pointez les mains vers le haut, tout en tenant les coudes à l'horizontale.

Gardez la position quelques secondes, puis avec vos coudes exercez une pression vers l'arrière, pour faire en sorte que vos omoplates se rencontrent.

7. L'envol du papillon

Croisez les mains derrière la nuque et ouvrez les coudes aussi grand que possible.

Une variante : posez les mains sur les épaules et ramenez les coudes latéralement vers l'arrière.

8. La baguette magique

Prenez à deux mains une canne ou une baguette quelconque et soulevez-la aussi haut que possible au-dessus de votre tête. Tenez la position quelques secondes et recommencez.

Vous pouvez faire cet exercice aussi bien assis que debout.

9. La poulie

   Vous aurez ici besoin d'une corde d'environ 2 mètres de long et d'un crochet de métal que vous aurez pris soin de visser à une poutre ou à la partie supérieure d'un chambranle de porte.

   Faites passer la corde à l'intérieur du crochet, saisissez celle-ci par chaque extrémité et, selon un mouvement de va-et-vient, tirez vers le bas puis vers le haut.

   À faire debout ou assis.

Exercices pour les coudes

1. Réchauffez-vous

   Debout, assis ou couché, étendez les mains droit devant vous, à la hauteur des épaules et, tout en pointant les coudes vers l'extérieur, ramenez-les vers votre poitrine. Recommencez.

   Une variante : posez les mains sur les épaules et, tout en écartant les coudes vers l'extérieur, étendez celles-ci de part et d'autre des épaules, à l'horizontale. Ramenez-les doucement à la position de départ.

2. Sous le bras

   Restez d'abord les bras ballant le long de votre corps, puis, tout en vous courbant vers l'avant, amenez les mains à l'intérieur des aisselles. Complétez en tâchant de mettre en contact pouces et épaules.

3. Le bûcheron

   Joignez les mains sur l'épaule gauche, redressez les coudes et, un peu comme si vous manipuliez une hache, rabattez les mains sur la hanche droite. Alternez.

4. Hauts et bas

   Étendez les bras à l'horizontale de chaque côté des épaules, paumes en l'air. Tenez quelques secondes, puis tournez les paumes vers le bas. Tenez encore et répétez.

5. L'hélice

   Cet exercice est un peu plus difficile que les précédents. Ne le faites que si vous vous en sentez vraiment capable, sinon, attendez d'avoir la forme.

Étendez encore une fois les bras à l'horizontale de part et d'autre des épaules. Ensuite, avec vos mains, décrivez de petits cercles dans un sens puis dans l'autre.

Exercices pour les mains et les poignets

1. Un peu d'échauffement

   Voici 3 petits exercices très simples d'exécution :

   – ouvrez et refermez les mains plusieurs fois de suite ;

   – remuez énergiquement les doigts ;

   – frottez vos mains l'une contre l'autre.

2. Parfait !

   Avec le pouce et l'index, formez la lettre O. S'il le faut, aidez-vous de votre autre main.

3. Au revoir !

   Comme si vous disiez au revoir de la main, rabattez votre poignet vers le bas aussi loin que vous pouvez, puis ramenez-le vers le haut, en faisant le même mouvement.

   Comme variante : posez votre poignet sur le rebord d'une table, la main étant dans le vide, et rabattez-le vers le bas puis vers le haut, alternativement.

4. Faites des 8

   Avec votre main et toute l'amplitude de mouvement dont votre poignet est capable, décrivez plusieurs fois une figure ressemblant à un 8.

5. Le torturé

   Joignez les mains devant vous, puis avec la paume droite, repoussez la paume gauche de telle sorte que le poignet se recourbe jusqu'à sa pointe maximale. Alternez.

6. Cartes sur table

   Posez les avant-bras sur une surface plane, paumes bien à plat.

Attendez quelques secondes, puis tournez les paumes en sens inverse.

7. Une petite prière

   Joignez les mains de façon à ce que les coudes soient à l'horizontale puis, avec la paume de la main droite, exercez une pression sur l'autre paume. Tenez quelques secondes et alternez.

8. L'araignée

   Cet exercice est aussi très bon pour les épaules.

   Placez-vous latéralement à un mur, à environ 60 cm, et lentement, telle une araignée, escaladez celui-ci avec vos doigts, aussi haut que vous le pouvez. Changez de côté.

Exercices pour le dos

1. Un peu de tonus

   Vous avez des douleurs dans le bas du dos ? Cet exercice vous aidera à les éliminer.

   Couchez-vous sur le dos, genoux légèrement relevés et mains sur le ventre.

   Prenez une bonne inspiration et rentrez les muscles du ventre tout en serrant ceux des fesses. Essayez de tenir 5 à 10 secondes. Relâchez. À présent, arquez doucement le dos et relâchez.

   Répétez le mouvement en entier.

2. Le pendule

   Couché sur le dos, mains derrière les cuisses, ramenez les genoux jusqu'à la hauteur de la poitrine. Restez ainsi quelques secondes, puis faites bouger ensemble les genoux d'un côté et de l'autre en même temps que les hanches.

   Prenez soin, durant l'exercice, de garder les épaules et la partie supérieure du dos bien à plat.

3. Lever arrière

   Couchez-vous sur le ventre, en vous appuyant sur les avant-bras. Inspirez puis, doucement, redressez le tronc vers l'arrière tout en gardant la tête bien droite. Relâchez.

4. On s'étire !

   Même position de départ qu'à l'exercice n° 1. Au lieu, cette fois, de contracter les muscles, vous croisez les mains derrière la cuisse gauche et vous ramenez le genou correspondant vers la poitrine. Tenez quelques secondes et relâchez.

   Répétez avec l'autre jambe.

   Très bon aussi pour les genoux.

5. Le gros dos

   À 4 pattes sur le sol, arquez le dos tel un chat en colère. Répétez plusieurs fois en observant une pause entre chaque mouvement.

Chapitre 4.2

Comment travailler vos membres inférieurs

Exercices pour les hanches

1. Roulez les hanches

   Placez-vous latéralement à un mur, à environ 30 cm, main gauche sur celui-ci.

   Avancez légèrement le pied droit, puis tournez le genou ainsi que la hanche correspondante vers le mur, de telle façon que le talon soit soulevé du sol.

   Gardez la pose quelques secondes.

   Le pied droit toujours en place, faites bouger le genou de l'intérieur vers l'extérieur, alternativement, tout en pivotant sur vos orteils.

   Faites de même avec l'autre jambe.

   Pour vous donner une idée du mouvement, disons qu'il s'agit d'une sorte de "twist" dansé sur un seul pied à la fois.

   Note : Même si vous constatez que c'est surtout le genou qui bouge, en réalité tout le mouvement se fait dans la hanche.

2. La ruade

   Appuyez-vous à un comptoir ou à une surface de hauteur équivalente. Genou et dos très droits, et sans plier les orteils, faites bouger une jambe après l'autre de l'avant vers l'arrière.

   Vous pouvez aussi faire cet exercice dans l'eau.

3. Le grand écart

   Il existe 2 versions pour cet exercice. La première est la version couchée.

   Étendu sur le dos, donc, vous écartez les genoux aussi loin que possible l'un de l'autre et vous roulez les pieds de l'intérieur vers l'extérieur, plusieurs fois de suite.

   La seconde est la version debout.

   Placez-vous latéralement à un comptoir sur lequel vous vous appuierez et dirigez le pied opposé le plus loin possible sur le côté. Tout en conservant la position, faites pivoter le pied encore une fois de l'intérieur vers l'extérieur. Alternez.

4. Vers l'arrière

   Couché face contre terre, tendez une jambe et levez-la aussi haut que possible. Rabaissez.

   Répétez avec l'autre jambe.

5. Du nerf !

   Contractez tout simplement les muscles fessiers pendant quelques secondes, puis relâchez. Répétez.

6. À la Charlie Chaplin

   Faites quelques pas de façon normale, puis brusquement écartez les pieds tout comme Charlie Chaplin et continuez de marcher. Après quelques pas, cette fois, tournez les pieds vers l'intérieur.

   Amusant et efficace.

Exercices pour les genoux

1. On s'étire !

   Voyez Exercices pour le dos un peu plus haut.

2. La poussée vers le bas

   Couché sur le dos, vous relevez les genoux tout en gardant les pieds bien à plat au sol. Vous restez ainsi quelques secondes, puis vous dépliez un genou et contractez tous les muscles de celui-ci comme si vous poussiez vers le bas. Alternez.

3. On pousse encore !

   Cet exercice est à faire en 2 temps.

   D'abord, couchez-vous sur le dos et poussez dans le lit avec vos talons. Tournez-vous sur le ventre ensuite et faites de même, cette fois avec vos orteils.

   Si vous avez mal au dos, tandis que vous êtes sur le ventre, calez un coussin ou un oreiller sous votre abdomen.

4. Le lever du genou

   Vous prenez la même position qu'à l'exercice n° 2 (La poussée vers le bas). Cette fois, vous faites l'inverse, à savoir que vous redressez la jambe de manière à ce que la partie inférieure de celle-ci soit à l'horizontale par rapport au torse. Vous tenez quelques secondes, puis vous dépliez complètement le genou en lui donnant un angle d'environ 45 degrés. Comptez jusqu'à 15 et répétez avec l'autre jambe.

5. Exercice d'assouplissement

   Asseyez-vous sur le rebord d'une chaise et posez le pied sur un tabouret. Tout en gardant le dos droit, penchez-vous vers l'avant jusqu'à ce que vous ressentiez une certaine pression sur les muscles du genou. Comptez jusqu'à 15 et recommencez avec l'autre jambe.

6. Devant la télé

   Assis, les pieds bien à plat sur le sol, redressez complètement la jambe droite. Comptez jusqu'à 15 et ramenez-la doucement à sa position initiale. Répétez avec l'autre jambe.

Exercices pour les pieds et les chevilles

1. On se réchauffe !

   Assis sur le rebord d'une chaise, les talons touchant le sol, imprimez un mouvement circulaire à vos pieds, d'abord dans un sens, puis dans l'autre.

2. Exercice de préhension n° 1

   Étendez d'abord par terre une pièce de tissu de la dimension d'une serviette. Posez un pied dessus et tout en la saisissant avec les orteils, tentez de la ramener vers l'arrière, sans que jamais les talons ne quittent le sol.

   Quand vous aurez fait parcourir une certaine distance à votre pied, inversez le mouvement, et répétez avec l'autre.

3. Exercice de préhension n° 2

   Mettez plusieurs billes par terre entre vos pieds et en pliant les orteils saisissez-les une par une et déposez-les le plus loin possible sans que vos talons, encore une fois, ne quittent le sol.

   Une fois toutes les billes déplacées, faites l'inverse. C'est-à-dire ramenez-les à leur position de départ.

   Si vous avez du mal à faire cet exercice avec des billes, essayez avec des dés ou tout simplement des boulettes de papier.

4. Le massage

   Vous aurez besoin ici d'un cylindre de la dimension d'un dérouleur de papier hygiénique ou encore d'un rouleau à pâtisserie.

   Mettez ce cylindre par terre et faites-le rouler sous vos pieds, à tour de rôle.

   Cet exercice est excellent pour les ligaments de l'arche du pied.

5. Pour un bon tendon d'Achille

   Appuyez-vous à un comptoir ou à un mur devant vous. Placez un pied devant l'autre, les talons bien à plat sur le sol.

   En vous penchant, courbez le genou de la jambe avant et tendez celui de la jambe arrière, les talons encore une fois à plat sur le sol.

   Sentez-vous une bonne résistance ? Tant mieux. Comptez jusqu'à 15, puis alternez.

   Cet exercice est surtout bon après une séance de vélo ou une bonne marche, et pour les personnes atteintes d'arthrite. Il vous aidera aussi à faire passer les crampes au mollet.

6. Pot-pourri

   Marchez sur la pointe des pieds, puis sur les talons, et inversement.

   Accroupissez-vous sur la pointe des pieds, puis relevez-vous.

   Remuez énergiquement les orteils, puis écartez-les le plus possible. Tenez la position.

   Avec vos mains, faites faire différents mouvements à vos orteils, de manière à ce qu'ils deviennent plus souples. Éprouvez aussi leur résistance en les pressant contre vos mains.

Quelques suggestions d'exercices aquatiques

Avant tout, prenez certaines précautions :

➜ Évitez les piscines publiques ne permettant pas un accès facile à l'eau par un escalier.

➜ La température de l'eau ainsi que la température extérieure devraient idéalement avoisiner les 29 degrés.

➜ Si vous n'êtes pas très solide sur vos jambes, portez des bottillons de plongée ou tout autre type de chaussures adhérentes. Vous pourrez ainsi mieux vous déplacer, que ce soit dans la piscine ou sur les abords, et vos pieds seront protégés.

➜ Pour vos exercices, munissez-vous de préférence d'une bouée (il en existe de différents modèles). Vous serez ainsi beaucoup plus confortable.

➜ Tout comme dans le cas des exercices exécutés sur le sol, n'en faites pas trop dans les tout débuts. Allez-y progressivement. Pour vous aider, d'ailleurs, nous vous suggérons 2 catégories d'exercices : les "faciles" et les "plus compliqués".

Ne faites les plus compliqués qu'après vous être bien entraîné, soit au bout de quelques semaines.

Exercices faciles

1. Le ciseau

   Assis sur le bord de la piscine ou sur les marches, étendez les jambes devant vous dans l'eau, puis écartez-les. Doucement croisez la jambe droite par-dessus la jambe gauche. Alternez.

2. Battements de pieds

   Toujours assis sur le bord de la piscine ou dans l'eau, battez doucement des pieds dans l'eau.

3. Les aiguilles d'une montre

   Dans la même position que précédemment, étendez une jambe dans l'eau et dessinez un grand cercle dans un sens, puis dans l'autre. Recommencez avec l'autre jambe.

4. Marche dans l'eau

   Faites quelques pas et augmentez la cadence au fur et à meure que vous prendrez de l'assurance. En même temps, balancez les bras.

Exercices plus difficiles

1. Sauts dans l'eau

   Mains sur les hanches, sautez et prenez la position à califourchon.

   Étape suivante : revenez à la position initiale, toujours en sautant.

   Variante : joignez les mains haut dans les airs durant l'écart et rabattez-les sur vos hanches lors du repli.

2. Bon pour tout le corps

   Dos contre le rebord, les deux bras déployés de chaque côté de façon à bien vous retenir, relevez ensemble les jambes à angle droit. Les genoux ne doivent pas plier. Répétez plusieurs fois.

   N.B. Tous les exercices mentionnés plus haut dans *Comment travailler vos membres inférieurs* peuvent aussi, mutatis mutandis, être exécutés dans l'eau. L'utilisation de poids très légers (de 0,25 à 1,5 kg), enveloppés dans une mousse isolante leur permettant de flotter, est également vivement conseillée.

PARTIE 5

LES MÉDECINES DOUCES À VOTRE SERVICE

Si vous vous êtes déjà amusé à faire l'inventaire des médecines douces, sans doute avez-vous été fort étonné. Il en existe en effet des dizaines et des dizaines, on en perd même le compte.

Toutes, fatalement, ne se valent pas. Certaines, vous serez d'accord, se signalent par leur inefficacité notoire, tandis que d'autres relèvent de la pure et simple charlatanerie.

Quelques-unes toutefois émergent et méritent qu'on s'y arrête. Pensons ici à l'acupuncture, aux massages, à la naturopathie et à beaucoup d'autres encore.

Ces médecines douces émergent pour une bonne raison : parce qu'elles ont fait leurs preuves, au fil non seulement du temps mais aussi des recherches. Elles ont, autrement dit, donné des preuves de leur efficacité.

Ce sont ces médecines douces, du moins certaines d'entre elles connues pour leur application dans le domaine des douleurs articulaires et musculaires, que nous aborderons dans ces pages. Elles seront traitées de façon succincte, mais pour l'essentiel vous retrouverez l'information dont vous avez besoin et qui vous permettra de faire votre choix, le cas échéant.

Comment faire votre choix

Beaucoup de gens, lorsqu'ils jettent leur dévolu sur une médecine douce en particulier, ne voient, hélas, par la suite plus rien d'autre.

Ils ne prennent plus la peine d'aller voir ailleurs, sous prétexte qu'ils ont fait le bon choix. Bref, pour une raison ou pour une autre, ils mettent volontairement des œillères.

Dans bien des cas, cette attitude se défend. Si vous vous faites une entorse, par exemple, vous pourrez choisir de consulter un magnétothérapeute plutôt qu'un orthothérapeute, sans que votre cheville ait vraiment à s'en repentir.

Dans d'autres, toutefois, vous ne devez pas craindre de faire une combinaison de choix, afin d'éviter de "mettre tous vos œufs dans le même panier".

De fait, certaines affections, et non des moindres, relèvent non pas d'une mais de plusieurs disciplines. C'est le cas, par exemple, de la polyarthrite rhumatoïde.

C'est pourquoi nous vous suggérons, si jamais vous souffrez d'une maladie difficile à traiter, de faire appel à plusieurs outils thérapeutiques et non de vous en tenir à un seul. C'est là la meilleure façon, croyons-nous, de mettre le plus de chances de votre côté et d'obtenir l'effet de synergie (action coordonnée de plusieurs thérapies).

Chapitre 5.1

L'acupuncture, une médecine énergétique

Même le très sérieux *Larousse médical* le reconnaît : dans les cas de douleurs articulaires et de myalgies (douleurs musculaires), l'acupuncture peut être tout indiquée.

Qui plus est, au début de 1998, la plus haute instance médicale américaine, le National Institute of Health, a reconnu officiellement l'acupuncture. Selon elle, l'acupuncture vaut beaucoup mieux qu'un simple placebo dans le traitement de certains problèmes de santé, dont en particulier les douleurs au dos et les maladies inflammatoires du type arthrite.

Ce sont les Chinois, il y a plus de 3.000 ans avant J.-C., qui ont inventé cette technique de guérison assez particulière. Ils l'ont inventée, dit l'histoire (ou la légende ?), après avoir observé chez les blessés par flèches de soudaines et inexplicables rémissions de la douleur.

C'est surtout à partir des années 70 que l'acupuncture a vraiment pris son envol en Occident. Jusque-là, on en reconnaissait certes l'existence, mais du bout des lèvres, en quelque sorte. En fait, on la tenait paternellement dans les marges, sous prétexte qu'elle était à peu près aussi utile, comme le dit le Dr Isadore Rosenfeld "*qu'un biscuit chinois*".

Ce qu'est l'acupuncture

L'acupuncture dérive de ce courant de pensée voulant que chaque être humain – et chaque créature vivante en général – soit porteur d'un influx vital appelé Ki (ou Ch'i) et que de l'équilibre de ce Ki dépende son état de santé.

Le Ki lui-même circule à l'intérieur du corps le long de 24 méridiens, tous reliés les uns aux autres. Ces méridiens, à leur tour, font surface en différents endroits que l'on appelle points d'acupuncture. Ces points d'acupuncture sont au nombre de 747 (d'après l'école de Shanghai).

Selon les Sages chinois, 6 phénomènes peuvent influencer le Ki et donc porter atteinte à son équilibre : le chaud, le froid, le feu, l'humidité, la sécheresse et le vent.

Plus prosaïquement, de nos jours, on dit que l'influx vital peut être bloqué ou ralenti pour l'une ou l'autre de ces raisons : émotions fortes, mauvaise alimentation, pollution atmosphérique, sensibilité aux variations climatiques et stress.

Les moyens utilisés

Pour éviter les risques de contamination, l'acupuncteur utilise normalement des aiguilles d'acier inoxydable stérilisées et jetables après usage. La profondeur d'implantation des aiguilles est d'environ 4 mm.

Aux aiguilles, de plus en plus de thérapeutes adjoignent les stimuli électriques et parfois même le laser.

Traditionnellement, les acupuncteurs utilisent aussi la moxibustion, un procédé qui consiste à stimuler les points d'acupuncture avec une source de chaleur (localisée à une certaine distance de la peau).

Souvent, l'acupuncteur ajoutera au traitement divers moyens typiques de la médecine chinoise traditionnelle : plantes médicinales, exercices énergétiques, etc.

Comment se déroule une 1ère consultation

La première séance dure environ 1 heure 1/2. Elle débute par un bilan de votre Ki.

Pour ce faire, l'acupuncteur vous pose différentes questions (vos symptômes, votre façon de vous alimenter, vos activités, votre travail,...), suite à cela il procède à la palpation de certains points d'acupuncture et examine votre langue et votre pouls selon la méthode chinoise.

Le traitement en lui-même ne dépasse généralement pas 1 heure. Il consiste à introduire les aiguilles et à augmenter leur effet, s'il y a lieu, à l'aide d'un courant électrique.

Soyez prévenu : sitôt l'aiguille introduite, il est possible que vous éprouviez une sensation s'apparentant à une piqûre de moustique. Mais n'ayez crainte, celle-ci ne dure qu'une fraction de seconde.

Lors du traitement, l'acupuncteur peut aussi avoir recours à un appareil de stimulation électrique. Celui-ci est branché soit aux aiguilles, soit à des électrodes. Ce type d'appareil, en soi, permet de modifier l'intensité de la stimulation, de façon à débloquer plus efficacement le flux de l'énergie.

Le nombre de séances, par ailleurs, varie beaucoup d'un individu à l'autre. Mais, en règle générale, il en faudra davantage si vous souffrez d'une maladie chronique que d'un problème aigu. Quant à la fréquence des visites, elle est de 1 à 2 fois par semaine.

Pourquoi l'acupuncture est-elle efficace ?

La question n'est pas encore résolue complètement. Mais selon les scientifiques, le fait de stimuler certains points du corps à l'aide d'aiguilles suffit à libérer des endorphines, ces substances produites par le système nerveux central et ayant un puissant effet analgésique. Pour preuve : des animaux auxquels on administre du nalaxone, un produit bloquant l'action des endorphines, ne réagissent plus à l'acupuncture par la suite.

Quoi qu'il en soit, pour les acupuncteurs la question du "comment" est secondaire. Ils s'appuient avant tout sur une expérience empirique de plusieurs milliers d'années qui démontrent l'efficacité de l'acupuncture pour toute une série de pathologies, à titre direct ou complémentaire.

Ce que l'acupuncture peut pour vous

Comme nous l'avons dit, elle traite avec succès les problèmes de l'appareil musculo-squelettique. Mais selon ses tenants, elle peut faire beaucoup plus. Elle est efficace, disent-ils, dans les cas suivants :

- les troubles nerveux ;
- les maladies de l'appareil cardio-vasculaire et respiratoire ;
- les dépendances à l'alcool, au tabac et aux drogues ;
- les douleurs en général.

La formation

Il existe plusieurs écoles d'acupuncture en France, mais en général, les diplômés comptent 3 années d'études sanctionnées par des examens théoriques et pratiques.

Certains médecins, par ailleurs, ont reçu une formation complémentaire en acupuncture. Cette formation est dispensée par 8 universités (Bordeaux, Lille, Lyon, Marseille, Nantes, Nîmes, Paris-Bobigny, Strasbourg), et elle dure 3 ans.

Le statut de l'acupuncture en France

En France, l'acupuncture, pour être reconnue, doit être pratiquée par un médecin. Cela dit, rares – pour le moment – étant les médecins acupuncteurs, rien ne vous interdit d'avoir recours à un acupuncteur "classique". Vous en trouverez d'excellents.

Soyez sur vos gardes toutefois : ayez l'assurance d'avoir affaire à un acupuncteur dûment certifié et non à un thérapeute pratiquant cette technique parmi tant d'autres (chiropractie, ostéopathie, etc.). La formation de ce dernier, en effet, est généralement beaucoup moins poussée que celle que l'on exige d'un acupuncteur classique.

Des études d'ailleurs prouvent le bien-fondé de cette précaution. Aux États-Unis, Sobel et Klein, entre autres, ont mesuré le degré de satisfaction de 2 groupes de personnes atteintes de troubles arthritiques et ayant eu recours, dans le premier cas, à un acupuncteur non certifié et, dans le second, à un acupuncteur certifié.

Après traitement, 37 % seulement des sujets du premier groupe ont constaté un certain soulagement dans leurs douleurs contre 73 % dans l'autre.

Comment trouver un acupuncteur compétent

Voici 2 adresses, que vous pourrez utiliser indifféremment, selon que vous préférez vous remettre entre les mains d'un acupuncteur certifié ou d'un médecin acupuncteur :

Association française d'acupuncture
Tour CIT – 3, rue de l'Arrivée
75749 PARIS Cedex 15
Tél. : 01.43.20.26.26

Association scientifique des médecins acupuncteurs de France
2,rue du Général-Larminat
75015 PARIS
Tél. : 01.42.73.37.26

Chapitre 5.2

L'aromathérapie : la puissance des huiles essentielles

Aromathérapie : on doit le mot, et la "redécouverte" de cet art qui s'était un peu perdu à travers les siècles, à un chimiste français, René-Maurice Gattefossé.

Un jour, dans les années 20, alors qu'il travaillait dans un laboratoire de cosmétique, René-Maurice Gattefossé se brûle grièvement la main et l'avant-bras.

Avisant ce qu'il croit être un bac d'eau, il y plonge aussitôt le bras. Surprise : il s'agit d'huile essentielle de lavande. Surprise plus grande encore : la rougeur et la douleur, au contact de cette huile, peu à peu diminuent, jusqu'à disparaître complètement.

Intrigué, dans les semaines, les mois qui suivent, le chimiste tente bien sûr d'autres expériences avec des huiles essentielles. Pour se rendre compte qu'effectivement plusieurs d'entre elles possèdent d'indéniables propriétés curatives – en d'autres termes, que la lavande n'est pas un cas d'espèce, loin de là.

Ce qu'est l'aromathérapie

Il n'empêche, l'aromathérapie ou la thérapie par les huiles essentielles a fait beaucoup de chemin, depuis l'époque de Gattefossé. Et à plus forte raison depuis celle des Égyptiens, Indiens, Chinois, Grecs, Romains, Arabes, tous grands utilisateurs des aromates à des fins médicales.

Aujourd'hui, grâce surtout aux recherches de Jean Valnet, Paul Belaîche et de Jean-Claude Lapraz, elle permet de traiter davantage de maladies. Outre les affections de la peau et les brûlures, elle est en effet active dans les cas d'insomnie, d'anxiété, de stress et des douleurs en général.

Selon les chercheurs, toute l'efficacité des huiles essentielles vient de leur structure chimique. Celle-ci, disent-ils, leur permet de pénétrer au cœur de la cellule et d'y apporter l'oxygène et les éléments nutritifs dont elle a besoin.

Ce faisant, ajoutent les chercheurs, le système immunitaire s'en trouve rehaussé et peut donc combattre les agents agresseurs.

Les moyens utilisés

Il n'y en a bien sûr qu'un seul : les huiles essentielles.

Celles-ci peuvent être prises de différentes façons : en externe, par voie orale, en diffuseur ou par inhalation.

Les précautions à prendre

Étant très concentrées (*jusqu'à 100 fois ce que vous pouvez retrouver dans une plante*), les huiles essentielles doivent bien sûr être manipulées avec soin. Utilisées sans discernement, en effet, elles peuvent causer beaucoup plus de dommages que de réparations.

Des précautions, donc, s'imposent. Les voici :

- ➜ Évitez tout contact avec les yeux et les oreilles.
- ➜ N'en prenez jamais plus de 3 à 5 gouttes par jour par voie orale, et ce, sur une période n'excédant pas 15 jours, à moins d'indication contraire de votre thérapeute.
- ➜ Ne les laissez jamais à la portée des enfants.

➜ Ne mettez jamais n'importe quelle huile essentielle dans votre bain, à moins de l'avoir diluée au préalable dans un peu de lait, de miel ou de savon liquide. Certaines sont en effet très irritantes pour la peau.

Entre autres, celles provenant des agrumes (orange, citron et pamplemousse) et celles à base de menthe, sarriette, thym, cannelle et clou de girofle.

Ce qu'on utilise le plus couramment, lorsque l'on désire prendre un bon bain parfumé aux aromates, ce sont les essences de bergamote, de lavande, de romarin et de rose : elles sont sans danger pour la peau.

Comment choisir une bonne huile essentielle

Ils sont nombreux, aujourd'hui, les fabricants d'huiles essentielles à se disputer vos faveurs. Cela se comprend : l'aromathérapie n'est-elle pas une méthode curative appelée à prendre de l'ampleur, les Français comme les autres s'y intéressant de plus en plus ?

Cela étant, ce ne sont pas toutes les huiles essentielles qui se valent. Certaines, en effet, ne tiennent pas leurs promesses.

Comment ne pas vous tromper ?

Exigez tout simplement des produits portant la mention "Produit de culture biologique" ou encore "Nature et Progrès". Ceux-ci sont gages de pureté à 100 %.

Ne vous fiez surtout pas aux étiquettes mentionnant qu'il s'agit d'un produit entièrement naturel. Certains fabricants, en effet, pour abaisser le coût de revient de leurs huiles, n'hésiteront pas à ajouter des terpènes (camphre, eucalyptol ou menthol) à celles-ci, ce qui en diminuera d'autant l'efficacité.

Pour être certain, donc, que vous ne vous fourvoyez pas, lisez attentivement l'étiquette du produit que vous désirez acheter. Quitte à devoir payer plus cher, oubliez tout ce qui ne correspond pas aux normes.

Comment se déroule une 1ère consultation

À vrai dire, aucune consultation au sens strict n'a lieu. Vous pouvez en effet vous procurer les produits qu'il vous faut et entreprendre votre propre traitement.

Cela dit, pour être sûr de faire le bon choix, dans les huiles, nous vous suggérons fortement de consulter d'abord une personne ayant une formation en aromathérapie : phytothérapeute, naturopathe, médecin, sans parler de l'aromathérapeute lui-même. Il existe également de nombreux livres sur le sujet, qui pourront vous tenir lieu de guides.

Ce que l'aromathérapie peut pour vous

La palette thérapeutique de l'aromathérapie est très vaste. On se sert en effet des huiles essentielles comme antiseptique, antibactérien, antifongique, hémolytique, décongestionnant et, dans le cas qui vous intéresse, comme myorelaxant et antirhumatismal.

Comment utiliser les H.E.

Dans le cas des douleurs articulaires ou musculaires, vous devrez bien sûr les prendre en externe. (Plus bas, nous vous indiquerons un mélange d'huiles adaptées à votre état.)

Mais avant toute chose, si vous souffrez d'une maladie chronique (arthrite, arthrose, etc.), voyez un médecin pour obtenir un diagnostic clair de votre état : ce serait la meilleure chose à faire. Suite à cela, vous pourrez consulter un aromathérapeute (ou toute autre personne qualifiée), qui établira pour vous la liste des huiles qu'il vous faut ainsi que leur posologie.

Si vous êtes plutôt aux prises avec un problème passager (crampe, douleur musculaire diffuse), il n'est pas vraiment nécessaire de consulter. Dans la partie réservée aux symptômes, vous trouverez les huiles adaptées à votre condition ainsi que leur utilisation.

Un mélange d'huiles pour vous

Si vous avez des douleurs aux muscles et aux articulations, les meilleures huiles à utiliser sont le bouleau blanc d'Europe et la camomille allemande, que l'on associe généralement à ces autres huiles, pour obtenir un meilleur résultat : romarin, genévrier, et térébenthine.

Ce mélange, qui à lui seul risque de vous irriter la peau, doit être préalablement dilué dans un peu d'huile d'amande douce (85 cc) et de germe de blé (10 cc).

Les proportions sont les suivantes :

- Bouleau (*Betula pendula*) : 1,5 cc ;
- Camomille allemande (*Matricaria recutita*) : 0,25 cc ;
- Romarin (*Rosmarius officinalis*) : 0,25 cc ;
- Genévrier (*Juniperus communis*) : 1 cc ;
- Térébenthine (*Pinus pinaster*) : 1 cc.

Mais d'autres huiles peuvent être aussi employées, dans différentes proportions, tout dépendant de l'affection dont vous souffrez. Pour plus de précisions, référez-vous à la partie 2 (*Apprenez à reconnaître les symptômes des troubles articulaires pour mieux les soigner ou les éviter*). Il se pourrait fort bien qu'une ou plusieurs huiles essentielles soient conseillées dans le cas de la pathologie qui vous concerne.

Pour savoir quelle est la rubrique où l'on parle le plus de votre mal, consultez l'*Index des maladies ou situations à problèmes*, que vous trouverez à la page 419.

La formation

Elle n'est pour ainsi dire pas codifiée, car beaucoup de professionnels de la santé (acupuncteurs, homéopathes, naturopathes, etc.) ont suivi des cours en aromathérapie, dans le cadre de leur formation.

Par ailleurs, si vous ne désirez surtout pas vous tromper, c'est-à-dire consulter un professionnel s'y connaissant vraiment en huiles essentielles, adressez-vous à un bon herboriste (le bouche à oreille vous guidera sûrement) ou encore à un aromathérapeute ayant complété sa formation auprès d'un institut reconnu.

Le statut de l'aromathérapie en France

La France est, avec l'Allemagne, le pays d'Europe faisant la plus large place à l'aromathérapie.

En France, en effet, malgré l'interdit officiel, nombreux sont les médecins recommandant les huiles essentielles à leurs patients dans certains cas précis. Qui plus est, la Sécurité sociale rembourse leur coût.

Comment trouver un aromathérapeute

Écrivez à :

Société française de phytothérapie et d'aromathérapie
19, boulevard Beauséjour
75016 PARIS
Tél. : 01.45.24.65.92

Chapitre 5.3

La chiropractie ou l'art des manipulations vertébrales

Tout l'art de la chiropractie repose sur la manipulation des vertèbres. Selon les chiropraticiens, en effet, beaucoup de maladies sont la conséquence d'un simple déplacement de vertèbres.

Par beaucoup de maladies, entendons non seulement les maux de dos ou de cou, pour lesquels on consulte sans démordre les chiropraticiens, mais aussi les désordres nerveux en général, les douleurs musculaires, etc.

La chiropractie a été inventée et codifiée à la fin du siècle dernier (en 1895, pour être plus précis) par un Américain d'origine canadienne, Daniel David Palmer.

D.P. Palmer, à l'origine, était un simple magnétiseur prétendant guérir surtout les troubles d'origine nerveuse. Or cet autodidacte en matières médicales avait pour concierge Harvey Lillard, un noir qui était sourd depuis 17 ans.

Passionné d'anatomie, Palmer en vint à la conclusion que cette surdité résultait d'une chute dans les escaliers. Ayant noté une bosse suspecte à l'arrière du cou de Lillard, Palmer appuya sur la bosse et Lillard récupéra son ouïe comme par miracle.

Suite à cet événement, Palmer en vint à la conclusion que le système nerveux contrôlait les différentes fonctions organiques et que des entraves au libre passage de l'influx nerveux pouvait affecter profondément la santé. En corrigeant les déformations vertébrales responsables de telles interférences, il était donc possible d'apaiser, sinon guérir, beaucoup de maux. La chiropractie était née.

Ce qu'est la chiropractie

L'invention de D.P. Palmer, bien sûr, n'est pas restée figée dans le temps. Ses conceptions, au fil des découvertes et des besoins des patients, ont évolué.

Si bien qu'aujourd'hui on distingue 3 écoles de chiropractie. Ou, si vous préférez, 3 façons de la pratiquer.

La première est l'école dite orthodoxe (on appelle aussi ses membres "straights"). Les orthodoxes se situent dans la mouvance directe de leur fondateur. Tout comme lui, en effet, il croient que la plupart des maladies sont dues, ainsi que le disait D.P. Palmer, à une "subluxation vertébrale" et qu'en conséquence il ne faut pas hésiter à traiter non seulement tout ce qui a trait à l'appareil musculo-squelettique mais aussi tout ce qui est désordre nerveux, problème cardiovasculaire, affection de l'appareil génito-urinaire, etc.

La deuxième école est celle des "souples" (ou des *mixers*, comme on dit plus communément). Les souples, en gros, partagent la vision des orthodoxes. Cependant, lorsqu'il s'agit de traiter un problème en particulier, ils n'hésitent pas à prescrire, s'il le faut, des conseils d'ordre alimentaire, un régime d'activités, des massages, des séances d'acupuncture et même des lavements. Bref, ils ont une conception plus élargie de leur rôle.

La dernière école porte un nom singulier, celle des "sans nom". Ceux-ci, contrairement aux orthodoxes et aux souples, ne s'intéressent qu'aux troubles de l'appareil musculo-squelettique. Ils ne croient pas, en d'autres mots, que la "subluxation vertébrale" puisse être la cause d'autres maux que ceux touchant les articulations et les muscles.

(Voyez aussi ce qui est dit plus loin sur le Network, une technique chiropratique qui fait de plus en plus parler d'elle.)

Les moyens utilisés

Les manipulations vertébrales – accompagnées ou non de stimuli électriques –, restent la norme.

Divers traitements d'appoint peuvent aussi être suggérés et même administrés : acupuncture, irrigation colonique, massages, etc.

Concernant l'acupuncture, telle que pratiquée par les chiropraticiens, et également les homéopathes, les naturopathes, etc., autant que vous le sachiez : les avis divergent.

Selon Sobel et Klein, en effet, auteurs de *Arthritis : What Works*, mieux vaut avoir affaire à un acupuncteur dûment certifié, si on veut être certain du résultat. Si vous vous adressez à un thérapeute dont ce n'est pas la spécialité, vous risquez davantage la déception. Pour plus de détails sur l'acupuncture, voyez plus haut *L'acupuncture, une médecine énergétique* dans cette partie 5.

Comment se déroule la 1ère consultation

En guise d'entrée en matière, le praticien vous questionnera sur votre mode de vie, votre type de travail, vos symptômes, vos activités, etc. Tout ceci dans le but de voir pourquoi vous avez mal et comment il pourra y remédier.

Par la suite, il passera à l'étape de la palpation. Celle-ci consiste à exercer une pression manuelle le long de la colonne vertébrale, afin de déterminer la zone responsable de vos maux.

La palpation complétée, le praticien voudra sans doute obtenir l'assurance d'un meilleur diagnostic. Pour ce faire, il vous fera passer quelques radiographies et peut-être même des tests de laboratoire.

À la séance suivante

Ici, ce sont les manipulations qui prendront toute la place. Il vous fera d'abord coucher sur une table orientable, puis le praticien fera appel, outre à ses mains, à diverses sources de traitement : chaleur, lumière, ultrasons, électrothérapie, etc. Il est possible également qu'à l'issue de la séance il vous conseille certains exercices, pour favoriser la thérapie.

Le résultat dépendra de beaucoup de facteurs, mais surtout de votre âge et de votre degré d'incapacité.

Ce que la chiropractie peut pour vous

Beaucoup ! Mais tout dépend du type de praticien auquel vous vous adressez.

S'il s'agit d'un "orthodoxe", son champ d'action comprendra tous les types de désordres mentionnés plus haut, en y ajoutant les troubles de l'appareil digestif et ceux du système neurovégétatif en général.

Si vous préférez plutôt frapper à la porte d'un "souple", vous pourrez aussi le faire pour diverses raisons, mais en retour vous devrez vous attendre à une forme de traitement qui ne sera pas limitée aux seules manipulations vertébrales.

Quant aux "sans nom", consultez-les seulement si vous croyez, comme certains, que la compétence des chiropraticiens ne dépasse pas les strictes limites de l'appareil musculo-squelettique.

Cela étant précisé, tout indique que, si vous souffrez d'un problème chronique ou aigu au niveau des articulations, la chiropractie peut vous aider.

C'est ce que démontre notamment le résultat d'une recherche menée aux États-Unis par Sobel et Klein auprès de 190 personnes souffrant de troubles des articulations et ayant consulté un chiropraticien. Après avoir suivi tous les traitements d'usage, 61 % d'entre elles ont vu leurs douleurs diminuer de façon notable et parfois disparaître totalement.

Citons aussi le rapport fort concluant que l'on a présenté au gouvernement de l'Ontario, une province canadienne, et qui "*...affirme que les chiropraticiens traitent la lombalgie de façon moins coûteuse que les médecins et font un meilleur travail.*" (*Canadian Medical Association Journal*, 1994, Vol. 150).

Pour quels motifs consulte-t-on un chiropraticien ?

En tête de liste apparaissent les maux de dos (50 % de consultations). Suivent les cervicalgies (douleurs au cou) et enfin les douleurs aux membres en général (inférieurs et supérieurs).

La formation

Elle varie beaucoup, tout dépendant du pays où le chiropraticien a décroché son diplôme. Cependant, l'Association mondiale de chiropractie exige de ses membres une formation d'une durée de 4 années, dont 2 en milieu universitaire.

Le statut de la chiropractie en France

Elle fait l'objet d'une législation spécifique au Danemark, en Norvège, au Royaume-Uni, en Suède, en Suisse et bientôt en Belgique.

En France, tel n'est pas encore le cas. Ici, elle n'est reconnue légalement que si elle est pratiquée par un médecin diplômé. Cela en vertu de l'article 1372 du Code de la Santé publique.

Cependant, depuis 1975, nombre de régimes d'assurance privée lui accordent droit de cité, ce qui fait qu'en cas de traitement, vous pourrez très probablement être remboursé.

Comment trouver un chiropraticien

Voici 2 adresses, une à Paris, une en province :

Association française chiropratique
24, rue Monttessuy
75007 PARIS
Tél. : 01.45.55.24.18

Association française chiropratique
102, rue du Docteur-Guichard
49000 ANGERS
Tél. : 02.41.68.00.97

La chiropractie "Network"

Parallèlement à ces 3 écoles, il existe un nouveau courant qui fait de plus en plus parler de lui. C'est la technique appelée *Network*, dont les adeptes ont moins la réputation de faire "craquer" les dos que leurs confrères plus traditionnels.

Créée par Donald Epstein, un chiropraticien américain, cette synthèse d'une dizaine de méthodes chiropratiques existantes doit son nom au fait qu'elle définit le corps comme un réseau fonctionnel où tout est interrelié (*network* en anglais signifie *réseau*).

Luc Pomerleau, un chiropraticien québécois qui pratique cette technique depuis longtemps, définit ainsi son travail :

"Dans l'approche Network, on peut observer deux types de mouvements de vague qui font la correction vertébrale de manière naturelle, non volontaire. En premier lieu, il y a la vague respiratoire où la respiration est non contrôlée. Plus tard, il peut aussi se produire des mouvements dits "somatopsychiques" où le corps répond par des mouvements de vague spontanés qui déclencheront entre autres des relâchements d'épaules.

Des relâchements émotionnels liés aux tensions physiques peuvent aussi survenir et des patients se mettront notamment à pleurer, ce qu'on ne voit pas lors des traitements plus traditionnels. Avec le Network, on parvient ainsi à laisser l'intelligence corporelle innée – un concept clé en chiropractie ! – se réveiller et se manifester."

Prenons l'exemple d'une personne qui souffre de tensions au niveau du cou. On peut lui masser le cou pendant 20 minutes et le tissu finira par se détendre. Mais tant que l'information inscrite dans le système nerveux ne change pas, le muscle va chercher à nouveau à se contracter.

Avec le Network, on va donc travailler autant au niveau de la structure biomécanique que des méninges. Les méninges sont cette membrane qui enveloppe le cerveau mais aussi toute la moelle épinière. Par le fait même, il existe plusieurs attachements des méninges le long de la colonne vertébrale et il s'ensuit qu'une tension ou une torsion au niveau des méninges risque de créer une subluxation – "méningée", comme on dit – tant au niveau du cou que du sacrum. Il est donc fort possible qu'une personne ait un problème cervical qui part du bassin – ou vice versa.

En fait, on pourrait presque comparer les méninges à un élastique qui va maintenir le dos et le système nerveux dans un état de conscience particulier. Et lorsqu'on est contracté d'une certaine façon, on ne peut plus bouger ou respirer que d'une certaine façon. Dans la perspective Network, ce type de tension sera plus facile à traiter avec une force faible qu'avec des ajustements osseux – faire craquer le cou, etc. Et en relâchant d'abord les tissus des méninges, le corps réagira plus efficacement quand viendra le temps de faire la correction osseuse."

(D'après Robert Dehin, "Ces vagues qui soulagent le dos", *Guide Ressources*, Montréal, Canada, juillet-août 1997)

Chapitre 5.4

L'homéopathie ou comment guérir le mal par le mal

Médecine honnie d'une partie du corps médical, l'homéopathie a pourtant plus d'un avantage et commence à jouir d'une certaine respectabilité.

C'est ainsi que, tout récemment, des études réalisées par l'administration publique, le Syndicat national des médecins homéopathes et l'Ordre national des médecins ont montré que **l'homéopathie permet au système de santé de faire des économies fort substantielles !**

Me Isabelle Robard décrit ainsi la situation : "*C'est ainsi, pour 1993, qu'un homéopathe coûte 249KF d'honoraires contre 414KF pour un généraliste et il prescrit pour 483K de médicaments contre 919KF pour le généraliste. En bref, un médecin allopathe coûte à la Sécurité sociale le double du médecin homéopathe : 1.830 KF contre 938.*" ("L'Homéopathie, thérapeutique d'avenir et situation juridique équivoque", *Esculape*, revue internationale des médecines non conventionnelles, mai-juin 1998)

Mais il y mieux encore : la pratique homéopathique coïncide avec une baisse de 80 % des indemnités journalières que reçoivent les malades en cas d'arrêts de travail.

Toujours selon Me Robard : "*La Caisse nationale d'assurance maladie a constaté les faits suivants : 3,5 fois moins de prescriptions en arrêts de travail pour un homéopathe, moins de consultations et plus de 40 % en moins de dépenses d'investigation et d'actes complémentaires. En bref,* ***les médecins homéopathes coûtent en moyenne 42 % moins cher*** *que leurs collègues allopathes à la Sécurité sociale française.*" (ibid)

Et comme le veut le dicton, il n'y a pas de fumée sans feu !

Ce qu'est l'homéopathie

Rien de plus opposé à la médecine traditionnelle que l'homéopathie. Tout au moins sur le plan pharmacologique.

En médecine traditionnelle, lorsqu'il s'agit de combattre une maladie, l'arme "naturelle" est le médicament allopathique. C'est-à-dire le médicament contenant une substance contraire à l'agent pathogène présent dans le corps.

En homéopathie, on procède à l'inverse. Pour contrer un agent pathogène, on utilise le principe actif de celui-ci mais à dose très diluée, dans le but de rehausser le système immunitaire et ainsi évacuer la maladie.

En d'autres mots, on applique ce vieil axiome d'Hippocrate : "*les semblables sont guéris par les semblables*".

Concrètement, cela signifie que si votre enfant fait une otite, par exemple, eh bien, pour lui permettre de guérir, on lui inoculera une fraction de la bactérie responsable – un staphylocoque.

Concluons : contre le feu, rien de mieux que le feu !

D'où vient l'homéopathie ?

L'homéopathie a été découverte à la fin du XVIIIe siècle par un médecin allemand, Christian Friedrich Samuel Hahnemann (1755-1843).

Hahnemann, qui a exposé sa théorie dans son ouvrage majeur, *L'Organon de l'art de guérir*, avait été intrigué par le fait que le *quinquina*, une substance que l'on administrait alors en cas de fièvres périodiques, à fortes doses, provoquait les symptômes de la maladie que l'on voulait guérir et à faibles doses, tout au contraire les chassait.

Aidé de quelques disciples, il mit donc au point sa méthode et celle-ci peu à peu fit le tour de l'Europe.

Mais non sans être l'objet de fortes contestations, faut-il le préciser. Tant et si bien qu'en France, tout particulièrement, il fallut attendre les années 70 avant que l'homéopathie ait vraiment droit de cité. Aujourd'hui même un organisme aussi sérieux que l'O.M.S. considère que l'homéopathie est une médecine valable.

Certes, les études portant sur l'homéopathie ne sont pas légions, et qui plus est, ne s'avèrent pas toujours aussi concluantes qu'on le souhaiterait. De plus, la nature de son action demeure assez énigmatique.

Il n'en reste pas moins que les résultats empiriques obtenus depuis très longtemps montrent bien que les effets constatés ne relèvent pas seulement de l'effet placebo. Pour preuve, son action indéniable sur les animaux et les très jeunes enfants, qui sont des sujets d'expérience qu'on imagine mal soumis aux mirages de l'effet placebo.

Tout cela explique pourquoi tant de médecins utilisent maintenant l'homéopathie dans leur pratique courante.

Les bases de l'homéopathie

L'homéopathie repose sur 3 principes fondamentaux :

1. La **loi des semblables**, qui "avance qu'une substance qui crée chez une personne saine des symptômes similaires que l'on retrouve chez une personne malade fera disparaître ces mêmes symptômes chez une personne malade" (Bibliothèque Protéus).
2. Le **remède unique**, qui présuppose qu'on ne doit donner qu'un

seul médicament au malade et que ce médicament doit être similaire aux symptômes à traiter.

3. La **dose minimale** (ou infinitésimale : voyez l'encadré plus loin), qui veut que le médicament prescrit le soit à très petites doses et que l'on en observe ensuite les effets.

Cela dit, même si tous les homéopathes s'entendent plus ou moins sur ces 3 grandes lois, la pratique diffère d'un thérapeute à l'autre.

Les 3 grandes écoles d'homéopathie

Au fil du temps et des expériences, en effet, les homéopathes ont pris des chemins divers. À cet égard, 3 grandes écoles ont fini par se former :

1. L'**école classique** (minoritaire), qui, comme le terme l'indique, s'en tient aux grands principes de base édictés par Hahnemann ;
2. L'**école pluraliste**, qui prône l'utilisation de plusieurs remèdes pris successivement ;
3. L'**école complexiste**, qui prescrit elle aussi plusieurs remèdes mais provenant tous de la même formule.

Les moyens utilisés

Le remède homéopathique est bien sûr l'arme n° 1. Quelle que soit sa présentation, celui-ci contient le principe actif de la maladie à traiter mais à dose très faible, infinitésimale même.

À ce principe actif on ajoute normalement certaines substances comme du lactose ou de la saccharose, s'il s'agit de granules ou de comprimés, et de l'eau purifiée, de l'alcool ou du glycérol, s'il s'agit de gouttes.

La présentation la plus connue du remède homéopathique, c'est le granulé. On absorbe celui-ci en le faisant fondre sous la langue.

Selon les homéopathes, les effets de ce type de remède sont généralement meilleurs lorsqu'ils sont pris dès les premiers symptômes.

Comment on obtient un remède homéopathique

La recette est simple : on mêle 1 partie de principe actif à 99 parties de solvant (lactose, saccharose, eau purifiée, etc.) et on agite énergiquement. On obtient ainsi une première dilution appelée 1 CH (centésimale hahnemannienne).

Pour réaliser une 2e dilution (2 CH), on reprend toute l'opération : 1 partie de la première dilution mêlée à 99 parties de solvant. Et on agite encore (c'est ce qu'on appelle la "dynamisation").

On peut se rendre ainsi jusqu'à 30 CH.

À l'instar des détracteurs de l'homéopathie, les homéopathes reconnaissent qu'à ce stade, il n'y a plus aucune trace "visible" de la substance diluée. Ils sont néanmoins en mesure de justifier la valeur thérapeutique des remèdes ainsi fabriqués.

Pour le médecin français Jean-Pierre Muyard, lui-même homéopathe, il est clair qu'"*on commence maintenant à comprendre pourquoi les remèdes homéopathiques fonctionnent même lorsque les substances actives y sont tellement diluées qu'on n'y trouve plus aucune trace de la molécule dite active.*

Les récents travaux du Dr Yves Lasne et ceux du physicien Roland Conte font apparaître, dans l'analyse des préparations homéopathiques à l'aide de la résonnance magnétique nucléaire, des structures mathématiques qui rendent compte de l'aspect lumière des phénomènes, au-delà de leur aspect matériel.

C'est-à-dire que, même lorsqu'une substance active est diluée au point qu'on n'y trouve plus trace de molécules, une certaine information est encore présente, et maintenant, mesurable ; il ne reste plus de matière comme telle, mais quelque chose s'apparentant à la lumière, le rayonnement de la matière.

Les travaux de Louis de Broglie ont montré que ce rayonnement, bien qu'immatériel, a bel et bien une réalité physique et des effets repérables".
(Pierre Lefrançois, "Il n'y a qu'une seule médecine", *Guide Ressources*, Montréal, Canada, septembre 1996)

Autres moyens

Certains – pour ne pas dire plusieurs – homéopathes ne craignent pas de sortir du strict cadre de leur discipline. Dans le but de multiplier l'effet des remèdes qu'ils prescrivent, ils auront volontiers recours à d'autres formes de thérapie.

Si vous consultez un homéopathe, ne soyez donc pas surpris s'il vous propose une séance d'acupuncture, des huiles essentielles, des remèdes à base de plantes, etc. Son but, ce faisant, est de stimuler les défenses de votre système immunitaire.

Ce que l'homéopathie peut pour vous

Le champ d'application de l'homéopathie est plutôt vaste. Il couvre les affections des voies respiratoires, les maladies de la peau, les troubles digestifs, les troubles psychologiques, les douleurs articulaires, les maux de dos, le syndrome prémenstruel et même le diabète.

Comment se déroule la première consultation

La rencontre débute par un questionnaire visant à vous situer, vous et vos symptômes. Ce questionnaire risque de vous apparaître étrange, parfois même hors contexte, mais répondez-y le plus objectivement possible, de manière à donner les bonnes indications à l'homéopathe.

Par la suite, celui-ci procédera à un examen physique. Il pourra aussi demander des tests de laboratoire.

Une fois le diagnostic en main, et en fonction de l'école à laquelle il appartient, il vous prescrira un ou plusieurs remèdes, dont il vérifiera les effets lors de visites ultérieures.

Les résultats escomptés, encore une fois, dépendront de la promptitude avec laquelle vous aurez réagi. Plus tôt vous aurez mis le pied à l'étrier, plus vite vous serez guéri.

Pouvez-vous vous soigner vous-même ?

La question se pose étant donné le nombre de Guides pratiques d'homéopathie que l'on retrouve sur le marché et surtout les remèdes maintenant disponibles en pharmacie.

La réponse est oui, selon le Dr Alain Horvilleur, médecin homéopathe, président-fondateur de l'Organisation médicale homéopathique internationale et auteur de livres sur l'homéopathie. Un risque toutefois demeure : celui de faire une mauvaise évaluation de son état de santé et donc de se tromper dans le choix des remèdes.

Malgré tout, même si vous vous trompez, votre erreur sera sans conséquence, affirme le Dr Horvilleur. Vous ne serez pas malade, dit-il, car les remèdes homéopathiques n'agissent que dans le cas d'un symptôme précis à traiter ; autrement, ils sont sans effets.

Toutefois, si vous voulez obtenir le bon remède pour la bonne maladie, rien ne vaut une consultation chez l'homéopathe.

La formation

En France, elle est généralement dispensée par les laboratoires homéopathiques et certaines facultés de médecine. Le diplôme obtenu n'est toutefois pas reconnu par l'Ordre national des médecins – du moins pour l'instant (voyez ce qui suit).

Le statut de l'homéopathie en France

L'homéopathie n'échappe pas à la règle touchant les médecines douces en général : elle n'est reconnue légalement que dans le cas où elle est pratiquée par un médecin diplômé.

Cependant, il semble y avoir du changement dans l'air. En février 1998, en effet, le Conseil national de l'Ordre des médecins a demandé la reconnaissance officielle de l'homéopathie.

Les enquêtes mentionnées au début de ce chapitre montrent bien que les choses devraient commencer à bouger.

Et une chose est sûre : vous ne serez certainement pas en peine pour dénicher un médecin homéopathe. Entre 1980 et 1996, le nombre de médecins homéopathes a grimpé de 422 à 1.387 !

Qui plus est, vous ne serez pas une exception. Durant presque la même période, le pourcentage de Français qui s'en remettent parfois à l'homéopathie a plus que doublé. De 16 % en 1982, il a franchi le cap des 38 % en 1996 !

Comment trouver un homéopathe

Il existe plusieurs associations ou regroupements pouvant vous renseigner sur ce point. En voici 2 que vous pourrez joindre :

Institut homéopathique scientifique
18, avenue Victor-Hugo
75116 PARIS
Tél. : 01.45.01.62.01

Centre d'étude et de traitement par l'homéopathie
2,rue d'Isly
75008 PARIS
Tél. : 01.43.87.60.35

Si vous désirez plutôt consulter un médecin homéopathe, voici une autre adresse :

Syndicat national des médecins homéopathes français
24, belle rue Saint-Laurent
45000 ORLÉANS
Tél. : 02.38.53.55.46

Chapitre 5.5

Le jeûne qui guérit

Le 1er mai 1998, Sahaj Muniji, un mystique indien âgé de 64 ans, achevait un jeûne qui avait commencé le... 30 avril 1997. Son objectif : l'autopurification et la paix mondiale.

Suite à ce jeûne d'un an, il ne pesait plus que 35 kg et semblait très faible. Néanmoins, il était demeuré alerte.

Un médecin qui l'a examiné estime que seul un miracle peut expliquer un tel exploit. Mais selon un collaborateur du "roi des grèves de la faim", ce dernier avait tenu le coup grâce à un "mélange de volonté et d'expérience". (D'après l'Agence France-Presse).

Tout le monde n'est évidemment pas appelé à se lancer dans une telle aventure. Il n'en reste pas moins que la tradition yogique et diverses traditions médicales ont toujours considéré le jeûne – même court – comme un excellent moyen de "se purifier physiquement" et, par le fait même, de se libérer d'un certain nombre de maladies.

L'empirisme moderne montre que le jeûne demeure un excellent moyen de combattre diverses maladies, dont les rhumatismes.

Ce qu'est le jeûne

Beaucoup d'hypothèses circulent à propos du jeûne. Certains, par exemple, prétendent qu'il produit une hormone stimulant le système immunitaire. D'autres encore, dont les naturopathes, soutiennent qu'il permet au sang de se débarrasser de ses toxines, et notamment des excès d'acidité, cause première, semble-t-il, de l'arthrite et des maladies du système immunitaire en général.

Chose certaine, et les nombreuses études effectuées sur le sujet le prouvent, si vous souffrez d'une maladie auto-immune du type arthrite ou lupus érythémateux, il pourra, dans ce cas, donner de très bons résultats.

Selon le Dr Ingiäld Hafström, un médecin suédois, le jeûne induit toute une série de modifications dans la composition du sang, chez les personnes atteintes de maladies auto-immunes. Ce faisant, il freine l'action des enzymes responsables de l'inflammation (la cyclooxygénase, entre autres) et laisse donc la chance au système immunitaire de reprendre le dessus et de chasser l'intrus.

En d'autres termes, le jeûne vous aidera à soulager vos maux et, faisant d'une pierre deux coups, vous y perdrez quelques kilos !

Les animaux, lorsqu'ils sont malades, jeûnent naturellement. Nous en faisons de même, entre autres lorsque nous sommes fiévreux ou pas du tout "dans notre assiette" ou encore pour des raisons religieuses.

Cela étant, le jeûne est une arme à manier avec soin. Ce n'est pas du tout un jouet que l'on prend et que l'on rejette à son gré.

Avant d'y avoir recours, prenez ces précautions :

1. Si vous prévoyez de jeûner plus de 3 jours, suivez le conseil du Dr Andrew Weil, médecin américain reconnu et auteur de nombreux articles : voyez un médecin. Celui-ci vous dira si votre organisme peut se permettre une telle prouesse.
2. Si en plus de souffrir d'arthrite ou d'une maladie inflammatoire chronique, vous avez des problèmes cardio-vasculaires, des troubles rénaux ou encore êtes diabétique ou enceinte, abstenez-vous de jeûner, ce n'est pas le moment. Pour jeûner, quoi qu'on en dise, il vaut mieux être en forme (voyez plus loin *Attention aux jeûnes de trop longue durée !*).

Les moyens utilisés

Il existe 2 types de jeûne : le jeûne accompagné de bouillon de légumes et de petites quantités de jus de fruits et le jeûne sans aucun apport extérieur, exception faite de l'eau.

À vous donc de choisir. Chose certaine, si vous craignez de manquer de sels minéraux ou de perdre trop rapidement des forces, le premier type de jeûne est celui qu'il vous faut.

Ce que le jeûne peut pour vous

Selon les partisans du jeûne, celui-ci permet de guérir de nombreuses maladies, en particulier celles qui sont d'origine auto-immune (l'arthrite – avec ses nombreuses variantes – en est une).

Ces maladies, en effet, selon une nouvelle école de pensée appelée "écologie clinique", sont souvent dues à une forme d'intolérance alimentaire, autrement dit, à une allergie à un aliment ou à certains aliments en particulier.

En jeûnant, donc, vous faites d'une pierre deux coups : vous n'emmagasinez plus d'aliments déclencheurs de la maladie et vous vous débarrassez des toxines accumulées.

Comment entreprendre un jeûne

Selon le Dr Christian Tal Schaller et Pierre Ruel, auteurs d'un livre sur le sujet (*Délivrez-vous de vos rhumatismes*, Éditions Vivez Soleil), mieux vaut y aller par étapes. L'organisme, en effet, risque de subir un choc s'il est privé trop brusquement de nourriture.

Dans cet ordre d'idée, ils recommandent de supprimer les aliments dans l'ordre suivant :

- les protéines d'origine animale (viande, œufs, poissons, produits laitiers) ;
- les excitants (thé, café, alcool, colas, etc.) ;
- les huiles et les graisses cuites ;
- les huiles et les graisses crues ;
- les céréales cuites (le riz, par exemple) ;
- les mélanges de céréales et fruits cuits ou crus.

Comment procéder pour supprimer chacun de ces éléments ? Cela peut se faire de différentes façons, tout dépendant de la durée prévue de votre jeûne : repas après repas, jour après jour ou encore selon des intervalles de plusieurs jours.

À noter : tout au long de votre jeûne, buvez beaucoup de liquide, mais sans vous forcer pour autant. Buvez au gré de votre soif, sans plus.

La question de la faim

La sensation de faim, selon les experts dans le domaine, ne dure guère. Elle se fait normalement sentir dès les premiers jours, puis progressivement elle s'efface, à mesure que l'organisme s'habitue à son nouvel état.

Si vous faites un jeûne de longue durée, par contre (plus de 2 semaines, par exemple), elle reviendra vous hanter. Ce sera alors signe qu'il faut vous réalimenter.

Durant le jeûne, certains troubles de nature organique peuvent survenir (fatigue, maux de tête, nausées) mais, selon les experts, c'est une réaction tout à fait normale prouvant que votre corps est en train de se débarrasser de ses toxines.

Comment vous réalimenter

Une fois la période de jeûne terminée, ne vous réalimentez pas n'importe comment. C'est un risque inutile à courir. Suivez plutôt les étapes décrites plus haut mais en les inversant.

Qui plus est, ne prenez que de petites quantités de nourriture à la fois. Dites-vous que votre organisme doit se réhabituer progressivement au solide, surtout si vous l'avez sevré durant un bon moment.

Que se passe-t-il après le jeûne ?

En d'autres termes, les douleurs et les autres désagréments reviennent-ils ?

Tout dépend.

Si vous modifiez votre alimentation en conséquence (c'est-à-dire éliminez les produits vous causant du tort), faites de l'exercice, etc., vous augmenterez, à n'en pas douter, vos chances de succès. En d'autres mots, vous n'aurez plus mal ou beaucoup moins mal.

À l'inverse, si vous renouez avec vos anciennes habitudes alimentaires, faites peu ou pas du tout d'exercice, ne changez pas votre mode de vie ou votre façon de penser, sitôt "l'épreuve terminée", il y a fort à parier que le "naturel" reviendra au galop.

Attention aux jeûnes de trop longue durée !

Tout le monde n'est pas aussi doué ou déterminé en matière de jeûne que Sahaj Muniji, le mystique indien mentionné plus haut. Soyez donc très prudent.

Si vous jeûnez sur une longue période et que vous n'avez pas du tout les moyens physiques de le faire, voici ce qui peut vous arriver :

➜ Votre taux de sucre risque de chuter abruptement. Résultat, votre organisme, à la recherche d'énergie, utilisera alors les protéines présentes dans les muscles, ce qui contribuera à la destruction des fibres du tissu musculaire et à l'apparition de 2 gaz, l'ammoniaque et l'azote. Ces 2 gaz, normalement, sont évacués par le foie et les reins, mais comme ceux-ci seront sous-alimentés, ils demeureront donc dans l'organisme.

Par conséquent, vous vous sentirez fatigué, nauséeux, déprimé et votre corps accumulera d'importantes quantités de gaz nocifs.

➜ Si vous avez la goutte, attention : votre taux d'acide urique montera anormalement, ce qui ne sera pas tout à fait indiqué dans votre cas.

➜ Vous souffrez d'une maladie ou d'un trouble cardio-vasculaire ? Sachez alors que vos taux de calcium, de magnésium et d'autres minéraux à un certain moment se mettront à chuter, ce qui affectera dangereusement votre rythme cardiaque. D'après le Dr Isadore Rosenfeld, il est déjà arrivé que des gens meurent pour cette raison durant un jeûne.

➜ Si vous avez des faiblesses côté foie ou reins, prenez garde ; étant sous-alimentés, ceux-ci pourront cesser de fonctionner.

➜ Des maux de tête inévitablement surviendront, sans parler du fait que vous courrez un risque majeur, l'anémie, causée par un manque important de fer.

Donc, pensez y bien...

La formation

Aucune formation particulière, bien sûr, n'est exigée pour entamer un jeûne, voire pour le diriger.

Cependant, pour que vous sachiez bien de quoi il retourne exactement avec le jeûne, nous vous conseillons, outre de bien assimiler les directives données ici, de lire quelques articles ou des ouvrages sur le sujet – question de dissiper les équivoques possibles – ou encore de vous adresser à un naturopathe.

Le statut du jeûne en France

Que ce soit en France ou ailleurs, les médecins, normalement, ne sont pas très favorables au jeûne. Ils peuvent le recommander à l'occasion, mais pour de courtes périodes et dans des cas très précis : allergie, fièvre, etc.

Dans votre situation, si vous êtes en relative bonne santé et sous surveillance médicale ou thérapeutique, vous n'êtes évidemment pas obligé de vous en tenir à ce diktat. Compte-tenu de vos objectifs, vous pouvez commencer à jeûner, mais soyez très prudent. Dès que vous croyez avoir atteint vos limites, arrêtez.

Répétons...

Si vous prévoyez de jeûner durant plus de 3 jours, voyez d'abord un médecin ou un naturopathe et suivez ses indications à la lettre.

Souvenez-vous que le jeûne est une technique curative draconienne et qu'en conséquence il n'est pas sans risque. Surtout chez les sujets âgés et en plus ou moins bonne santé.

Écoutez donc votre corps d'abord et, s'il le faut, abstenez-vous.

Ou mieux, prenez d'autres moyens.

Par exemple, modifiez votre alimentation. Comme nous l'avons dit plus haut, celle-ci n'est pas sans effets sur les maladies d'origine auto-immune. Cela même a été démontré : certains aliments ou groupes d'aliments ne conviennent pas aux personnes atteintes d'arthrite ; ils déclenchent une inflammation.

Pourquoi ne pas essayer de les trouver en vous référant à la liste que vous trouverez dans *Les aliments qui vous guérissent ou qui vous empoisonnent* (partie 3 ou *Comment vous soigner par l'alimentation*).

Ce faisant, vous atteindrez sûrement l'objectif souhaité, et d'une façon beaucoup plus douce.

Chapitre 5.6

La kinésithérapie ou l'art des mouvements qui soulagent

Votre médecin vous a recommandé de voir un masseur-kinésithérapeute et vous vous demandez si c'est là une bonne idée ?

Tout dépend de ce que vous recherchez et de l'effort que vous êtes prêt à fournir.

Car entreprendre un traitement en kinésithérapie, voilà qui demande du temps et de la persévérance ! Mais si vous allez jusqu'au bout, vous vaincrez tout probablement l'obstacle.

Ce qu'est la kinésithérapie

La kinésithérapie est l'art de soigner par le mouvement. Ce n'est pas à proprement parler une médecine douce, au sens où on l'entend habituellement. Mais elle n'en demeure pas moins une technique d'appoint très utile, lorsqu'il s'agit de soigner les troubles de l'appareil musculo-squelettique.

La kinésithérapie, en fait, relève de la médecine officielle. Cependant, ses praticiens n'ont pas le droit de prescrire des médicaments ni d'intervenir d'une façon strictement médicale sur les patients.

Leur champ de compétence couvre 7 domaines :

- la douleur articulaire et musculaire en général ;
- la raideur ;
- la faiblesse musculaire ;
- les troubles de la coordination ;
- la fatigue précoce ;
- la perte d'autonomie ;
- les troubles de l'équilibre.

Les moyens utilisés

Les manipulations restent la base du traitement – sous forme de massages, entre autres.

À cette base viennent se greffer d'autres interventions : exercices musculaires, thérapies chaud/froid, certaines techniques de contrôle de la posture et stimuli électriques.

Ce que la kinésithérapie peut pour vous

Contrairement à d'autres disciplines gravitant dans le monde des médecines parallèles, le champ d'application de la kinésithérapie est somme toute assez spécifique. Il comprend :

- les troubles de l'appareil locomoteur : arthrite, arthrose, fractures, luxation, scoliose, sans parler des cas, et ils sont nombreux, de bursite et de tendinite ;
- la rééducation (suite à une amputation ou à un accident de la route) ;
- les troubles de l'appareil respiratoire (évacuation des sécrétions, gymnastique respiratoire, etc.) ;
- les handicaps d'origine neurologique ;
- les pertes de contrôle (incontinence, déséquilibre) ;
- les blessures d'origine sportive ;
- les problèmes de posture en général.

Comment se déroule une séance de kinésithérapie

Le masseur-kinésithérapeute, disons-le, ne pose pas de diagnostic. Il ne procède donc à aucun examen physique. Il agit sur recommandation du médecin seulement. Ce qui signifie que le traitement sera fonction de vos besoins, uniquement.

Mais quels que soient ces derniers, les manipulations demeurent la norme. Par manipulations, entendons les massages (suédois, surtout), les exercices de mobilisation passive, les tractions, la tonification musculaire, etc.

Le recours aux stimuli électriques est aussi très fréquent, de même que la prescription de certains exercices à faire à la maison.

La kinésithérapie est-elle vraiment efficace ?

Dans de nombreux cas, oui, puisque c'est une discipline reposant sur des bases strictement scientifiques.

Par ailleurs, en kinésithérapie comme en tout, la persévérance est de rigueur. En d'autres termes, si vous entreprenez un tel traitement, allez jusqu'au bout, autrement vous n'obtiendrez pas les résultats escomptés.

La formation

Elle dure 3 ans et est officiellement sanctionnée par un diplôme d'État.

Le statut de la kinésithérapie en France

Elle est reconnue officiellement comme art depuis 1946. Cela signifie donc que le coût des soins est entièrement remboursé par la Sécurité sociale.

Un détail non négligeable : chez nous, les kinésithérapeutes portent le nom de masseurs-kinésithérapeutes, alors qu'ailleurs, en Europe et en Amérique, on parle de physiothérapeutes. Cette nuance terminologique peut s'avérer cruciale lorsque vous partez en voyage.

Comment trouver un kinésithérapeute

La plupart du temps, il faut d'abord s'adresser à un médecin, qui, lui, vous fournira les références nécessaires.

Si vous décidez de voir un kinésithérapeute par vos propres moyens, il reste toujours la solution des pages jaunes de l'annuaire ou du Minitel.

Chapitre 5.9

La magnétothérapie ou comment chasser la douleur avec des aimants

Ayant été neuro-ophtalmologue à l'hôpital Ste-Anne et directeur au CNRS, le Dr Jean-Bernard Baron raconte ainsi sa rencontre avec la magnétothérapie :

"Il se trouve que je suis "visiting professor" à la Medical and Dental University de Tokyo et qu'à l'occasion d'un de mes séjours, au cours d'un repas, on s'est aperçu que j'avais du mal à manger avec mes baguettes, à cause de mes articulations. Le jeune chercheur qui partageait mon repas est allé chercher de petites pastilles qu'il m'a collées au niveau de l'articulation du pouce et aussitôt j'ai pu retrouver la mobilité de mon pouce et manger avec mes baguettes. J'ai regardé à quoi pouvait correspondre ces petites pastilles et je me suis aperçu que c'étaient des

aimants. Lorsque je les plaçais dans le sens inverse, je retrouvais mes douleurs. C'est ainsi que j'ai appris que, dans la médecine traditionnelle orientale, on soignait les algies, les inflammations, avec des aimants." ("La magnétothérapie", hors série N° 1, *Médecines nouvelles,* Paris, 1988, p.18)

Ce qu'est la magnétothérapie

Il s'agit donc essentiellement d'une méthode thérapeutique qui consiste à soigner par la pose de petits aimants.

Plutôt original, direz-vous. Pourtant, cette méthode ne date pas d'hier. On en retrouve des traces aussi loin qu'au VIe siècle, dans les écrits d'Alexandre de Talles, qui fut le premier à décrire ses effets positifs sur les personnes atteintes d'arthrite.

Ce qu'est la magnétothérapie

En France, par contre, c'est seulement au début des années 80, après un long détour par le Japon, qu'elle a fait son apparition. Deux médecins français en particulier l'ont fait connaître, dont le docteur Philippe Orengo, chirurgien orthopédiste à Pontoise.

Celui-ci avait en effet remarqué, dans sa pratique, que la simple pose de petits aimants sur une fracture ou une entorse entraînait une nette diminution de la douleur et, dans le cas plus particulier des fractures, une réduction beaucoup plus rapide qu'en temps normal.

Pourquoi ça marche ?

Essentiellement, parce que les champs magnétiques agissent sur les organismes vivants.

Les champs magnétiques, vous le savez sans doute, sont un phénomène tout à fait naturel et ils entrent pour une part importante dans le fonctionnement de nos systèmes biologiques. Sans eux d'ailleurs, selon le Dr Orengo, la vie ne pourrait se poursuivre sur terre.

Appliqués à la magnétothérapie, les champs magnétiques (sous les espèces de petits aimants) donnent de bons résultats parce que :

1) Ils augmentent l'afflux sanguin vers la zone à traiter, ce qui entraîne un nouvel apport d'oxygène.
2) Ils induisent toute une série de modifications. Ils peuvent intervenir par exemple :
   - dans la migration des ions de calcium (les champs magnétiques permettent à ceux-ci d'arriver plus rapidement là où il le faut – en cas de fracture, par exemple – ou, au contraire, les dispersent s'ils sont en surnombre – lors d'une crise d'arthrite, entre autres) ;
   - dans l'équilibre du pH, si vous faites de l'acidose (les champs magnétiques contribueront à ramener les choses à de plus justes proportions) ;
   - au niveau du fonctionnement des glandes endocrines (les champs magnétiques provoqueront une augmentation de leur activité ou, au contraire, une diminution) ;
   - dans l'activité enzymatique et d'autres processus biochimiques.

Les moyens utilisés

Il n'y en a qu'un seul : les aimants. Ceux-ci sont généralement insérés dans des disques dermo-adhésifs que l'on pose sur les surfaces à traiter.

L'effet de ces aimants, normalement, est assez rapide : de quelques minutes, dans le cas d'une entorse, à quelques heures, lorsqu'il s'agit d'arthrite ou d'arthrose. Quant au nombre, il dépend du type de problème dont vous souffrez.

Les aimants ont 2 pôles : un pôle nord, qui représente la charge négative et dont l'effet est décontractant et dispersant ; et un pôle sud, qui incarne la charge positive et qui produit un effet apaisant, anti-inflammatoire et tonifiant.

Dans la pratique, on applique les aimants face sud sur le site même de la douleur et en quantité suffisante pour la contenir ; et face nord, sur le côté opposé, lorsqu'il s'agit de provoquer un effet dispersant et un retour de l'équilibre électrique.

Des aimants pour tous les problèmes

La présentation des aimants varie beaucoup. On en trouve en effet sous forme de bracelet, de ceinture, de chaînette et même insérés dans les semelles de chaussures. Sans parler de la forme classique : le disque dermo-adhésif, très pratique, car il permet d'atteindre des endroits difficiles (épaule, genou, cheville).

En fait, la présentation est fonction du type d'affection à traiter.

Si votre problème, par exemple, se situe au niveau du cou ou de la tête (cervicobrachialgie, hernie discale cervicale, maux de tête, raideur de la nuque, torticolis), on vous recommandera sans doute d'utiliser une chaînette. Selon une étude parue dans les *Cahiers de biothérapie* sous la plume du Dr Pierrick de Kerdaniel (septembre 1982), 80 % des utilisateurs de la chaînette aimantée ont constaté une amélioration de leur sort.

Si vous avez plutôt mal au poignet ou à la main, il est probable qu'on vous orientera du côté du bracelet.

Quant à la ceinture (lombaire), elle s'adresse évidemment à ceux qui souffrent de douleurs aiguës ou chroniques au dos. D'après une autre étude publiée dans les *Cahiers de biothérapie* en septembre 1982, sur 100 patients utilisant la ceinture lombaire, 84 % ont éprouvé un net soulagement à l'issue de l'expérience.

En ce qui concerne les aimants insérés dans les semelles des chaussures, il visent une clientèle précise : ceux qui ont continuellement mal aux pieds (arthrite, arthrose), qui souffrent d'oignons, d'enflures, etc.

Ce que la magnétothérapie peut pour vous

Comme nous le disions, cette technique permet de traiter divers troubles de l'appareil musculo-squelettique. Ce qui signifie que, si vous souffrez d'arthrite, d'arthrose, de douleurs musculaires en général, de bursite, de tendinite, d'entorse, voire d'une fracture de fatigue, vous pouvez tenter l'expérience en toute sécurité et cela d'autant plus que la magnétothérapie est sans effets secondaires aucun.

Autres applications courantes : les maux de tête, les problèmes de pieds, les névralgies, les troubles respiratoires, les problèmes de cœur et les douleurs à l'estomac.

Deux contre-indications seulement : si vous portez un pacemaker et si vous attendez un enfant.

Comment vous initier à la magnétothérapie

Vous avez le choix : soit vous vous adressez à un magnétothérapeute, qui vous enseignera tous les secrets cachés des aimants et encore plus, soit vous vous procurez vous-même des aimants et vous entreprenez votre propre traitement.

Si vous ne vous sentez pas trop sûr de vous, nous vous conseillons évidemment de suivre la première voie. Autrement, vous trouverez facilement des aimants ainsi que leur mode d'emploi en pharmacie ou dans une boutique diététique.

La formation

Il n'existe pas de formation conduisant à l'obtention d'un diplôme en magnétothérapie. C'est une technique, en effet, qui n'est pas codifiée en tant que telle.

Cependant, plusieurs magnétothérapeutes étant médecins de formation, cela implique qu'un certain degré de connaissance est nécessaire pour pratiquer cet art à la fois ancien et nouveau.

Le statut de la magnétothérapie en France

Elle est reconnue officiellement au Japon et de plus en plus populaire en Allemagne, au Canada, aux États-Unis et en Grande Bretagne. En France, la reconnaissance tarde à se manifester. Cependant, elle y jouit d'un statut très particulier. Selon le biologiste Yves Ponroy, d'ailleurs, la "*France est (...) le seul pays occidental, à avoir entrepris, sous l'égide de notre Institut de recherche biologique, un vaste programme d'études cliniques rigoureuses pour apporter la preuve de l'efficacité des aimants REC*".

Comment trouver un magnétothérapeute

Comme il n'existe pas, à notre connaissance, d'association de magnétothérapeutes, le mieux serait, si vous ne réussissez pas à dénicher l'oiseau rare par le bouche à oreille, de vous adresser à un naturopathe de votre voisinage (il trouvera peut-être pour vous) ou encore d'écrire ou de téléphoner à l'adresse suivante :

Institut de recherche biologique Yves Ponroy
Z I Chêne
78340 LES-CLAYES-SOUS-BOIS
Tél. : 01.30.79.69.00

Ou encore à :

Académie d'homéopathie et de médecines douces
2, rue d'Isly
75008 PARIS
Tél. : 01.43.87.60.33

Chapitre 5.7

Le massage ou le plaisir qui guérit

Le massage est un art très ancien. En Chine de même qu'en Inde, on le pratique depuis des millénaires.

En Occident, on doit surtout son apparition aux Grecs et aux Romains de l'Antiquité, dont l'hédonisme légendaire a trouvé là une belle façon de s'exprimer !

De nos jours, il va sans dire, on y a fréquemment recours. On l'utilise même diversement : pour se détendre, pour la sensation de confort, pour renouer avec ses émotions, et également, comme dans votre cas, pour traiter certains problèmes de l'appareil musculo-squelettique.

Ce qu'est la massothérapie

Un massage est un ensemble de mouvements par lesquels on travaille sur les tissus mous de votre corps. Selon le cas, ces manipulations auront soit simplement pour objectif de vous plonger dans un état de profonde détente, soit d'accomplir un travail thérapeutique.

Mais le plaisir ou la sensualité peuvent fort bien se conjuguer à cela !

Il faut dire que le massage procure de nombreux bienfaits :

- il soulage les douleurs de l'appareil musculo-squelettique ;
- il améliore la mobilité articulaire ;
- il active la circulation sanguine ;
- il favorise l'élimination des toxines ;
- il stimule le système lymphatique ;
- il augmente la capacité de l'appareil respiratoire, etc.

Bref, on peut presque le considérer comme une panacée. Sauf que ça n'en est pas une, bien évidemment. Car le massage, avant tout, ne vise pas à guérir mais à soulager. Il s'agit, si vous voulez, d'une technique d'appoint à laquelle il ne faudrait surtout pas prêter des vertus miraculeuses.

Les moyens utilisés

Vous n'êtes pas sans le savoir : il existe une grande variété de massages. Mais en gros, on distingue les massages de détente et les massages médicaux.

Parmi les massages de détente, on retrouve :

➜ Le **massage californien**, que l'on prescrit surtout aux personnes en quête d'équilibre ou qui ont subi un traumatisme physique ou psychique. Très doux, il fait aussi parfois appel à des mouvements plus dynamiques.

➜ Le **massage Esalen**, qui est en fait une approche corporelle basée sur la douceur, la fluidité des mouvements. On le pratique sans techniques précises.

➜ Le **massage néo-reichien**, qui vise surtout au relâchement de la tension musculaire. Ceux qui profitent généralement de ce type de massage sont les grands tendus et les grands angoissés ayant l'habitude de somatiser leurs problèmes.

Côté massages médicaux, les principaux sont :

➜ Le **massage suédois**, de type très énergétique, qui agit directement sur les muscles et les articulations. On le prescrit couramment en rhumatologie. Il comprend : des frictions, des percussions, des pétrissages superficiels ou profonds, des pressions et des vibrations manuelles.

Notez que ce massage peut être administré par un masseur-kinésithérapeute (il s'agit alors d'une prescription médicale) ou par un masseur diplômé.

➜ Le **Trager**, qui nous vient de Californie et dont la clientèle est majoritairement constituée de gens stressés ou souffrant de tensions diverses diminuant leur mobilité articulaire. Très doux, le Trager est à base de balancements, vibrations, oscillations, étirements, tractions, rotations, etc. Exécuté par un praticien compétent, il améliore la mobilité et libère des tensions psychiques.

➜ Les **massages orientaux**, dont il existe plusieurs variantes : Shiatsu, Amma et Jin Shin Do, entre autres. Ces massages (les 2 premiers sont d'origine japonaise, le dernier, chinoise) sont généralement exécutés à partir des points d'acupuncture et sous forme de pressions des doigts.

Pour les recevoir, il n'est pas nécessaire de vous déshabiller. Très énergétiques, ces massages s'adressent surtout aux personnes tendues et souffrant de douleurs musculaires diverses.

Comment recevoir un massage

L'environnement doit être calme et inciter à la détente. Dans la pièce, également, il doit régner une bonne chaleur.

Pour bien profiter du massage, fermez les yeux et laissez-vous aller. Ne faites aucun effort particulier. Si certains mouvements vous procurent plus que d'autres un bien-être (ou l'inverse), faites-en part au masseur. Autrement, restez silencieux, ne gaspillez pas votre concentration.

Normalement, si vous avez affaire à un praticien compétent, vous ne devriez ressentir aucune douleur, durant la séance. Précisons cependant que le massothérapeute devra parfois "dénouer" certaines tensions, ce qui pourrait s'avérer douloureux, mais il doit en principe vous prévenir.

N'hésitez pas à signaler les zones plus douloureuses.

Ce que la massothérapie peut pour vous

La massothérapie s'adresse aux personnes souffrant tout comme vous de troubles de l'appareil musculo-squelettiques (arthrite, arthrose, douleurs lombaires, lumbago, sciatique, torticolis, etc.), mais aussi aux fibromyalgiques et aux insomniaques : un massage, de quelque type qu'il soit, arrivera toujours à leur faire le plus grand bien.

Autres clients cibles : les individus tendus et stressés, de même que ceux qui ont souvent des ennuis du côté du système digestif (constipation, par exemple).

La formation

Elle est dispensée par des instituts privés et n'est régie par aucune loi.

Le statut de la massothérapie en France

Tout dépend du type de masseur auquel vous vous adressez. Si vous consultez un masseur-kinésithérapeute, cette profession jouissant d'une reconnaissance légale, toutes vos dépenses, s'il y en a, vous seront remboursées par la Sécurité sociale.

Si vous choisissez plutôt un massothérapeute pratiquant en cabinet privé, vos dépenses, encore une fois, vous seront remboursées, mais à condition que vous disposiez d'une mutuelle.

À qui s'adresser pour recevoir un massage

Vous pouvez passer soit par un médecin (qui vous référera alors à un masseur-kinésithérapeute), soit faire la démarche vous-même. C'est-à-dire vous adresser directement à un masseur.

Si vous préférez la deuxième solution, une question vous viendra sans doute spontanément aux lèvres : "*Oui, très bien, mais comment faire pour choisir un masseur compétent ?*"

De fait, il n'est pas toujours facile de trouver la personne qui nous convient, surtout avec tous ces charlatans ayant plus ou moins pignon sur rue.

Une bonne façon de contourner le problème, c'est d'écrire ou de téléphoner à cette adresse, où l'on vous donnera tous les renseignements qu'il vous faut :

École de massage
52, rue de Moscou
75008 PARIS
Tél. : 01.43.87.46.30

Il vous reste aussi la solution du bouche à oreille : peut-être la meilleure, après tout.

Chapitre 5.8

La mésothérapie : des injections qui soulagent

La mésothérapie a été découverte par un médecin français en 1956, Michel Pistor. Là où elle affiche les résultats les plus probants, c'est dans le domaine de la traumatologie sportive (bursite, épicondylite, tendinite, etc.) et les maladies rhumatismales en général.

Voilà qui pourrait donc vous intéresser.

Ce qu'est la mésothérapie

La mésothérapie est une technique faisant appel en partie à la médecine traditionnelle et en partie à l'homéopathie, et qui consiste à injecter de très petites doses de médicaments par voie intradermique : entre 3 et 5 % des quantités habituellement nécessaires.

Cette technique présente de nombreux avantages :

- les médicaments ainsi administrés n'ont aucun effet massif, étant donné les faibles doses utilisées ;
- les effets secondaires, hormis de petites lésions sur les sites d'injection, sont très rares ;
- la médication orale pouvant être évitée, cela élimine donc les

risques de complication au niveau de la paroi de l'estomac et des reins ;

- le traitement se donne sur place ;
- les réactions allergiques peuvent être aussitôt prises en charge.

Pourquoi la mésothérapie donne-t-elle de bons résultats ?

Pour une excellente raison : parce que l'injection se donne à l'endroit même de la douleur ou de la zone à traiter, ce qui permet au médicament d'agir aussitôt, même si la dose prescrite (de 0,02 cc à 0,03 cc) est considérablement réduite.

Lors d'une injection intramusculaire tel n'est pas le cas. La diffusion étant beaucoup plus large et non localisée, le praticien ne pourra jamais vous dire quelle fraction du médicament atteindra véritablement son but. Souvent même l'effet recherché tardera à se manifester étant donné le parcours plutôt sinueux du médicament dans l'organisme.

À noter toutefois : ce n'est pas tout le monde qui répond positivement au traitement : *en moyenne, c'est le cas de 7 personnes sur 10.*

Les moyens utilisés

Seul un médecin a le droit de prescrire un traitement mésothérapeutique. Pour ce faire, il a recours à tous les médicaments usuels, sauf les corticostéroïdes à retard, qui peuvent être responsables de nécroses.

Pour administrer ces médicaments, l'instrument utilisé est le multi-injecteur, dont les aiguilles, jetables après usage, pourront mesurer de 4 mm à 10 mm, tout dépendant du traitement à effectuer.

Comment se déroule une 1ère consultation

Le mésothérapeute étant un médecin, il commencera donc par un examen. Suite à cela, si vous le désirez, il procédera à l'injection. Celle-ci, généralement, dure de 2 à 3 minutes.

De légères rougeurs ou des ecchymoses peuvent apparaître aux endroits où l'on vous a fait les injections, mais, rassurez-vous, ce phénomène est passager.

Ce que la mésothérapie peut pour vous

Comme nous le disions au début, là où la mésothérapie s'illustre le mieux, c'est dans le domaine des blessures sportives et des douleurs rhumatismales en général (en particulier, dans le cas de l'arthrose).

Elle donne également de très bons résultats dans le traitement des maladies circulatoires (artérite des membres inférieurs, maladie de Raynaud) et les allergies.

Les affections de la peau et de l'appareil bucco-dentaire sont également de son ressort, de même que les infections des voies respiratoires, les légers troubles nerveux (insomnie, spasmophilie), les problèmes d'ordre esthétique (cellulite, rides, vergetures), les migraines et le tabagisme.

La formation

Le mésothérapeute étant un médecin, il est titulaire d'un diplôme d'État obtenu au terme de 4 années d'études.

Le statut de la mésothérapie en France

Elle est parfaitement reconnue légalement. Aucune difficulté, donc, quant au remboursement des frais.

Comment rejoindre un médecin mésothérapeute

Tout médecin, en principe, peut vous administrer un traitement mésothérapeutique. Le tout est de savoir s'il dispose de l'équipement nécessaire, ce qui n'est pas toujours le cas.

Pour être sûr de frapper à la bonne porte, adressez-vous d'abord à la Société française de mésothérapie qui vous fournira la liste des membres pratiquant dans votre quartier ou votre ville. Son adresse :

15, rue des Suisses
75014 PARIS
Tél. : 01.40.44.64.11
Fax : 01.43.95.67.95

Chapitre 5.9

La naturopathie ou comment la nature peut vous guérir

Vous êtes à la recherche d'une solution exclusivement naturelle pour vous débarrasser enfin de vos douleurs articulaires et autres ? Vous ne voulez plus prendre de médicaments, qui vous ont déjà rendu la vie suffisamment dure ?

Pourquoi alors ne pas jeter un coup d'œil du côté de la naturopathie ? Qui sait, elle pourrait correspondre à vos attentes. D'autant plus que, selon de nombreuses études, elle donne des résultats très probants, dans le cas, entre autres, des maladies chroniques.

Ce qu'est la naturopathie

La naturopathie, pour la définir, est une médecine douce reposant sur 3 principes fondamentaux :

1. Le corps dispose de tous les atouts pour se guérir lui-même.
2. La maladie est la manifestation d'une force vitale cherchant par

ses propres moyens à rétablir le fonctionnement normal des organes et des tissus.

3. La maladie n'affecte pas seulement un organe ou une partie du corps mais toute la personne, corps, âme et esprit inclus.

En d'autres termes, la naturopathie est une médecine à la fois préventive et curative. Par son approche holistique, elle ne vise pas seulement à éliminer les symptômes dans le but d'apporter un simple soulagement, comme le fait la médecine conventionnelle, mais à trouver la cause fondamentale du problème, qui peut être d'ordre chimique, mécanique ou psychologique.

Bref, c'est une méthode thérapeutique personnalisée tenant compte d'une multitude de facteurs.

Les moyens utilisés

La naturopathie recourt à 2 types de moyens :

1. Les mesures d'hygiène, qui comprennent des changements dans l'alimentation, l'adoption d'un programme d'exercices, le jeûne, l'irrigation du côlon, l'homéopathie, la relaxation, l'iridologie, les massages, la magnétothérapie, la chromothérapie, etc.
2. Les agents naturels, qui sont l'air pur, les herbes, les eaux, le soleil, etc.

Des thérapeutes pas comme les autres

Les naturopathes, contrairement aux médecins conventionnels, ne s'en tiennent pas qu'aux seuls symptômes physiques, dans leur diagnostic. Ils considèrent l'individu dans son ensemble. Ils évaluent donc son environnement, ses émotions, ses composantes biochimiques, son hérédité, ce qu'il mange, etc.

En d'autres termes, ils respectent la nature qui est en lui.

Une fois le diagnostic posé, ils ne lui proposent que des solutions qui vont dans le sens de ses besoins, sans adjuvants chimiques.

Comment se déroule une première consultation

Elle dure en général de 1 heure 1/2 à 2 heures.

Durant tout ce temps, le naturopathe vous pose différentes questions, puis il procède à un examen physique, dans le but d'établir son diagnostic.

Le traitement, à la base, comprend des solutions alimentaires assorties à différentes mesures thérapeutiques ayant pour but de restaurer votre équilibre psychosomatique : exercices, massages, lavements, etc.

Ce que la naturopathie peut pour vous

Le champ d'application de la naturothérapie comprend toutes les pathologies, sauf celles ayant atteint un stade trop avancé ou qui requièrent des soins d'urgence.

Les cas aigus, également, ne sont en général pas du ressort de la naturopathie. Chaque profession, après tout, a ses limites !

La formation

La formation des naturopathes dure normalement 3 ans. Elle comprend des cours d'anatomie, de physiologie, de biochimie et beaucoup d'autres encore. Elle est généralement dispensée par des établissements d'enseignement privé.

Bien entendu, un naturopathe ne peut pas être entièrement compétent dans tous les domaines qu'il a étudiés (acupuncture, chromothérapie, iridologie, etc.). C'est pourquoi beaucoup d'entre eux, pour pallier cet inconvénient, s'associent en cabinet, chacun ayant ses spécialités propres.

Le statut de la naturopathie en France

Elle n'est toujours pas reconnue légalement. Cependant, une proposition votée par le Parlement européen le 26 avril 1994 laisse entrevoir un avenir meilleur pour les praticiens des "médecines complémentaires", dont, les naturopathes.

Cette proposition en effet enjoint le Conseil de l'Europe de "*prendre dans les plus brefs délais [des] mesures en matière d'exercice légal des médecines complémentaires, de reconnaissance et d'harmonisation de l'enseignement, sous réserve d'un agrément scientifique".*

Comment trouver un naturopathe ?

Vous pourriez notamment vous adresser à l'organisme suivant :

Association nationale des naturothérapeutes
17, route de Caen
14880 COLLEVILLE-MONTGOMERY
Tél. : 02.31.96.27.39

Chapitre 5.14

L'ostéopathie, une médecine globale

L'ostéopathie, comme la plupart des médecines douces, nous vient de ce terreau très fertile, les États-Unis. Elle y a été fondée en 1874 par un chirurgien, le Dr Andrew Taylor Still.

À l'origine, le Dr Still voulait, par sa découverte, réduire la consommation de médicaments chez ses patients. Au fil des années, sa méthode a évolué, tant et si bien que de nos jours, on lui prête surtout un caractère à la fois curatif et préventif.

Ce qu'est l'ostéopathie

L'ostéopathie s'intéresse à 2 choses : à l'appareil locomoteur (en d'autres termes, à tout ce qui touche les os, les articulations, les muscles et le système nerveux) et, à travers lui, aux organes internes.

Pour l'ostéopathie, en effet, la bonne santé des organes internes dépend d'abord de l'appareil locomoteur. Si celui-ci est dysfonctionnel, il en ira de même pour les seconds, qui en subiront le contrecoup.

L'ostéopathie se veut une médecine globale. Elle prend l'individu dans sa totalité, considérant que toutes les parties du corps sont en interconnexion. Comme c'est le cas avec la naturopathie, elle est fondée sur le principe que le corps possède tout ce qu'il faut pour soigner la maladie, qu'il suffit tout simplement de lui montrer comment faire ; bref, de le seconder.

Les moyens utilisés

Toute la technique de la médecine ostéopathique repose sur les manipulations vertébrales et musculaires.

On manipule pour 2 raisons :

1) rééquilibrer les différentes fonctions du corps ;

2) remettre de l'ordre dans les structures rigides.

Lors des manipulations vertébrales se produit ce phénomène commun en chiropractie : les craquements. Lorsqu'il entend un craquement, le thérapeute sait que le degré de mobilisation désiré a été atteint.

Comment se déroule une 1ère consultation

Afin de dresser votre profil, l'ostéopathe vous posera d'abord quelques questions : quels sont vos antécédents médicaux, vos habitudes de vie, vos symptômes, etc. ?

Par la suite, il procédera à une série de palpations non seulement de la zone douloureuse mais de toutes celles qui sont reliées à votre problème. (Rappelez-vous : pour les ostéopathes, toutes les parties du corps sont en étroite interdépendance. Ce qui signifie que si vous avez mal au genou, par exemple, les palpations pourront s'étendre jusqu'à la cuisse, même si celle-ci vous semble hors de cause.)

Une fois qu'il aura une bonne idée de ce qui vous indispose, commenceront les manipulations. Diverses techniques peuvent être ici employées :

➜ la mobilisation manuelle des articulations, qui vise à augmenter l'amplitude du mouvement ;

➜ les manipulations de type chiropratique, que l'on utilise surtout dans les cas d'importantes limitations dans le mouvement ;

- la technique tissulaire, qui consiste, à l'aide de mouvements subtils des mains, à redonner de la souplesse aux muscles tendus ;
- la technique d'énergie musculaire, qui s'adresse aux personnes souffrant de spasmes musculaires ;
- la technique fonctionnelle, que l'on pratique dans les cas de spasmes musculaires causés par des blessures ;
- la technique crânienne, enfin (voyez plus loin l'encadré), que l'on applique entre autres aux personnes ayant subi un traumatisme à la tête. Cette technique part du principe que les os crâniens, contrairement à ce qu'affirme la science traditionnelle, sont mobiles et qu'ils peuvent donc être manipulés lorsqu'il s'agit de réparer un préjudice.

En tout, ce premier contact pourra durer environ 1 heure.

Ce que l'ostéopathie peut pour vous

Cette discipline thérapeutique concerne l'appareil musculo-squelettique dans son entier. Ce qui signifie que vous pouvez consulter pour un mal de dos ou des douleurs au cou, une sciatique, une entorse, un problème de posture ou encore si vous souffrez d'arthrose.

Autres maladies entrant dans son champ de compétence : les névralgies, les troubles psychomoteurs, les maux de tête, l'insomnie, les vertiges ainsi que diverses séquelles de chirurgie, de grossesse ou d'accouchement, d'accident, etc.

La formation

Elle dure en général 4 ans. Elle comprend entre autres des cours d'anatomie, de physiologie et de biomécanique.

Le statut de l'ostéopathie en France

Aux États-Unis, l'ostéopathie est considérée à l'égal de la médecine conventionnelle. Ne la pratiquent en effet que les personnes ayant obtenu leur diplôme dans un collège de médecine ostéopathique dûment reconnu et ayant complété, de surcroît, un stage d'un an en milieu hospitalier.

En France, il n'en va pas de même. Certains médecins incluent l'ostéopathie à leur pratique, mais la plupart du temps, les ostéopathes ayant pignon sur rue ont décroché leur diplôme dans un établissement d'enseignement privé.

Ce qui signifie que si vous désirez tenter une incursion du côté de la médecine ostéopathique et ne courir aucun risque, vous feriez peut-être mieux de vous adresser à un médecin ostéopathe.

L'ostéopathie crânienne : parfois contestée

De fait, si l'ostéopathie dans son ensemble est plutôt bien acceptée, la technique crânienne, elle, pratiquée par certains ostéopathes, ne fait pas vraiment l'unanimité.

Cette technique est fondée sur 2 présuppositions :

1) Que les os du crâne, comme nous le disions plus haut, ne sont pas complètement fusionnés chez l'adulte.
2) Qu'il existe un rythme palpable du liquide céphalo-rachidien et qu'en suivant ce rythme on peut diagnostiquer de nombreuses maladies et y remédier en manipulant le crâne.

Or, tous les chercheurs s'entendent là-dessus : les os crâniens de l'adulte sont irréversiblement fusionnés et il n'existe pas de rythme particulier du liquide céphalo-rachidien.

Cela dit, de nombreuses personnes ayant souffert de maux de tête chroniques, de vertige ou ayant subi un traumatisme, déclarent s'être senties beaucoup mieux grâce à la technique crânienne (aussi appelée crâniothérapie). Elles en ont même tiré des bénéfices à long terme. Ce qui donne donc à penser qu'elle n'est sans doute pas sans fondement et que cela vaut sûrement le coup de l'essayer.

Comment trouver un ostéopathe

Adressez-vous à l'organisme suivant :

Association d'ostéopathes
215, rue du Faubourg-Saint-Antoine
75011 PARIS
Tél. : 01.43.7179.66

Chapitre 5.10

La phytothérapie ou comment vous soigner avec les plantes

"La nature fait pousser une herbe pour chacune des maladies."

(Sœur Bernardine)

Vous désirez réduire votre consommation de médicaments ? Vous n'en pouvez plus de leurs effets secondaires désagréables ? Vous aimeriez retourner aux sources ?

Vous avez tout probablement frappé à la bonne porte. La phytothérapie, en effet, cette médecine vieille comme le monde, peut beaucoup pour vous. Elle offre souvent des solutions de rechange fort intéressantes.

Pas seulement une mode !

Depuis quelques années, la phytothérapie connaît un incroyable regain de popularité. En Amérique du Nord, par exemple, le seul marché des plantes médicinales a atteint le cap des 375 millions de dollars en 1996, alors qu'il n'était que de 75 millions l'année précédente.

Côté remèdes à base de plantes, le chiffre est encore plus fantastique : les Nord-Américains, toujours eux, en ont acheté pour 1,5 milliard de dollars, en 1997 !

Plusieurs raisons, sans doute, expliquent ce phénomène proche de l'engouement collectif. Mais celle qui revient le plus souvent dans la bouche des consommateurs, selon les spécialistes, est la méfiance envers les médicaments allopathiques.

Il faut dire que ceux-ci perdent de plus en plus de leur aura auprès du public. Responsables de 10 à 20 % des hospitalisations, ils sont, qui plus est, de moins en moins efficaces ; les agents infectieux, en effet, le temps passant, ont pris de la vigueur et, dans certains cas, résistent même aux traitements de choc.

Ce qu'est la phytothérapie

Phytothérapie, étymologiquement, signifie "traitement des maladies par les plantes".

C'est une médecine vieille de plusieurs millénaires. Elle est même l'ancêtre de la médecine actuelle. Plusieurs médicaments, en effet, et non des moindres, sont des extraits de principes actifs de plantes. Songez à la morphine qui nous vient du pavot d'Orient, à la turbocurarine, du curare, etc.

En fait, sans les plantes, une bonne partie de la pharmacopée actuelle, aussi bien homéopathique qu'allopathique, n'existerait pas.

Comme le disait Romano Salvador, chimiste et professeur à la Faculté de pharmacologie de l'Université de Montréal : "*Bien que, dans une certaine mesure, la médecine moderne ait intégré l'usage des plantes médicinales, il ne faut pas trop le dire. Ça ne serait pas glorieux !*" (*Québec Science*, été 91, volume 29, numéro 10)

Les plantes, à vrai dire, sont le meilleur compagnon de l'homme. Sans trop nous en rendre compte car c'est devenu un automatisme, nous les côtoyons régulièrement et nous en consommons à divers degrés. Sur le plan thérapeutique, elles sont ce qui nous va le mieux.

Notre organisme a développé une très grande tolérance à leur endroit.

Autre avantage majeur : contrairement aux médicaments courants qui misent essentiellement sur un ou plusieurs ingrédients actifs (en général reproduit synthétiquement !), les remèdes à base de plantes renferment toujours les ingrédients secondaires non actifs des plantes.

Ceux-ci équilibrent l'action des ingrédients actifs qui, lorsqu'ils sont trop concentrés – comme c'est souvent le cas pour les médicaments allopathiques –, risquent d'avoir des effets secondaires néfastes. Ce problème est bien connu avec les produits de l'arsenal pharmaceutique anti-rhumatismal.

Les plantes, qui plus est, sont utilisées dans plusieurs types de médecine : l'Ayurvéda, la médecine chinoise (plus de 6.400 plantes médicinales recensées), africaine, sans parler de celle des Indiens d'Amérique, qui leur ont fait une large place dans leur pharmacie de tous les jours. Cette persistance de l'usage des plantes médicinales à travers les âges et les traditions montrent bien qu'il y a là un savoir thérapeutique inestimable.

Les moyens utilisés

En phytothérapie, on se sert de plantes fraîches ou séchées, en tout ou en partie : en partie, lorsqu'on cherche à extraire un principe actif déterminé et en entier, lorsque l'on désire obtenir un effet de synergie.

Leur présentation, elle, varie beaucoup selon, encore une fois, que l'on a employé toute la plante ou une partie seulement. On retrouve la classique infusion, la décoction, la crème, l'onguent, le liniment, la teinture, le cataplasme, le comprimé, la gélule, sans oublier les huiles essentielles, que l'on associe plutôt généralement à l'aromathérapie (voyez plus haut le chapitre 5.2).

Cependant, n'oubliez pas que plusieurs plantes médicinales – aussi "naturelles" soient-elles ! – présentent des risques de toxicité. Restez-en bien conscient. L'éphédra et la consoude, par exemple, peuvent entraîner de sérieux problèmes si l'on en abuse à un degré ou à un autre. De même avec une certaine variété de chrysanthème, le *Chrysanthemium parthenium*, qui, chez 1 utilisateur sur 5, provoque des ulcères buccaux.

Cela étant dit, il y a beaucoup de plantes qui peuvent être utilisées en toute sécurité, en faisant preuve d'un minimum de connaissance.

Comment se déroule une 1ère consultation

Ici, aucun modèle absolu. Pour une raison fort simple : de plus en plus de thérapeutes œuvrant dans divers champs ont inclus la phytothérapie à leur pratique. Que l'on songe aux acupuncteurs, aux homéopathes, aux naturopathes, aux orthothérapeutes, sans parler de certains médecins.

Pour savoir donc à quoi vous en tenir sur ce sujet ou pour en avoir une bonne idée, consultez les chapitres correspondants, dans cette même partie 5 (acupuncture, homéopathie, etc.).

Par ailleurs, si vous désirez obtenir certaines préparations ou tout simplement des conseils, adressez-vous à un herboriste ou à un pharmacien.

Ce que la phytothérapie peut pour vous

Si vous souffrez de troubles de l'appareil musculo-squelettique, elle peut indéniablement venir à votre rescousse. Certaines plantes, dont la griffe du diable, sont tout indiquées dans ce cas.

Pour le reste, la phytothérapie donne aussi de bons résultats dans les troubles circulatoires et digestifs, l'insomnie, les allergies, les affections de la peau et les problèmes nerveux en général.

La formation

Elle varie beaucoup, tout dépendant de la personne à qui vous avez affaire. Comme nous l'avons dit plus haut, nombre de thérapeutes, y compris des médecins, ont recours à la phytotérapie, pour vous venir en aide.

Mais en règle générale, elle est dispensée par des établissements privés, où le cursus n'obéit pas nécessairement à des règles fixes.

Ce que l'on dit parfois de la phytothérapie...

Pour l'essentiel, on adresse 3 reproches à la phytothérapie :

1) D'être un gentil archaïsme en ce monde dominé par la science et la technologie ;
2) De ne pas être très efficace, sur le plan thérapeutique ;
3) Que les traitements proposés sont souvent longs et très chers.

À cela, les phytothérapeutes répondent que :

1) Leur art, tout ancien qu'il soit, est maintenant reconnu par l'Académie de médecine, ce qui le place donc sur le même pied que d'autres pratiques médicales ;
2) Que la phytothérapie est tout aussi efficace que la médecine conventionnelle, mais dans la mesure où l'on consulte une personne compétente, qui connaît vraiment les plantes et leurs propriétés ;
3) Que les traitements de phytothérapie ne sont pas plus coûteux ni plus longs que ceux de la médecine conventionnelle, que même ils peuvent être plus courts si on les utilise comme outils de prévention.

Le statut de la phytothérapie en France

La phytothérapie n'échappe pas à la règle frappant les médecines douces : elle est reconnue seulement si elle est pratiquée par un médecin.

Mais ne désespérez pas, pharmaciens et herboristes sont habilités à vous prodiguer des conseils, de même que les praticiens de médecines douces en général... dans la mesure, bien sûr, où ils ne font pas de diagnostic.

Les plantes que vous pouvez utiliser

Si l'aspirine vous fait peur, il existe des extraits de plantes (sous forme de gélules ou de poudre) aux propriétés anti-inflammatoires reconnues.

Ce sont : le cassis, la griffe du diable, le marron d'Inde, la prêle, la reine-des-prés, le saule blanc, l'ulmaire et la vergerette du Canada. Demandez à votre herboriste de vous en faire une préparation.

Comment faire vos propres préparations[1]

Dans la plupart des cas, comme vous le verrez, les remèdes à base de plantes sont très faciles à réaliser. Mais si vous ne voulez pas vous lancer dans ce genre d'aventure ou encore si vous ne disposez pas des outils nécessaires, adressez-vous à un herboriste.

Le cataplasme

- Ingrédient : la quantité de plante est variable. Elle dépend de l'étendue de la partie à traiter.

  Faites chauffer la plante pendant 2 minutes dans une casserole et extrayez le liquide.

  Pour réaliser le cataplasme lui-même, frottez d'abord la partie à traiter avec un peu d'huile.

  Puis déposez la plante encore chaude et entourez le tout à l'aide d'une bande de gaze.

  Laissez en place pour le temps désiré mais sans jamais dépasser 3 heures.

La décoction

Ingrédients :

- 20 grammes de plante séchée ou 40 grammes de plantes fraîches ;
- 750 ml d'eau froide.

---

1 D'après Andrew Chevallier : *Encyclopédie des plantes médicinales*, Sélection Reader's Digest, Canada, 1997.

Mettez plantes et eau froide dans une casserole et laissez frémir jusqu'à réduction du tiers (environ 20 ou 30 minutes).

Filtrez, couvrez et mettez au réfrigérateur.

L'huile infusée (méthode à chaud)

Ingrédients :

- 250 grammes de plante séchée ou 500 grammes de plante fraîche ;
- 750 ml d'huile végétale pure (germe de blé, olive, tournesol, etc.).

Mettez plantes et huile dans un bain-marie déjà chauffé, couvrez et laissez frémir durant 2 ou 3 heures.

Laissez par la suite refroidir et filtrez à l'aide d'une étamine. Pressez bien le contenu de l'étamine pour extraire tout le liquide restant.

Versez dans un bocal teinté et stérilisé. L'huile devrait ainsi se conserver pendant 1 an.

L'huile infusée (méthode à froid)

- Ingrédients : les mêmes que ci-dessus.

En tassant au besoin, mettez la plante dans un pot en verre non teinté de 500 ml, ajoutez l'huile et agitez après avoir mis le couvercle.

Laissez reposer pendant 6 semaines sur le rebord d'une fenêtre ou tout autre endroit ensoleillé.

La période de repos écoulée, filtrez à l'aide d'une étamine et pressez celle-ci pour exprimer le restant du liquide.

L'infusion

Ingrédients (pour une tasse) :

- 1 cuillère à café de plante séchée ou 2 cuillères à café de plante fraîche.
- Eau chaude.

Ayez aussi un filtre à portée de la main.

Mettez la plante dans le filtre et laissez infuser dans l'eau chaude pendant 5 à 10 minutes.

Très important : ne retirez pas le filtre avant la période prescrite, autrement votre infusion sera sans effet.

L'onguent

Ingrédients :

- 60 grammes de plante séchée ou 150 grammes de plante fraîche ;
- 500 grammes de paraffine.

Hachez d'abord la plante.

Faites ensuite fondre la paraffine dans un bain-marie, et ajoutez la plante. Laissez frémir 15 minutes sans cesser de remuer.

Filtrez ce mélange à l'aide d'une étamine, puis pressez ce qui reste.

Versez aussitôt le liquide ainsi obtenu dans de petits pots propres et opaques, et étiquetez.

La durée de conservation est de 3 mois.

La teinture

Ingrédients :

- 200 grammes de plante séchée ou 300 grammes de plante fraîche ;
- 1 litre d'alcool (gin, rhum ou vodka).

Vous aurez ici besoin d'un pressoir à vin.

Mettez d'abord plante et alcool dans un récipient en verre, recouvrez et agitez pendant 1 ou 2 minutes.

Placez ensuite au réfrigérateur pour une période de 2 semaines, sans oublier d'agiter le contenant tous les jours.

Au bout de 2 semaines, versez le contenu du récipient dans le pressoir et actionnez celui-ci jusqu'à extraire tout le liquide contenu dans les plantes.

Transvidez le tout dans un bocal teinté et stérilisé, et identifiez-le avec une étiquette. Rangez-le dans un endroit sombre et frais.

La durée de conservation d'une teinture est de 2 ans, environ.

Pourquoi ne pas démarrer votre propre jardin de plantes médicinales ?

En effet, de plus en plus de gens le font. C'est à la fois économique et agréable. Mais attention, encore une fois : avant de vous lancer dans leur utilisation, voyez une autorité compétente. Ne courez pas de risques, vous n'avez qu'une santé et une vie à vivre.

Pour en savoir plus long sur la phyto...

Voici 2 adresses où frapper, pour le cas où vous aimeriez parfaire vos connaissances dans ce domaine ou tout simplement trouver un phytothérapeute compétent :

Institut français de phytothérapie appliquée
12, lot Pountils
09700 MONTAUT
Tél. : 05.61.68.32.49

Association pour le renouveau de l'herboristerie
92, rue Balard
75015 PARIS
Tél. : 01.45.5866.58

PARTIE 6

43 CONSEILS À SUIVRE POUR DÉJOUER LES PIÈGES DE L'ARTHRITE

Vous avez du mal à utiliser vos mains, vos genoux ? Votre dos vous fait souvent souffrir à cause de la maladie ?

Qu'à cela ne tienne ! Voici quelques petits trucs qui vous permettront de vous sortir de votre embarras beaucoup plus souvent que vous ne le croyez.

Ces petits trucs de base vous donneront aussi des idées, croyons-nous, pour développer vos propres astuces.

Rien de plus facile, d'ailleurs, que de mettre au point une astuce pour contrer la nature : il suffit d'identifier la source du problème (incapacité de manipuler des petits objets, par exemple) et de trouver, dans un premier temps, plusieurs solutions pour y remédier, puis de les mettre à l'essai.

Peut-être aurez-vous certaines difficultés au début à les appliquer, mais avec un peu de patience et de détermination, vous deviendrez vite un “pro” en la matière.

Utilisez mieux votre main

1. Pourquoi utiliser à tout prix vos doigts lorsque vous devez presser l'embout d'un aérosol ? Servez-vous plutôt du plat de la main.
2. Vous n'arrivez pas à remettre en place un couvercle en plastique ? Essayez avec le coude, c'est tout aussi efficace.
3. L'art d'ouvrir une porte de frigidaire sans la main : insérez une

courroie dans la poignée, dans laquelle vous n'aurez plus qu'à passer l'avant-bras lorsque vous voudrez tirer.

4. Récurer une casserole lorsqu'on a les articulations de la main en mauvais état n'est pas chose facile. Pour vous rendre la vie plus agréable, utilisez un gant à récurer qui s'adapte bien à votre main ; vous en trouverez dans les magasins spécialisés.
5. Si vous avez besoin de vous essuyer les mains pendant que vous faites la cuisine, par exemple, installez un linge par-dessus le robinet.
6. Vous ne savez trop par quel bout prendre votre rouleau à pâtisserie ? Laissez tomber les poignées. Placez plutôt le plat de vos mains sur le rouleau et actionnez.
7. Inutile de prendre les mains pour refermer un tiroir : poussez-le avec les hanches.
8. Vous aimez boire votre café ou votre thé bien chaud, mais vous n'arrivez pas à bien saisir la tasse ? 2 conseils : utilisez une tasse en matière isolante et prenez celle-ci à deux mains.
9. Évitez autant que possible les sacs à poignées : ils vous feront mal à la main. Préférez-leur les sacs en papier, que vous tiendrez tout contre votre corps, à deux mains.
10. Tenir un attaché-case ou une mallette n'est pas toujours chose facile. Mais grâce à une bandoulière, vous ferez fi de l'obstacle.

Ou prolongez-la !

Il existe en effet de nombreux petits outils ou gadgets qui peuvent prendre le relais de votre main, lorsque les choses commencent à devenir difficile. Voici quelques exemples :

11. Boutonner une chemise, une robe, rien de plus difficile. Mais vous vous en tirerez mieux grâce à cet ustensile que vous pourrez confectionner vous-même : une douille (ou un goujon dont le centre a été évidé) dans laquelle vous insérez un levier de pince à papier.

    Une fois l'instrument en main, vous faites passer le levier dans l'œillet et vous ramenez le bouton.

12. Trancher des aliments (pain, viande, etc.) avec un couteau ordinaire est une autre opération compliquée. Mais là encore vous pourrez contourner l'obstacle grâce à un couteau à poignée verticale.
13. Comment ouvrir une boite de bière ou de soda sans épuiser son vocabulaire d'injures ? Très simple : faites glisser une petite tige métallique sous la languette et soulevez.
14. Comment faire maintenant avec un bocal dont le couvercle a été refermé avec zèle par le fabricant ? Ne désespérez pas : vous trouverez facilement sur le marché un ouvre-couvercle électrique.
15. Dévisser un bouchon est une autre occasion de dire de gros mots. Mais il existe une façon de rester tout à la fois décent et de se tirer d'embarras : utilisez un décapsuleur à maniement circulaire. Ce type d'instrument est muni d'une fente que l'on insère dans le bouchon. Si vous êtes patient, vous trouverez sûrement un modèle réunissant les qualités d'un décapsuleur et d'un ouvre-boîte.
16. Lorsqu'il s'agit d'éplucher des légumes, ne perdez pas et votre temps et votre énergie : équipez-vous d'un épluche-légumes à poignée et non à manche.
17. Tourner une poignée de porte requiert une dextérité que vous n'avez peut-être plus. Que faire ? Si vous n'avez pas les moyens d'installer des bec-de-cane partout dans la maison, procurez-vous un adaptateur en forme, justement, de bec-de-cane que vous pourrez manier avec la paume de la main plutôt qu'avec les doigts.
18. Ouvrir une portière de voiture n'est pas non plus un acte toujours simple. Mais il est facile d'y remédier avec l'aide d'un gros crochet en plastique.
19. Comment introduire une clé dans une serrure sans perdre patience ? Facile : munissez-vous d'un support à clé, c'est-à-dire ce genre de petit objet à manchon qui à la fois retient la clé en position fixe et vous permet de tourner avec la paume de la main seulement.

20. Vous devez parfois – ou souvent – écrire, mais vous n'y arrivez pas vraiment à cause de la minceur du crayon ou du stylo ? Ne vous en faites plus : procurez-vous un cylindre de caoutchouc que vous ferez glisser dans le crayon ou le stylo et qui en augmentera la circonférence. Cet objet pourra aussi vous servir dans le maniement d'une fourchette ou d'une brosse à dents.
21. Manier les boutons de la machine à laver ou du lave-vaisselle constitue souvent une épreuve. Plutôt que d'y renoncer, dotez-vous d'un adaptateur.
22. Même chose si tourner le bouton d'une lampe met votre patience à rude épreuve : il existe un modèle d'adaptateur spécialement conçu à cette fin.
23. Vous aimez lire mais tourner les pages ou encore tenir le livre lui-même vous est devenu très difficile ? Dans ce cas, procurez-vous 2 choses : un doigt de caoutchouc, pour tourner les pages, et un support à livre (ce genre de truc existe, n'ayez crainte).

Sachez ménager votre dos

24. Première règle : évitez de vous pencher. Pour ce faire, mettez tous les objets dont vous vous servez le plus souvent à portée de main. Installez s'il le faut des supports ça et là sur le mur et modifiez au besoin l'ordre de vos tiroirs et des vos tablettes.
25. Tenez-vous toujours très droit lorsque vous êtes debout. C'est la meilleure façon d'épargner votre dos et de prévenir la fatigue.
26. Lorsque vous faites la vaisselle, préparez les repas, travaillez sur une surface haute, plutôt que de rester debout contre la surface, installez-vous sur un tabouret muni d'un repose-pied.
27. Si vous travaillez sur écran d'ordinateur, calez un coussin contre le dossier, gardez le corps droit et faites en sorte que vos genoux soient à la même hauteur que le bassin.
28. Si vous devez remplir une tâche debout (exemple : consulter un classeur), mettez un pied sur un petit reposoir. Votre dos vous en sera très reconnaissant.
29. Ne vous penchez jamais pour ramasser un objet, surtout s'il est

lourd. Accroupissez-vous plutôt et ramenez l'objet contre votre corps.

30. Vous êtes assis et vous devez vous relever ? La meilleure façon de faire pour épargner votre dos est la suivante : glissez-vous le plus près possible du rebord du siège, puis placez un pied légèrement devant l'autre et tout en vous penchant vers l'avant, levez-vous.

    Un conseil : lors du choix d'un fauteuil ou d'un siège quel qu'il soit, prenez le modèle à la fois le plus confortable et le plus haut sur pattes possible. Cela vous facilitera la tâche au moment de vous lever.

31. Pour vous relever des W.-C. sans problèmes, installez tout simplement un siège adaptable sur la lunette. Ce type de siège est surélevé et généralement muni de poignées qui vous aideront à vous redresser.
32. Pour sortir du bain sans avoir à vous contorsionner, vous n'aurez guère le choix : si personne ne peut venir à votre aide, faites installer des barres de soutien au mur.
33. Après une série d'exercices au sol, il n'est pas toujours commode de se remettre à la verticale. Un bon truc pour y arriver : roulez-vous sur le côté jusqu'à ce que vous vous retrouviez sur les genoux, puis lentement redressez-vous.

Quelques trucs pour éviter de tomber

34. Leçon n° 1 : portez toujours de bonnes chaussures ayant une arche solide.
35. Évitez les endroits de la maison où vous ne vous sentez pas en sécurité ou faites faire les modifications en conséquence.
36. Lorsque vous vous déplacez, essayez toujours de repérer à l'avance les inégalités au niveau du sol.
37. Bannissez les carpettes de votre maison : elles sont glissantes et il suffit d'un moment d'inattention pour qu'elles se dérobent sous vos pieds.
38. Si vous empruntez souvent les mêmes escaliers, assurez-vous qu'ils soient sécuritaires ; autrement dit, qu'aucune marche n'est

lâche. Faites de même avec les mains courantes : elles doivent être solidement fixées au mur ou au limon.

39. Si le besoin s'en fait sentir, ayez recours à une canne ou à un bâton quelconque. Non seulement vous resterez debout sur vos deux jambes, mais vos os ne s'en porteront que mieux.
40. Ne vous déplacez dans le noir que lorsqu'il le faut vraiment. Le cas échéant, appuyez-vous sur une canne et ouvrez toutes les sources de lumière disponibles, quitte à ce que vous soyez aveuglé.
41. Si vos jambes commencent à flageoler plus souvent qu'à leur tour, prévoyez toujours un siège à proximité.
42. Dans la douche ou le bain vous avez peur de déraper ? 2 solutions pour vous : faites poser une surface antidérapante, et/ou installez un petit banc sur lequel vous prendrez place lors de la douche.
43. Ne retenez surtout pas votre respiration lorsque, par exemple, vous êtes sur les W.-C. : cela peut vous étourdir et vous faire tomber.

Index des maladies ou situations à problèmes

Vous connaissez ou suspectez le nom de votre problème de santé ? Ou vous désirez en savoir plus sur une situation à problèmes (travail sur ordinateur, etc.)

Ce lexique vous permettra de savoir quelles sont la ou les rubriques DANS LA PARTIE 2 où vous trouverez des informations et des solutions concernant le sujet qui vous préoccupe.

Quand une ou plusieurs rubriques apparaissent en caractères gras, il s'agit de celle(s) où vous pourrez obtenir le plus de détails. Les autres sont le plus souvent des renvois à la rubrique ou aux rubriques indiquées en gras.

Il vous sera quand même profitable de consulter les rubriques moins importantes. Vous pourrez obtenir des informations sur un symptôme qui vous affecte en particulier.

Conclusion

Quoi qu'on en dise, les troubles de l'appareil musculos-queletti-que, au premier chef l'arthrite et l'arthrose, ne sont pas des calamités avec lesquelles vous êtes condamné à vivre.

Outre les solutions que vous offre la médecine conventionnelle, il existe des procédés naturels pour soulager vos douleurs qui, tous, ont fait leurs preuves.

Ce sont notamment ces solutions que vous avez découvertes dans ce livre. Bien souvent, ce sont des techniques d'appoint que vous pouvez tout de suite appliquer dès que le mal survient.

Nous vous avons également fourni une multitude de conseils alimentaires, car il semble de plus en plus évident que ce que nous mangeons joue un rôle non négligeable dans l'apparition des troubles de l'appareil musculo-squelettique.

De plus, nous avons aussi fait le point sur la plupart des suppléments que vous pouvez trouver sur le marché et nous vous avons proposé de nombreux exercices, tous destinés, bien sûr, à vous remettre en forme.

D'autre part, vous avez eu le loisir de faire plus ample connaissance avec l'acupuncture et différentes thérapies qui mettent en œuvre aussi bien le venin d'abeille que les huiles essentielles, les aimants, les plantes, etc.

Enfin, nous avons fait un tableau à la fois synoptique et descriptif des voies que vous propose la médecine officielle avec son arsenal de médicaments. Nous vous avons expliqué dans quels cas ceux-ci sont prescrits, comment ils agissent et quels sont leurs effets secondaires, et ce, études à l'appui.

Désormais, vous êtes donc beaucoup plus en mesure de faire un choix éclairé quand vient le temps d'opter pour un traitement classique ou "différent".

Bref, nous vous avons donné l'information la plus complète possible afin de vous guider vers un véritable mieux-être et surtout vous motiver à entreprendre quelque chose quelle que soit la gravité de votre situation.

Car l'important est de ne pas tomber dans ce travers néfaste qu'André Birabeau décrivait ainsi :

"Certaines personnes ont tellement peur d'être malades qu'elles attendent, pour aller voir le médecin, d'être guéries."

Bibliographie

Livres et revues

AIROLA (Paavo O.), *There is a Cure for Arthritis*, Parker Publishing Co., N.Y., 1968.

ANDERSON (Pauline), "More, Not Less, Strenuous Exercise for Rheumatoid Arthritis", *The Medical Post*, Canada, décembre 1995.

BECK (Melinda), HAGER (Mary) et SMITH (Vern E.), "Living with Arthritis", *Newsweek*, États-Unis, 20 mars 1989.

BELIVEAU (Francine), "L'arthrite rhumatoïde", *Geriatrics*, États-Unis, août-septembre 1994.

BENJAMIN (Dr Ben E.) et BORDEN (Dr Gale), *Listen to Your Pain*, Penguin Books, États-Unis, 1984.

BRADFORD (Leslie), "La greffe de cartilage", *ArthroExpress*, vol.14, nº 2, Canada, été 1996.

BUCHANAN (Dr Watson W.), "Rheumatoid Arthritis in The Elderly: Medicine's Major Enigma",*Geriatrics*, États-Unis, août 1997.

BYERS (Karen), "Arthritis - A Naturopathic Perspective", *Alive*, Canada, 1996.

CARPER (Jean), *Les Aliments et leurs vertus*, traduit et adapté de l'américain par Nicole Bureau-Lévesque, Les Éditions de l'Homme, Montréal, 1994.

CARPER (Jean), *Les Aliments pour rester jeune*, traduit et adapté de l'américain par Nicole Bureau-Lévesque, Les Éditions de l'Homme, Montréal, 1997.

CHAMBON (Philippe), "Vitamines : mythes et réalités", *Science et Avenir*, France, août 1993.

CHEVALLIER (Andrew), *Encyclopédie des plantes médicinales*, Sélection Reader's Digest, Canada, 1997.

CHOFFAT (Dr François), *L'homéopathie au chevet de la médecine*, Les Éditions du Cerf, Paris, 1993.

CIVIDINO (Dr Alfred A.), "Distinguishing the Causes of Acute Monarthritis", *The Canadian Journal of CME*, Canada, février 1995.

CLARK (Carolyn), “How I Beat Arthritis”, *Natural Health*, Canada, septembre-octobre 1994.

CLEMENT (Marie), “Réagir contre l’arthrose”, *Santé Magazine*, France, février 1997.

DAUVERGNES (Dr C.R.), “Vaincre les douleurs rhumatismales”, *Santé Magazine*, France, janvier 1998.

DAVIS (Adelle), *Les vitamines ont leurs secrets*, d’Adelle Davis, Éd. Tchou, France, 1977.

DELANEY (Lisa) et McVEIGH (Gloria), “Stop Arthritis Now !”, *Prevention*, États-Unis, janvier 1994.

EDSWORTHY (Steven M.) et WATSON (Margaret), “The Self-Management Program for Arthritis”, *Medicine North America*, Canada, janvier 1997.

FEINSTEIN (Alice) [Sous la direction de], *Symptoms - Their Causes & Cures*, Rodale Press, Emmaus (Pennsylvanie, USA), 1994.

GACH (Michael), “Ten Minutes to Arthritis Relief”, *East West*, États-Unis, avril 1989.

GEORGES (Pierre), “Tendinite”, *Le Monde*, France, 7 novembre 1997.

GIBAULT (Dr Thierry), Micronutriments : la santé dans le potager, *Univers Santé*, France, mai 1998.

GOIRAN (Roselyne), “Soulagez vos rhumatismes”, *Top Santé*, France, novembre 1991.

GOMEZ (Dr Joan), *Dictionnaire des symptômes*, traduit de l’anglais par Paul Alexandre, Éd. Magbec, Montréal, 1996.

GOULET (Joël), “Cultiver son jardin de plantes médicinales”, *La Presse*, Canada, 3 mai 1998.

GRUHIER (Fabien), “Lozère : la santé par la Chine”, *Nouvel Observateur*, nº 1686, France, mars 1997.

GUTFELD (Greg), “Nature’s Red-Hot Pain Reliever”, *Prevention*, États-Unis, juillet 1992.

HAWKER (Dr Gillian), “Old Age Not a Barrier for Joint Replacement”, *Family Practice*, Canada, décembre 1995.

HENRY (Sarah J.) et MCVEIGH (Gloria), “Arthritis Breakthroughs”, *Prevention*, États-Unis, décembre 1992.

HILLS (Margaret), *Curing Arthritis - The Drug-Free Way*, Press Sheldon, Londres, 1985.

HOROWITZ (Janice M.), “Crippled by Computers”, *Time Magazine*, États-Unis, octobre 1992.

HORVILLEUR (Dr Alain), *Guide familial de l’homéopathie*, Éditions de la Seine, France, 1981.

INMAN (Dr. Robert), “Apotting the Hallmarks of Ankylosing Spondylitis”, *Family Practice*, Canada, janvier 1996.

JIBRIN (Janis), “Tackle Arthritis With a Knife and Fork”, *Prevention*, États-Unis, décembre 1996.

KUNZ (Dr Jeffrey), “Carpal Tunnel Syndrome”, *The American Medical Association Family Medical Guide*, Random House, New York, 1987.

LABELLE (Yvan), *L'arthrite : une souffrance inutile*, Les Éditions Fleurs Sociales, Montréal (Canada),1987.

LABONTE (Marie Lise), *S'auto-guérir... sans souffrir*, Éd. Québec/Amérique, Montréal (Canada), 1995.

LAZARUS (Pat), “Arthritis : The Crippler That Needs Not Be ?”, *Let's Live*, États-Unis, avril 1991.

LE CORRE (François) *La chiropraxie* , PUF, Coll. Que sais-je ?, Paris, 1986.

LE CORRE (François), DINARD (Germaine), *La kinésithérapie*, PUF, Coll. Que sais-je ?, Paris, 1984.

LEFRANÇOIS (Pierre), “Il n'y a qu'une seule médecine”, *Guide Ressources*, Montréal (Canada), septembre 1996.

LE VAILLANT (Sébastien), “Vitamines : en prendre ou pas ?”, *Le Nouvel Observateur*, n° 1650, France, juin 1996.

LÉGER (Marie-France), “L'arthrite menace les baby-boomers”, *La Presse*, Canada, 29 janvier 1997.

LIEBERMAN (Shari), BRUNING (Nancy), *The Real Vitamin & Mineral Book*, Avery Publishing Group, New-York, 1997.

LORIG (Kate) et FRIES (Dr James), “Bursitis Inflamed Bursae”, *The Arthritis Helpbook*, 4e édition, 1995.

LORIG, (Dr Kate) et FRIES, (Dr James F.), *The Arthritis Helpbook*, Addison-Wesley Publishing Co., États-Unis, 1997.

LORTIE (Marie-Claude), “Quand une tendinite coûte cher à l'employeur”, *La Presse*, Canada, 2 mai 1997.

McDOUGALL (Dr John A.), “Arthritis”, *McDougall's Medicine*, États-Unis, 1985.

MCILWAIN (Dr Harris), SILVERFIELD (Dr Joel C.), BURNETTE (Dr Michael) et FULGHUM-BRUCE (Dr Debra), “Your Battle Plan for Beating Arthritis”, *Prevention*, États-Unis, août 1991.

MERVYN (Léonard), *Dictionnaire des vitamines*, Éditions Québec/Amérique, Montréal (Canada), 1984.

MESSÉGUÉ (Maurice), *C'est la nature qui a raison*, Co-édition Robert Laffont-Opera Mundi, Paris, 1974.

MILLER (Sigmund S.), *Symptômes et maladies*, traduit de l'américain par Guy Schoeller, Éd. Robert Laffont, Paris, 1993.

MORIN (Dr Yves) [sous la direction de-], *Larousse Médical*, Éd. Larousse, Paris, 1995.

PARENT (Gilles), *Vaincre l'arthrite*, Éditions Libre Expression, Montréal (Canada), 1987.

PASSEBECQ (André), *Rhumatismes et arthrites*, Éditions Dangles, France, 1983.

PATTERSON (Caroline), "Community Resources and The Arthritis Patient", *Medicine North America*, Canada, juillet-août 1994.

PELLETIER (Dr Jean-Pierre), "Mono- et oligo-arthrites : comment s'y retrouver ?", *Le Clinicien*, Canada, mai 1994.

PERREAULT (Dr Danielle), "Arthrose : un traitement efficace mais coûteux", *La Presse*, Canada, 23 février 1997.

PICALLO (Dr Pascale), "L'arthrose de la hanche, une affaire de cartilage", *Top Santé*, France, avril 1991.

PRATTE (André), "Les personnes âgées qui se fracturent une hanche courent des risques graves si l'opération tarde", *La Presse*, Canada, 24 avril 1997.

RÉMILLARD (Dr Jean), "Le rôle de la physiatrie dans le traitement des arthropathies inflammatoires", *L'Actualité Médicale*, Canada, août 1988.

ROSENFELD (Dr Isadore), *Dr. Rosenfeld's Guide to Alternative Medicine*, Fawcett Columbine, New York, 1997.

ROSSION (Pierre), "Les premières preuves scientifiques de l'acupuncture", *Science & Vie*, France, mai 1998.

ROY (Dr Yves), "Vaincre l'arthrose, c'est possible", *Vitalitus*, Canada, novembre 1986.

SOBEL (Dava) & KLEIN (Arthur C.), *Arthritis : What Works*, St.Martin's Press, New-York, 1989.

SPILNER (Maggie), "A New Path to Pain-Free walking", *Prevention*, États-Unis, octobre 1992.

SPILNER (Maggie), "Walk Away from Arthritis", *Prevention*, États-Unis, novembre 1988.

THEODOSAKIS, (Dr Jason), ADDERLY (Brenda) et FOX (Barry), *The Arthritis Cure*, St.Martin's Paperbacks, États-Unis, 1997.

THIBAUDEAU (Carole), "Arthrite, arthrose - de meilleurs traitements à l'horizon !", *La Presse*, Canada, 7 décembre 1997.

THIBAUDEAU (Carole), "Des recherches sur le "bon" gras et les antioxydants", *La Presse,* Canada, 9 novembre 1997.

THIBAUDEAU (Carole), "Homéopathie, diluer pour soigner", *La Presse*, Canada, 31 mai 1998.

THIBAUDEAU (Carole), "Nouvelle étude sur le traitement de l'arthrite", *La Presse*, Canada, 6 octobre 1991.

THOMSON (Glen TD), "Reactive Arthritis : Current Concepts", *Medicine North America*, Canada, avril 1995.

WALKER (Dr Kenneth), "Ce qu'il faut savoir sur la phytothérapie", *La Presse*, Canada, le 4 mai 1997.

WALKER (Morton), “Chinese Food Eases Arthritis”, *Natural Health*, États-Unis, mars-avril 1993.

WEIL (Dr Andrew), “Natural Remedies Relieve Arthritis”, *Natural Health*, États-Unis, septembre-octobre 1993.

WHITAKER, (Dr Julian), *Dr.Whitaker's Guide to Reversing Arthritis*, Philips Publishing Inc., Maryland, États-Unis, 1997.

WRIGHT (Dr Jonathan), “Niacinamide Aid for Arthritis”, *Let's Live*, États-Unis, juin 1992.

YOUNG (Pat), *Arthrite et rhumatisme*, Les Éditions Modus Vivendi, Laval (Canada), 1998.

ZARROW (Susan) et MCVEIGH (Gloria), “Sign Off the Stiffness Now”, *Prevention*, États-Unis, octobre 1996.

“Ce qu'il faut savoir sur l'arthrite”, *La Société d'Arthrite*, 1994.

“Digital devra payer 5,9 millions pour des tendinites”, *La Presse*, Canada, 11 décembre 1996.

“Important Hand Signs in Arthritis, Other Diseases”, *Patient Care Canada*, vol.5, décembre 1994.

“L'exercice soulage vraiment l'arthrite”, *Le Devoir*, Canada, mai 1989.

“La magnétothérapie”, hors série N° 1, *Médecines nouvelles*, Paris, 1988.

“Le travail répétitif et la santé”, *Québec-Science*, Canada, octobre 1995.

“Luxation de l'épaule”, *Santé Magazine*, France, septembre 1996.

“Options for Osteoarthritis of The Knee”, *Patient Care Canada*, vol.7, mars 1996.

“Recovery Studies Validate Efficacy of Homeopathy”, *Brain Mind Bulletin*, États-Unis, septembre 1989.

“Should You Try Acupuncture for Arthritis ?”, *The Johns Hopkins Medical Letter*, États-Unis, janvier 1998.

“Soothe Arthritis With Olive Oil”, *Prevention*, juin 1998.

Sur le réseau Internet

CORRIVEAU (M.H.) et PLAMONDON (C.), “Ostéopathie”, *Université de Montréal*, site Internet : http://www.scedu.umontreal.ca/fse/did/crds/osteo.html, avril 1998.

DESARZENS (Véronique), “Naturopathie, un objectif : renforcer le terrain !”, *Edicom*, site Internet: http://www.edicom.ch/sante/conseils/alternatives.html, avril 1998.

DUCRET (Françoise-Madeleine), “Le bien-être par le toucher”, *Edicom*, site Internet : http://www.edicom.ch/sante/conseils/alterna.htm, avril 1998.

GESUNHEIT (Meine), “J'ai des douleurs articulaires”, *Edicom*, site Internet : http://www.edicom.ch/sante/conseils/automed/articul.html, décembre 1997.

KRUZEL (Tom), “Vitamins & Minerals - How Much is Enough ?”, *American Association of Naturopathic Physicians*, site Internet : http://www.healthy.net/hwlibraryarticles/aesoph/htm, mai 1998.

LAPLANTE (Hugo), POITRAS (Martin) et BOURASSA (Patrice), “L'homéopathie”, *Université de Montréal*, site Internet: http://www.scedu.umontreal.cafse/did/crds/htm, avril 1998.

MACMORRAN (Dr Ian), “Early Intervention for Carpal Tunnel Syndrome”, *Dr Ian MacMorran*, site Internet : http://www.tpcorpcom/macmorran/self.html, 1996.

MISNER (Dr Bill), “Foods that help you heal...”, *NBAF Magazine*, site Internet : http://mbaf.com/nbaf/nov7pgc.html, mai 1998.

MOATTI (Dr), “Rhumatismes”, *Moatti Phyterem*, site Internet : http:/ /www.moatti.phyterem.fr/francais/maladies.htm, avri 1998.

MOATTI (Dr), “Soigner par les plantes médicinales”, *Moatti Phyterem*, site Internet : http://www.moati.phyterem.fr/francais/lintro.htm, avril 1998.

MORRELL (Peter), “The Proving, Potentisation and the Law of Similars : Some Historical Perspectives”, *Proving & Laws*, site Internet: http://planete-homeo.cdtel.fr/english/history/provings.htm, avril 1998.

PRYTULA (Dr Michael A.), “Arthritis”, *Naturomed*, site Internet : http/ /:www.naturomed.com/arthritis1.html, mai 1998.

SHIMOYAMA (Dr Jeffrey K.), CHENG (Dr Karen), “Shoulder Pain : The Generalist's Approach”, *SGIM*, site Internet : http://www.sgim.org/meetings/am19/ws/shoulder.html, 1996.

WEST (Dr Sterling), et GUTHRIDGE (Dr Joel), “The Painful Shoulder : Diagnosis & Management”, *University of Colorado, Health Sciences Center*, site Internet : http//w/uchsc.edu/sm/rheum/should2link.html, 1995.

“Building Old Bones”, *Southwestern Medical Center*, site Internet : http://www.swmed.edu/home_pages/library/consumer/calc um.htm, avril 1996.

“Calcium is Good”, *Southwestern Medical Center*, site Internet : http://www.swmed.edu/home_pages/library/consumer/calcum.htm, novembre 1995.

“Exercise and Bones”, *Southwestern Medical Center*, site Internet : http://www.swmed.edu/home_pages/library/consumer/exer bone.htm, décembre 1996.

“Muscle Pain”, *Neuromuscular*, site Internet : http://www.neuro.wastl.educ/neuromuscular, 1996.

“Rheumatoid Arthritis”, *The Arthritis Foundation,* site Internet : http://www.arthritis.org/outline/facts.html, 1987.

“Beche-de-mer”, *Health Food Australia*, site Internet : http://www.ausmall.com/shopsite/beche.htm, mai 1998.

“Biomagnetic Therapeutics”, *Biomag*, site Internet : http://www.hsv.tis.net/dymedias/a/accm.BIOMAG.HTM, avril 1998.

"Building Old Bones",*Southwestern*, site Internet : http://www.swmed.edu/home_pages/library/consumer/bldbone.htm, avril 1996.

"Cartilage de requin", *Ionnet*, site Internet : http://www.ionnet.com/sharkfre.html, mai 1998.

"Chiropractic Centennial celebration", *Chiropractic OnLine Today,* site Internet : http://www.panix.com/~tonto1/centen.html, avril 1998.

"Concernant la chiropratique", *Association mondiale de chiropratique*, site Internet : http://www.wfc.org/francais/concernant.html/ÉDUCATION, juin 1998.

"Dictionnaire de phytothérapie", *Produits Genlife*, site Internet : http://www.total.net/~genlife/produits/dictpfr.html#top, décembre 1997.

"Douleurs articulaires - mélange de plantes pour tisane", *Boribel*, site Internet : http://cri.ensmp.fr/biam/www/Spe2599.html, décembre 1997.

"Fasting in Acute and Chronic Diseases", *Helping People Survive on Line*, site Internet : http//login.samart.co.th/~hps/fastcoleacute.htm, avril 1998.

"Healing with Magnets", *Dr Weil*, site Internet : http://cgi.pathfinder.com/drweil/qa/0.1471.149.00.html, avril 1998.

"Histoire de l'acupuncture", *Seirin*, site Internet: http://www.serein.net/fr/acu/geschich.htm, avril 1998.

"How Magnetic Fields Affect the Living Body", *Magnetic Therapy*, site Internet : http://www.a1aweb.com/magnet/magbio.htm., avril 1998.

"L'approche Trager", *Fédération québécoise des massothérapeutes*, site Internet : http://www.globale.com/data/fqmm/trager.htm, avril 1998.

"L'onagre", *Wampole*, site Internet : http://www.*wampole*.ca/french/eveprim.htm, mai 1998.

"L'ostéopathie: "La science pour l'expliquer, l'art pour l'appliquer", *Resumes*, site Internet : http://users.skynet.be/sky68447/resume.htm, avril 1998.

"La glucosamine pour l'arthrite", *The Medical Letter*, site Internet : http://www.allerg.qc.ca/glucosamine.html, avril 1998.

"La kinésithérapie", *Fédération québécoise des massothérapeutes*, site Internet : http://www.globale.com/data/fqmm/kinesit.htm, avril 1998.

"La mésothérapie", *Société Française de Mésothérapie*, site Internet : http://www.horus-medical.fr/sfm/Page%201.html, avril 1998.

"La profession de masseur-kinésithérapeute", *Kinemedia*, site Internet : http://www.kinemedia.fr/sinformer/sinformer.html, avril 1998.

"Le Amma massage", *Fédération québécoise des massothérapeutes*, site Internet : http://www.globale.com/data/fqmm/amma.htm, avril 1998.

"Le cuivre", site Internet : http://www.oligoelement.com/le_cuivre.htm, mai 1998.

"Le déroulement du jeûne", *Jussieu*, site Internet : http://sesame.mathp6.jussieu.fr/~tu/deroulement.htm, avril 1998.

"Le jeûne", Jussieu, site Internet : http://sesame.mathp6.jussieu.fr/~tujeune.html, avril 1998.

"Le sulfate de glucosamine", *La Butinerie*, site Internet : http://www.pubnix.net /~pgaston/glucof.htm, avril 1998.

"Le zinc", site Internet : http://www.oligoelement.com/le_zinc.htm, mai 1998.

"Les acides gras oméga-3 et la santé", *Prescription Nutrition*, site Internet : http://www.canadaegg.ca/francais/nutrit/nivp4.html, avril 1998.

"Les nutriments et compléments alimentaires", *Editions Médi-News 96*, site Internet : http://www.a-1.be/medi-news/compendiumolinat, août 1996.

"Magnetic Therapy", *Ionet*, site Internet : http://www.ionet.ca/comm/magnapak /history.htm, avril 1998.

"Musculoskeletal and Connective Tissue Disorders", *Merck*, site Internet : http:// www.merck.com/ ! !qpRmmUOyhYqpRMU2PGT/pubs/manual.htm, décembre 1997.

"Neck Pain", *favachiro*, site Internet : http://www.favaachiro.com/files/neck.htm, juillet 1998.

"Neck Pain", *Watson Chiropractic Clinic*, site Internet : http://www3.sympatico.ca/drwatson/neck.html, avril 1998.

"Occupational Overuse Syndrome", *Gouv.Australien*, site Internet : http://www. worksafe.gov.au/workksafe/pamphlet/o/002094.htm, juillet 1998.

"Ostéopathie", *pht,* site Internet : http://www.beaulieu.qc.ca/service.html, avril 1998.

"Ostéopathie crânienne", *Rhema Medical Associates*, site Internet : http:// www. rhemamed.com/fcran.htm, avril 1998.

"Ostéopathie: historique", *British School of Osteopathy*, site Internet : http:// services.worldnet.net/aguierre/principe.htm., avril 1998.

"Osteoporosis", *Osteoporosis Resource Centers*, site Internet : http://osteorec.com /faq.htm, juin 1998.

"Qu'est-ce que la polyarthrite rhumatoïde ?", *Association française des polyarthritiques*, site Internet : http://www.infobiogen.fr/agora/associations/AFR/html, mai 1998.

"Rapport sur le statut des médecines non conventionnelles", *Parlement Européen DGI,* site Internet : http:www.europarl.eu.int/dg1/a4/fr/a4-97/a4-0075.htm, avril 1998.

"Shark Cartilage", *Health Food Australia*, site Internet : http://www.ausmall.com /shopsite/shark.htm, mai 1998.

"Therapeutic Fasting", *HPS on line*, site Internet : http//login.samart.co.th/hps /fascole2.htm#Fasting: juin 1998.

"Vitamins in Foods", *Natural Healing Home*, site Internet : http://www.microweb. com/eve/Vitamins.html, mai 1998.

Table des Matières

PARTIE 2 - LES SYMPTÔMES DES TROUBLES ARTICULAIRES

PARTIE 3 - COMMENT VOUS SOIGNER PAR L'ALIMENTATION OU LES SUPPLÉMENTS

Achevé d'imprimer par Corlet, Imprimeur, S.A. - 14110 Condé-sur-Noireau (France)
N° d'Imprimeur : 45781 - Dépôt légal : mai 2000 - *Imprimé en U.E.*